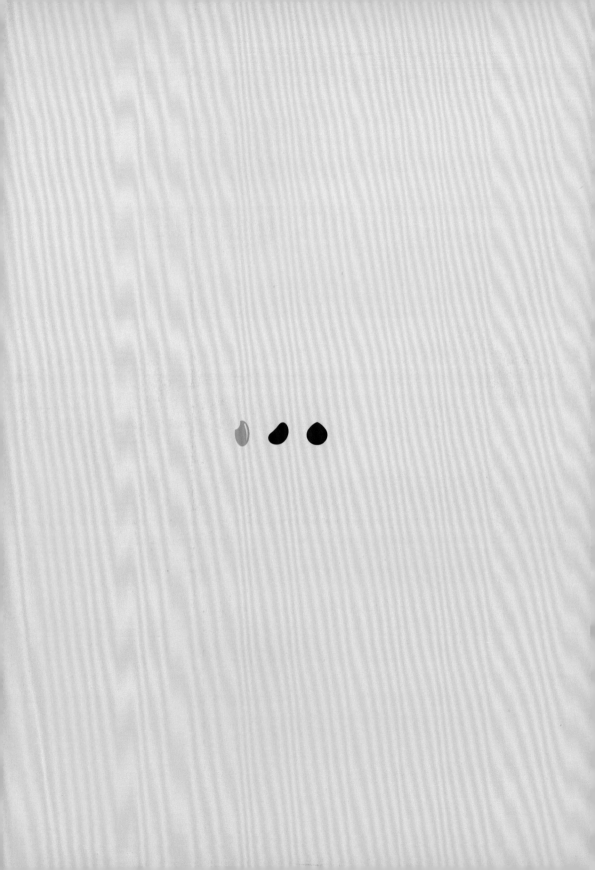

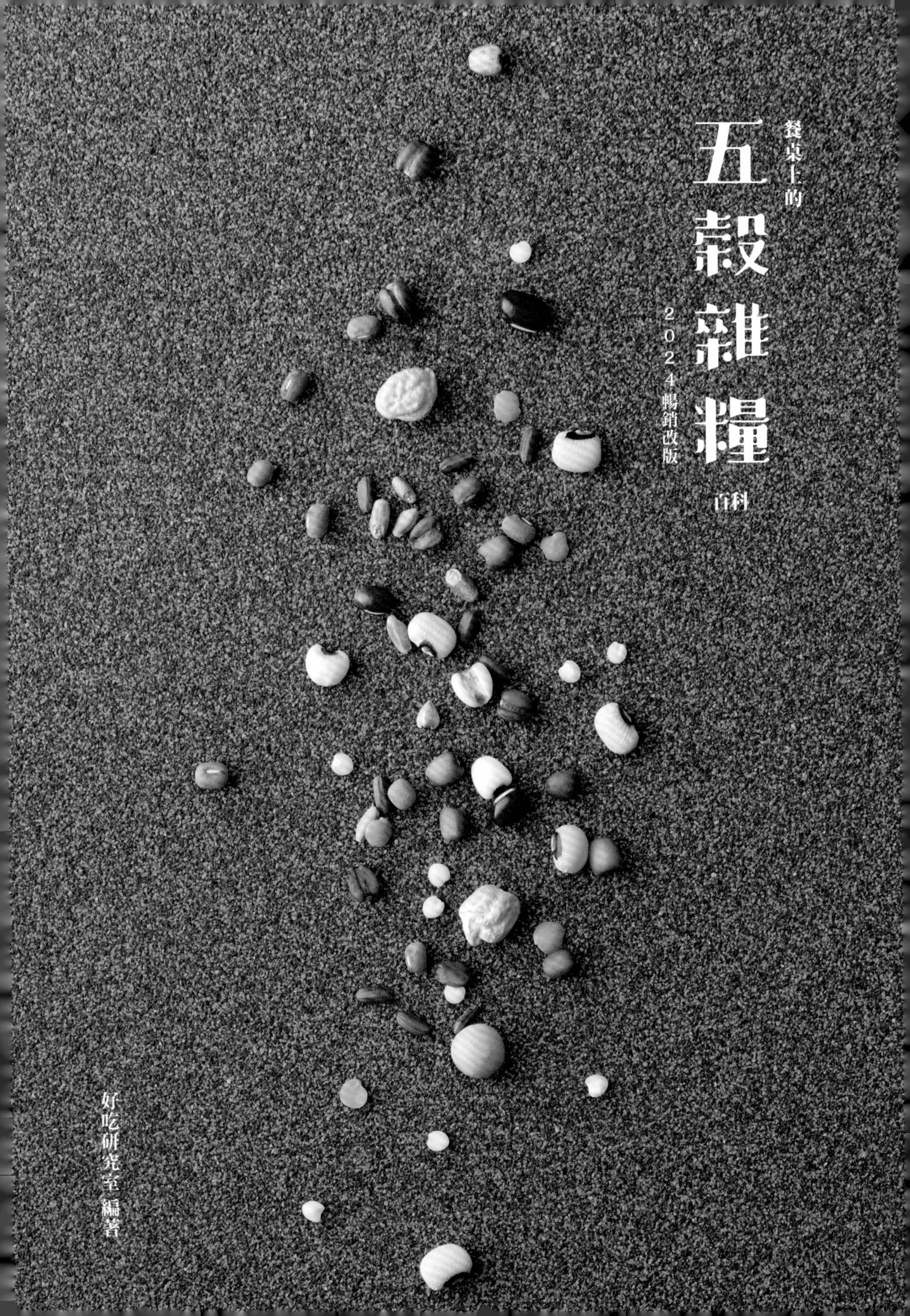

餐桌上的五穀雜糧百科

2024暢銷改版

好吃研究室 編著

餐桌上的

五穀雜糧百科

2024暢銷改版

part 4

堅果類

part 5

其他類

計量說明：

本書由擁有40多年廚師經驗的李德全，以及在彰化縣二水鄉經營逾半世紀老穀行－「彰農米糧商行」的第二代女主人黃楷芸來設計食譜。因兩人的烹調習慣不同，對五穀雜糧的計量單位各異，師傅設計的專業版食譜，以克數計，楷芸設計的家常版食譜，以量杯計，克數代表的是專業上的精準，量杯卻有種家常裡的人情，為避免統一後失去個別原味，本書採取克數與量杯並行的方式，不過因穀物的密度不同，一量杯的重量會在115克～130克之間，可換算如下：

黃豆、黑豆、鷹嘴豆｜一量杯＝115克
紅豆、小麥、燕麥、小米｜一量杯＝122克
紅藜、藜麥｜一量杯＝118克
白、紅薏仁、花生、花豆｜一量杯＝110克
綠豆、紅扁豆｜一量杯＝124克
白、黑、紅糯米｜一量杯＝130克
白米｜一量杯＝135克
水｜一量杯＝135CC

1湯匙＝15cc
1茶匙＝5cc

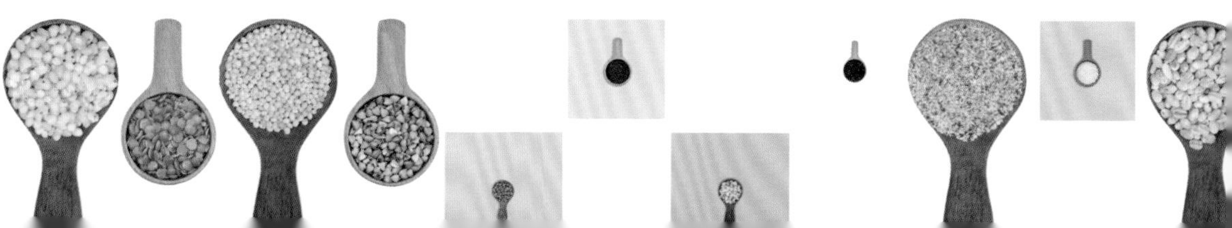

序言

身體與土地的雜糧復興！

好吃編輯部

今天，好好吃飯了嗎？

好好吃飯不僅是對生活品質的追求，更多的意義是，持續關心、了解那些給予我們能量與滿足的安心食材們，而扮演著主食角色的五穀雜糧，更是其中關鍵。

台灣 99.9% 的黃豆都是國外進口，面對著基改黃豆可能有的風險，以及「飼料級」黃豆混雜給人吃的不安，有越來越多農夫加入了非基改、不用農藥的黃豆種植行列，希望從食材開始把關，讓消費者可以吃到令人安心的豆腐、豆漿、豆花等食物。

營養師則建議，每天我們至少都要有 1/3 的主食來自於全穀類，如：糙米、紫米、燕麥或雜糧等，因穀物蛋白質和豆類蛋白質不同，在白飯裡加點黑豆、紅豆在營養上還可搭配互補。

五穀雜糧，從來不是芝麻綠豆小事，而是身體與土地的美味進行式。本書將顛覆五穀雜糧＝不美味、選擇少等刻板印象，告訴你其實藜麥不只可與米飯一起炊煮，還能做成甜鬆餅或鹹薯塊；吃不完的五穀飯，打成多穀物米漿也很棒；米豆加番茄，就可快速做出誘人的電鍋炊飯；豆漿煮完後剩下的豆渣，炒成素香鬆、煎蛋都是吃不膩的日常美味……

每天，就從一口米飯開始，感受食物的力量，以及土地與身體的雜糧復興！

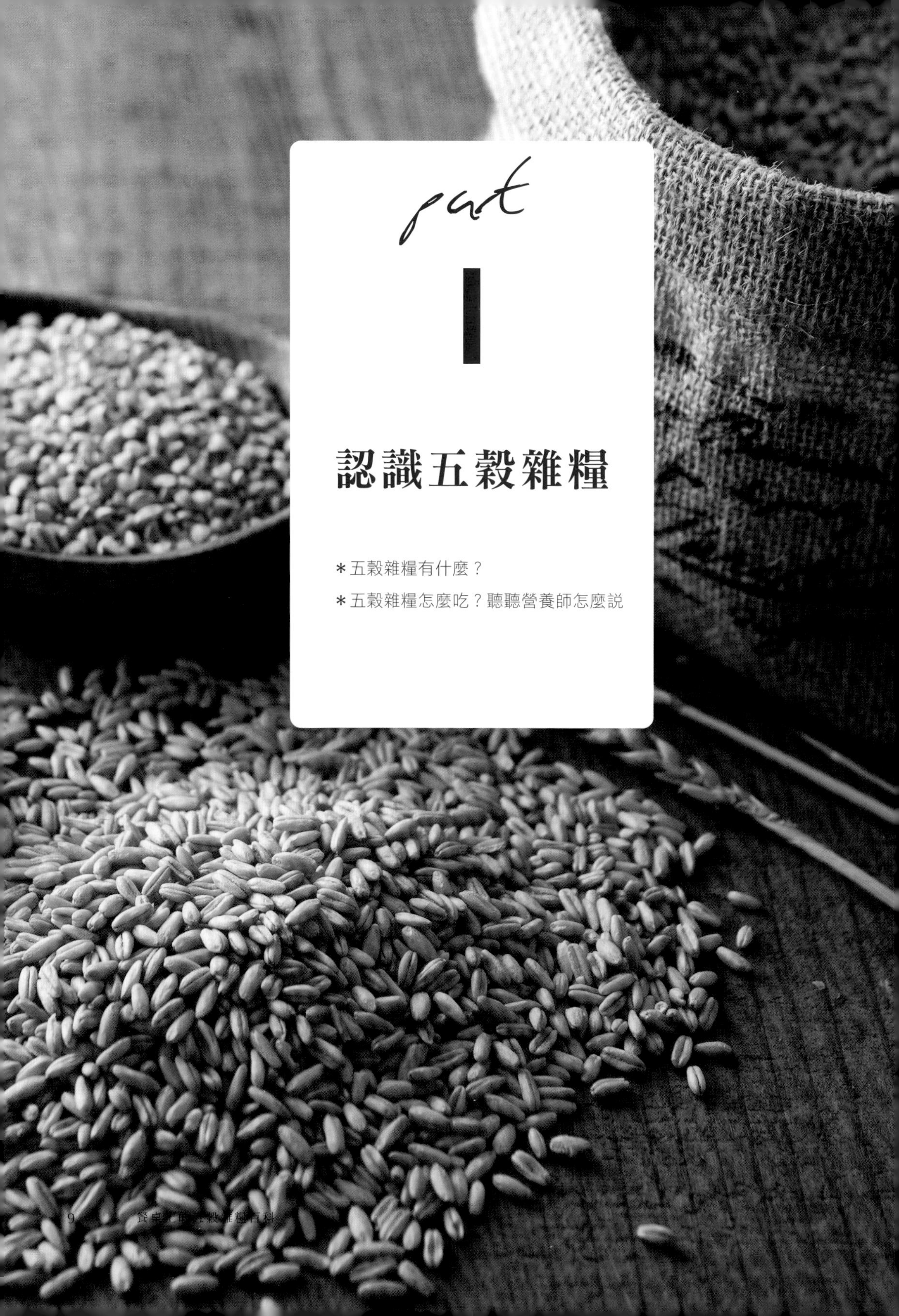

part

I

認識五穀雜糧

＊五穀雜糧有什麼？

＊五穀雜糧怎麼吃？聽聽營養師怎麼說

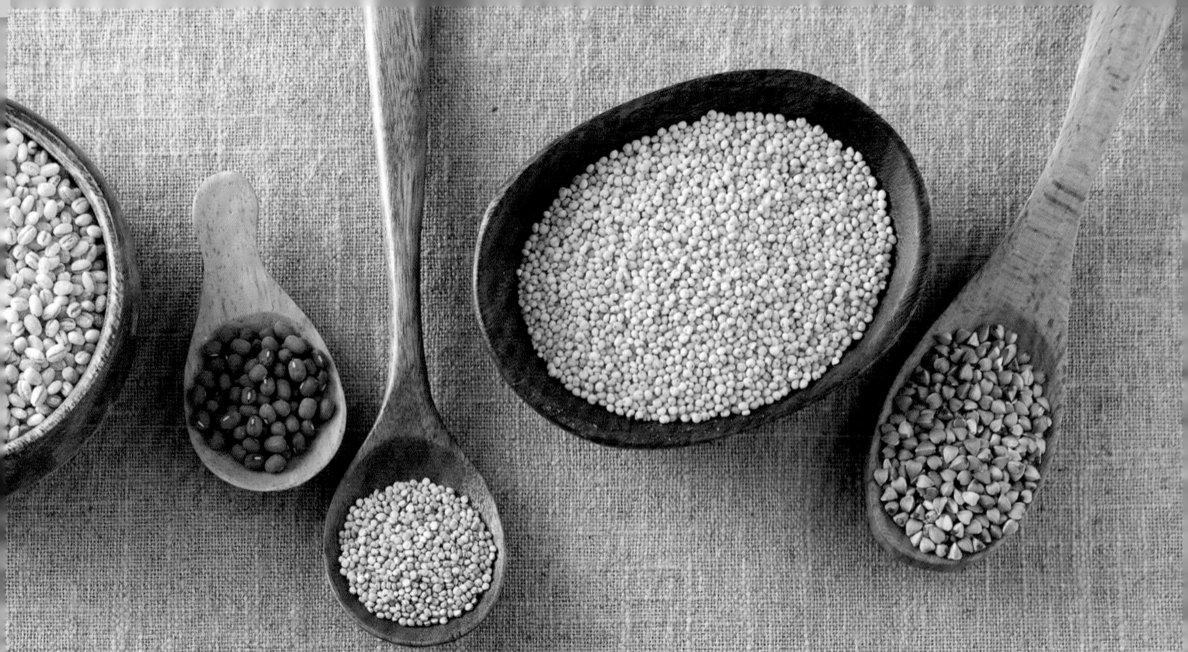

五穀雜糧有什麼？

根據行政院農委會的定義，五穀指的是五種穀：稻、黍、稷、菽、麻；雜糧則是除了水稻、小麥、玉米、大豆和薯類之外的糧豆作物，包括：薏仁、綠豆、黑豆、蕎麥、燕麥等。不過隨著時代的演變，五穀成為糧食作物的統稱，雜糧則是在糧豆作物外，也加入了堅果的概念。開始有越來越多的人，在三餐的飲食中加入五穀雜糧的比例，像是多穀飯、糙米飯、紅豆飯等，或是用堅果和豆類打成漿，以增加纖維、營養或微量元素的攝取。

本書將五穀雜糧分類成以下四大類：

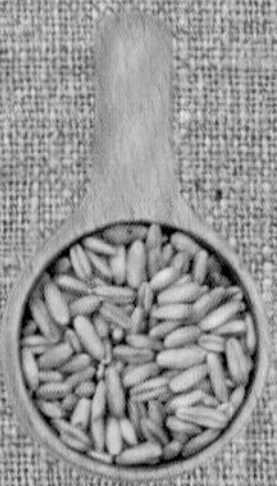

穀物類

多當成主食使用，可互相搭配出多穀米飯，且顏色越多（如白米配紅藜、小米、燕麥等）越可吃到多元的營養。若擔心腸胃不適應，可先少量添加，再逐步增加份量。另外，穀物和黃豆、黑豆打成漿也非常適合。

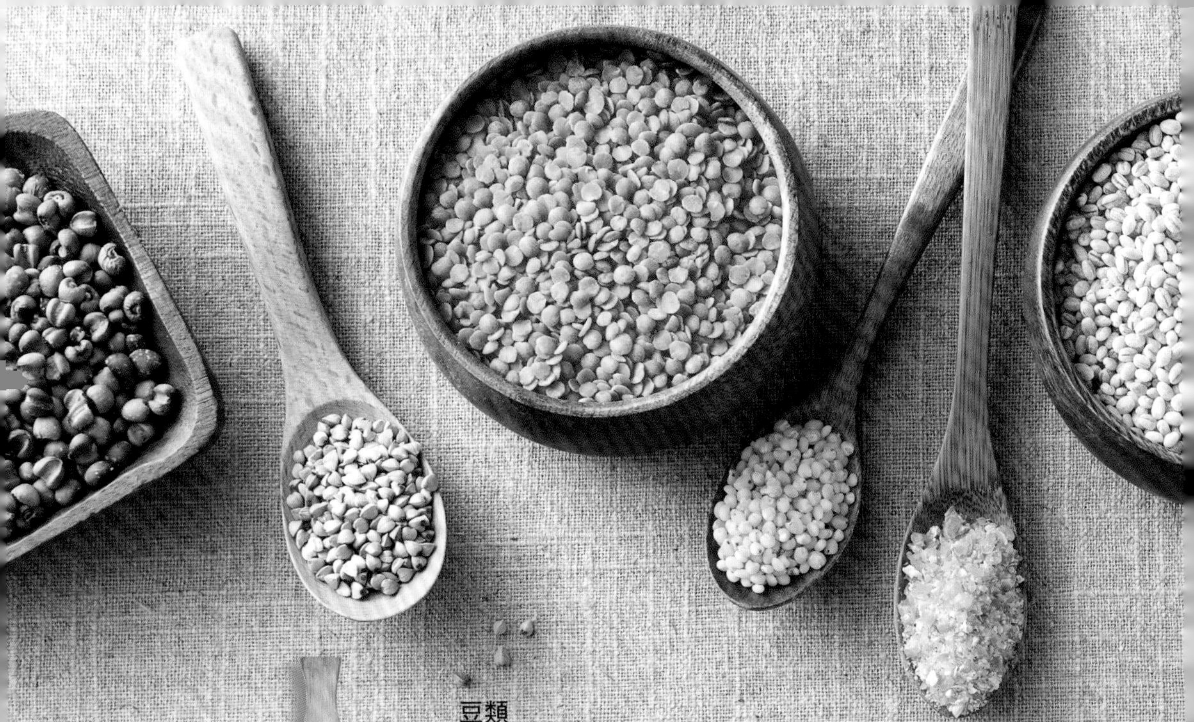

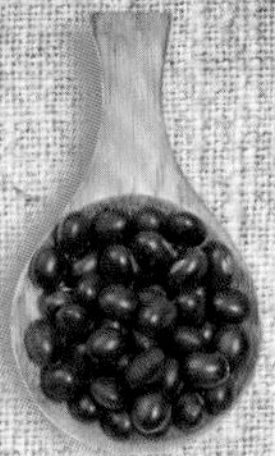

豆類

指的是如黃豆、黑豆、紅豆等蛋白質，台灣多用於甜點或打成漿，但在國外不少人都把豆類當主食。豆類的碳水化合物含量高，在做五穀雜糧搭配時，可以把豆類當成主食使用，做成像是紅豆飯等，不過因為豆類的熱量和穀物差不多，建議加了紅豆就減少白米的比例，可避免攝取過多熱量。

堅果類

堅果富含不飽和脂肪酸，衛福部建議每人每天可以吃 1 份的堅果有益健康 (1 份堅果如杏仁 7 公克約四到五粒或花生 8 公克約十粒等)，不過要選烘烤過後，不加味的堅果才好。建議可把堅果像芝麻一樣搗碎撒在飯上，或細嚼慢嚥單吃。堅果有油脂，可延緩胃排空的時間，容易有飽足感。

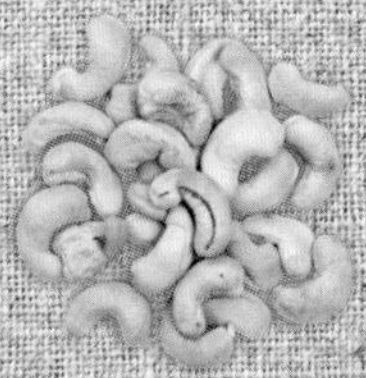

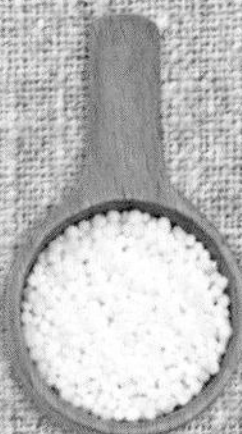

其他類

西谷米不是米，而是由棕櫚莖髓製成的澱粉質食物，煮熟後的西谷米稱為西米露，是不少人愛吃的甜品。因腎臟病患者視病情需限磷、限蛋白，五穀雜糧的這兩種營養素剛好都不少，由於西谷米是不含蛋白質的主食類，可做為腎臟病患補充熱量的來源，但糖尿病腎病變患者仍須限量攝取。

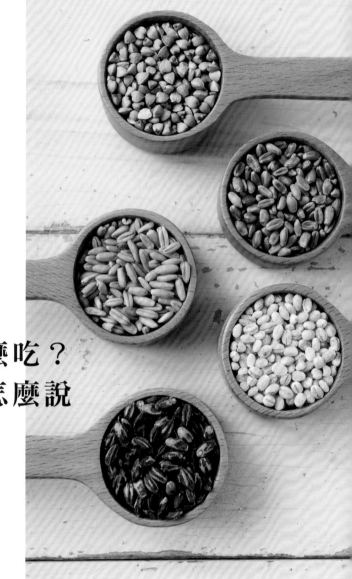

五穀雜糧怎麼吃？聽聽營養師怎麼說

以營養素分類，聰明計算份量

近年來，五穀雜糧幾乎成了養生的代名詞。但大傘底下，穀、麥、豆、菽、堅果等種類紛陳，營養也各有特色及限制。如何依照自己的身體，把五穀雜糧吃得美味又健康？有請台大醫院彭惠鈺營養師來與我們說明吧！

文 / 歐陽如修

五穀雜糧包含的種類眾多，在台灣的日常飲食中，光穀類就至少有三十種以上，豆類也有十款以上的常見品種。再加上各式各樣的堅果，在眼花撩亂的種類中該如何選擇以攝取均衡的營養？用營養學的方式分類，就會清晰得多。

五穀雜糧的各個品項根據營養素成分，大致被分成以碳水化合物為主的「五穀根莖類」（穀、麥、大部分豆類等）、「蛋白質」（如黃豆、毛豆、黑豆）、以及「油脂類」（比如堅果），在正常的健康狀況下，同類食物中的食材可相互替換。比如許多豆類含有植物性蛋白，**其中的大豆蛋白更是優質的蛋白質來源，能夠做為素食者替代肉類的選擇。堅果類則富含單元不飽和脂肪酸，衛福部「每日飲食指南」建議一般成年人每天應攝取油脂類3至7茶匙與一份堅果種子，**如此可與烹調用油的必需脂肪酸相互搭配，提供人體所需的各種脂肪酸。

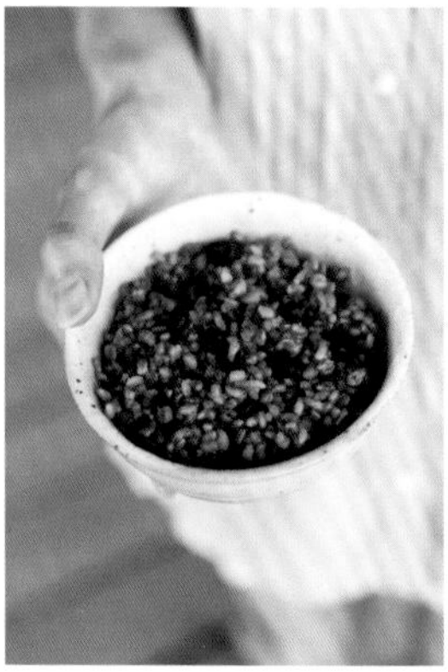

衛福部「我的餐盤均衡飲食」建議－全穀至少佔主食之1/3，有豆類搭配更好

三餐盡量以全穀為主食，或至少有1/3的主食以未精製的雜糧食物取代精製穀類，以增加攝取維生素、礦物質、膳食纖維的來源。未精緻的全穀如：糙米、紫米、全麥、燕麥或雜糧等，且因穀物的蛋白質和豆類蛋白質不同，可搭配互補，食用如：黑豆飯、紅豆飯等。

專訪 台大醫院營養師——彭惠鈺

不同食物根據成分不同，衛福部都詳細列有不同的重量攝取建議，最好還能再依據每人的體重及健康狀況計算規劃。但對一般民眾來說，要是樣樣記住實在太辛苦了。「認識食物裡的營養成分，然後多樣且均勻攝取就行了。」彭惠鈺給了讓人鬆一口氣的答案。

「但能與營養師諮詢當然是最保險的囉。」她笑盈盈地補充道。

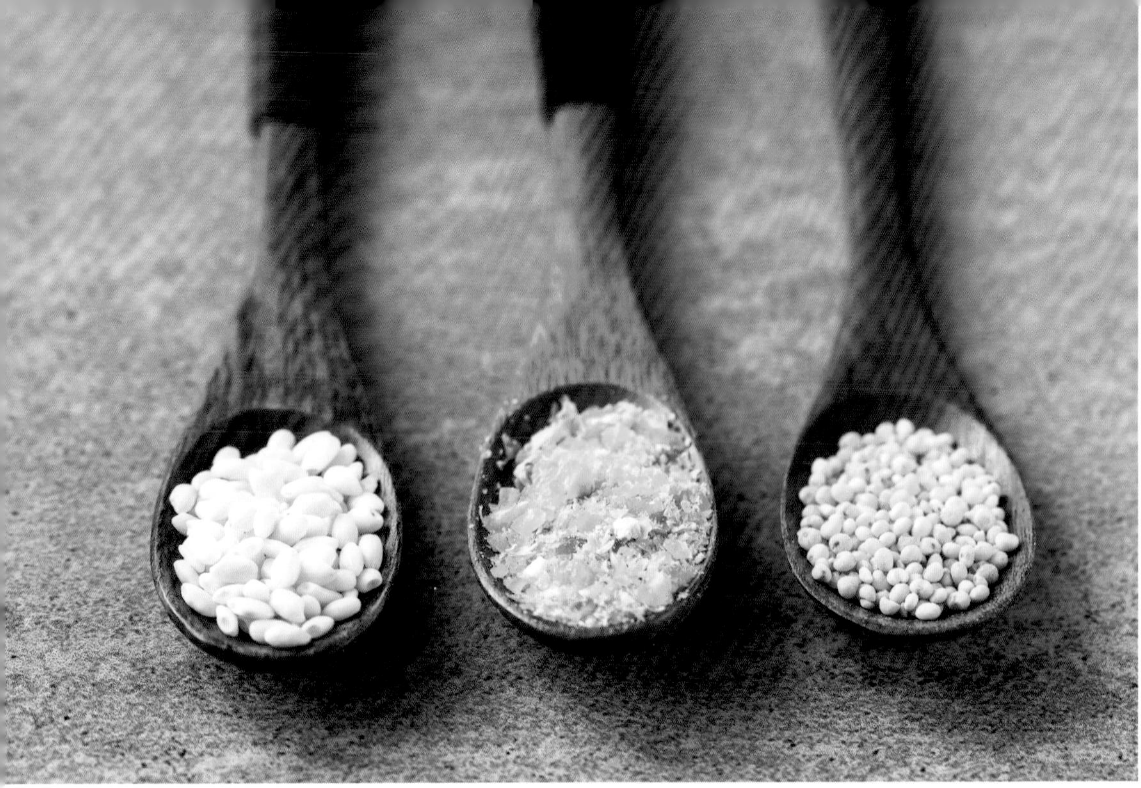

吃全穀原豆，讓營養更完整

要吃到五穀雜糧飽足的營養，全穀 whole grain 與原豆，是營養師建議的最好食用方式。

五穀雜糧的營養素分佈在種皮、胚芽、胚乳、子葉等不同部位，越是低加工的全穀類，越能保留完整營養成分。國外醫學研究建議每人每天至少將一半的主食換為全穀，來補足從蔬果上不易攝取到的足夠纖維素，以促進腸道生理健康，對血糖與血脂的控制也有助益。而國內衛福部為顧及已精緻化的現代飲食，較粗糙的口感容易成為民眾選擇全穀雜糧時的門檻；因此**建議主食中，可先由三分之一代換為全穀做起，或混和白米食用，之後再逐漸增加全穀在日常飲食中的比例。**

除了纖維素，全穀雜糧也富含各種微量元素、維生素及礦物質等，能多元補充身體的營養。國外研究指出，常以全穀類為主食，有助預防心血管疾病與糖尿病。根據《營養學期刊 Journal of Nutrition，2012》報導，**每天攝取的全穀食物量達48至80克，經過7至8年的追蹤，罹患第2型糖尿病的機率會降低26％，罹患心血管疾病的風險減少21％。**

多元營養，混和食用會比單一攝取更健康

彭惠鈺指出，「食物吃的種類越少，越有可能缺乏某些體內必要營養元素」，因此不要光聽到某一項五穀雜糧的優點便單一大量攝取，好比說最近紅藜很紅就一直吃紅藜。人體要維持健康，需要多樣且均衡的營養，否則便會過猶不及並衍生出其他問題。比如血壓的控制也與鉀、鎂、鈣三種微量營養素相關，多元攝取不同食物，可讓身體達到營養平衡，是健康的入門方式。

在各種醫學研究中，提出了許多現代的病症都可能來自於身體裡微量營養素的缺乏或不平衡。和白米相比，全穀雜糧除了擁有碳水化合物，還多了各式各樣不同的微量營養素、礦物質、維他命B1、B2、B6、纖維素等等。比如衛福部建議成人每日鈣的攝取量為一千毫克，五穀雜糧與堅果也是攝取來源。

為了達到營養的多元及均衡，彭營養師建議一天至少該攝取三十到四十種以上的食物品項。但現代外食族增多，忙碌生活中準備或烹煮多樣食材並不容易，**「所以類似十穀米等綜合穀糧，一次就能吃進五種、十種甚至更多，這樣的標準就很容易達到了。」**而多穀米的混和方式並無一定數量限制，主要仍取決於個人口味的喜好。比如糙米、蕎麥、燕麥、芡實等，混合的種類越多，越能多元攝取。

發芽穀類與豆芽讓身體更好吸收

當發芽破壁後，穀類豆類的纖維質含量不變，卻會使身體更好吸收。有研究指出，發芽後的部分微量營養素會增加。發芽米中Y－ 氨基丁酸的量為糙米的三倍，白米的十倍。根據日本的研究，Y－ 氨基丁酸具有改善腦血流通、調整血壓、鎮靜神經等作用，有助於神經系統及情緒穩定。

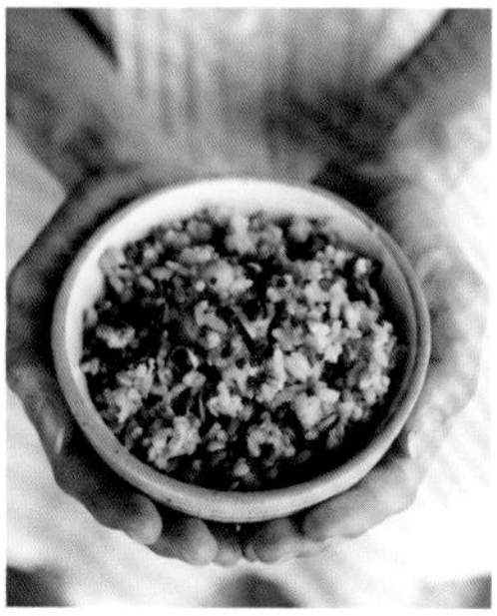

五顏六色營養多

選擇紅色、紫色、深色的五穀雜糧，不只視覺上美麗，還可攝取到植化素或花青素，有助於身體的抗氧化能力。

高纖低GI，讓血糖穩定、增加飽足感

所謂GI—升糖指數，指的是食物在消化過程中影響血糖上升的速度。高GI的食物，飯後血糖會迅速上升，除了不適合糖尿病患食用，對一般民眾來說，高GI食物易引起胰島素快速分泌，增加飢餓感，並後續引起脂肪囤積。相對來說，低GI的食物除了能讓血糖上升較穩定，也能讓食物因為消化緩慢而更被完整吸收。對於正在控制體重的人來說，低GI食物能穩定胰島素分泌，使血糖正常緩慢上升，身體較易感受到飽足感。

全穀雜糧由於富含纖維素，能減緩消化速度因而被歸為低GI食物。除了較適合糖尿病患者，對於想控制體重的人來說，也是較好的選擇。比如同等熱量的五穀飯與蛋糕，後者的GI指數較高，使飢餓感來得較快，也較易引起脂肪的形成與堆積。

在脫殼加工的過程中，食物內的纖維素也會逐漸減少，讓GI升糖指數升高。舉例來說，糙米的GI指數便比白米來得低。此外，糯米因富含的支鏈澱粉較易被水解消化，也被視為高GI食物。

值得注意的是，雖然低GI對於體重及血糖控制有益，但低GI的全穀雜糧依然是有提供熱量的碳

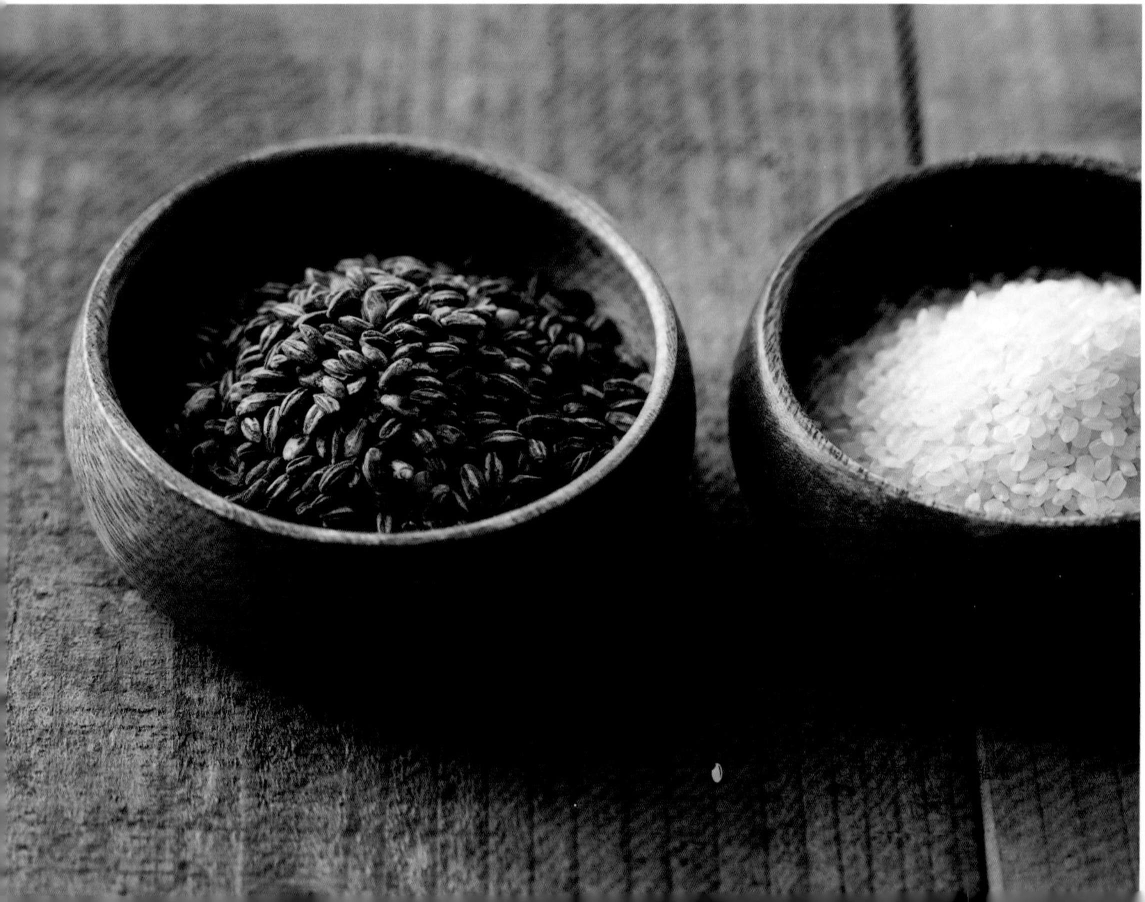

水化合物；以糙米來說，同樣具有等量白米的熱量。因此若是想藉由全穀雜糧控制體重，也得同時控制熱量的攝取才能達到更理想的效果。

全穀≠熱量及醣類較少的主食

五穀雜糧雖然具備豐富的營養，但「因為健康所以多吃一點沒關係」卻不見得正確。因為每個人每日所應攝取的主要營養素是固定的，等量的白米及糙米，裡面含有相同量的醣類食物，對於血糖來說，除了升高的速度不同，受影響的強度與熱量卻是一樣的。

所以不該因為吃的是全穀雜糧，就要把一餐的份量加多。「還是要按照身體『該吃多少』的份量去做代換，不然多吃的都會轉換成多餘的熱量跟糖份。」

尤其是對於糖尿病患來說，不管三餐吃的是不是全穀雜糧，都該保持原本醫生建議的份量。比如若是吃了紅豆，不論是紅豆飯或紅豆湯，都必須等量地減少其他主食攝取的份量，可不能想說「那是甜點」，而又豪邁地吃上一大碗飯。要有意識哪些五穀雜糧也是屬於主食的範疇，才能維持安全的血糖指數。

五穀雜糧低 GI

所謂 GI—升糖指數，指的是食物在消化過程中影響血糖上升的速度。五穀雜糧雖屬於低 GI 食物，對控制血糖和體重有益（較不易飢餓），但熱量也沒有比一般的白米少，想要控制體重的人在攝取上也得把熱量也一併考量進去。

屬於主食的五穀雜糧

除了一般我們所熟知的穀類外，許多豆類的碳水化合物（醣類）含量也很高，皆可直接被歸類為主食，其在熱量上和米飯差不多，可互相替換搭配食用，以避免攝取過多熱量。屬於主食的五穀根莖有：薏仁、紅豆、綠豆、花豆、米豆、蠶豆、玉米、豌豆仁、西谷米。

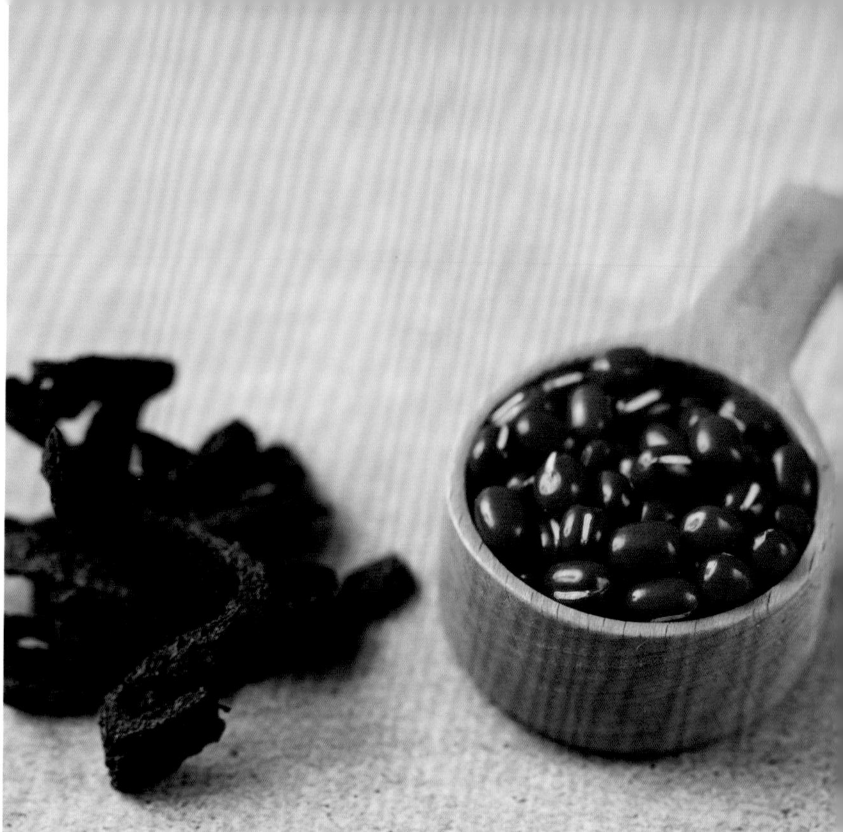

五穀雜糧磨成粉，好喝卻不一定好吸收

為了提供現代人能快速攝取五穀雜糧，市面上越來越多強調方便的穀粉或雜糧粉，這些是否也能提供身體相等的營養呢？

對這點，營養師說「不一定喔。」

原因是當我們吃下全穀或原豆，在咀嚼的同時也會分泌唾液，產生澱粉酶將食物分解為較小的分子。**食物在口裡咀嚼的時間越久，被分解得越完全，不但能減輕胃裡的消化過程，也更能增加食物通過腸道時的吸收。但如果磨成粉狀飲用，食物來不及在口中停留足夠的時間被分解，經過胃部也同樣快速通過，那麼依然是大分子的五穀雜糧在經過腸道後，吸收率就可能因此打折。**

雖然沒有臨床研究，但在臨床觀察糖尿病友的狀況，飲用粉狀穀糧的患者飯後血糖並沒有優於一般沒有特地吃五穀雜糧粉的患者。推測是穀糧被磨成粉喝下去之後，縮短了在身體裡停留的時間，使穀粉內的醣分加快與血糖的作用。

此外，市售的粉狀穀糧，是否添加了其他成分很難說，但失去了食物的單純而變成消費用的食品後，對於營養的功效上又是一個問號。

但若因在時間或身體上的限制，必須將穀糧磨粉（比如工作忙碌、老年人牙齒退化或腸胃消化不良），建議至少要買原豆全穀回家自己磨粉，以保障食物成分的安全；並可搭配其他食物以延緩胃排空的時間，也可能是個增進營養吸收的辦法。

紅豆水、薏仁水的營養價值

紅豆水可消水腫的功效主要是來自中醫。但若以西方營養學觀點推測，是藉由喝下紅豆水煮時溶於水中的豐富鉀離子，利用鉀與鈉離子互相拮抗的特性，將體內多餘的鈉離子「擠出體外」。但鉀的好處並不只如此，根據一份紐約愛因斯坦醫學院的研究指出，每人每日應攝取3,500毫克的鉀離子，能幫助控制血壓，降低未來罹患中風的風險，所以建議可從植物性食物如蔬菜、水果攝取足夠的鉀離子，有些根莖類的食物如地瓜、芋頭等鉀離子含量也高。

而薏仁水除了保濕外，同樣有去濕利尿的作用。主要是因為薏仁具有薏仁素、多種維生素、膳食纖維、鈣鎂磷等，對於水腫都有所助益。加上薏仁屬於較涼性的食材，對於因火氣大所發生的腫塊，像是痘痘，同樣有消腫的效果。

「但就營養師的觀點，還是建議吃原豆原食物，攝取全食物的營養。我覺得是比較理想的。」彭營養師再次強調。

食物通過胃所需要的時間

食物的消化時間，是指食物停留在胃裡的時間。不同的食物種類，需要的消化時間不同。

* **水果類**：30 分鐘 -1 小時。
* **穀物類**：1.5-3 小時。流質或半流質的穀物食品（如粥）消化時間較短。
* **蛋白質類食物**：1.5-4 小時。
* **脂肪類**：2-4 小時。
* **蔬菜類**：45 分鐘 -2 小時。（瓜類蔬菜 > 花果類蔬菜 > 葉菜類 ）

攝取紅豆的完整營養

紅豆除了鉀離子，另外還富含膳食纖維、維他命 B 群、鐵質、皂苷素等，以營養師的角度建議，比起紅豆水，全豆攝取能補充最完整的營養，依然是較佳的選擇。

誰不適合吃全穀雜糧？

儘管五穀雜糧的營養豐富，卻不是人人適合。以下幾種身體狀況，都應與醫生或營養師諮商後，減少或小心選擇。

1．腎臟病患者：五穀雜糧裡磷和蛋白質普遍較高，當腎臟功能已經被醫生認定要進入限磷、減少蛋白質時，便建議避免食用五穀雜糧。

但別擔心從此跟豆類食物無緣，**磷在「原豆」內的含量很高，若過水粹取與加工製成的豆腐、豆干、無豆渣的豆漿等黃豆製品，磷的含量會變得很少，**吃素的腎臟病患者便可適量食用（不可過量，因為還是有蛋白質的問題）。腎臟病患若沒有吃素的限制，則建議減少全穀的攝取，藉由適當的肉類來攝取身體中仍舊需要、且吸收利用率更好的動物性蛋白質。

以根莖類製成的西谷米，是五穀雜糧中較特別的品項。含磷量及蛋白質皆低，是少數腎臟病患者可用來做為主食或點心的穀糧。

此外，若糖尿病患者又合併有腎臟病時，磷對於身體的傷害則會高於血糖控制的考量，這時，五穀雜糧就要與醫生討論後減少食用了。

2．要做腸胃檢查前、腸胃開刀的前後休養期、罹患胃癌或腸癌的人。若經醫師囑咐需吃低渣飲食，最好就避免吃全穀米飯以避免過量的纖維素攝取。

3．對雜糧成分過敏者：若對麩質（gluten）過敏者，在吃到含有麩質的穀類後，會造成身體的麩質不耐症，嚴重時會脫水腹瀉；應避免小麥、大麥、黑麥等含有麩質的穀類。此外，也有蠶豆症或對花生過敏的現象；建議可以驗血確認可能的過敏反應。

4．腸胃易脹氣、腸胃疲弱者：豆類的碳水化合物質裡，含有會造成脹氣的棉子糖；其他五穀雜糧裡的穀殼或豆殼所含有的高纖對消化道較弱的人也是種負擔。對有腹脹問題的民眾，會建議從衛福部建議的三分之一量開始試，且因晚上腸胃的蠕動較緩慢，消化不好者建議可將五穀雜糧挪到中餐吃。

若想要進一步了解，可參考以下兩個網站。

1. 衛福部
國民飲食指標建議

2.FDA
食品營養成分查詢

part

2

穀　類

- 一次搞懂米
- 可以做成多穀米的五穀雜糧
- Column｜煮太多了，吃不完的多穀物飯該怎麼辦？

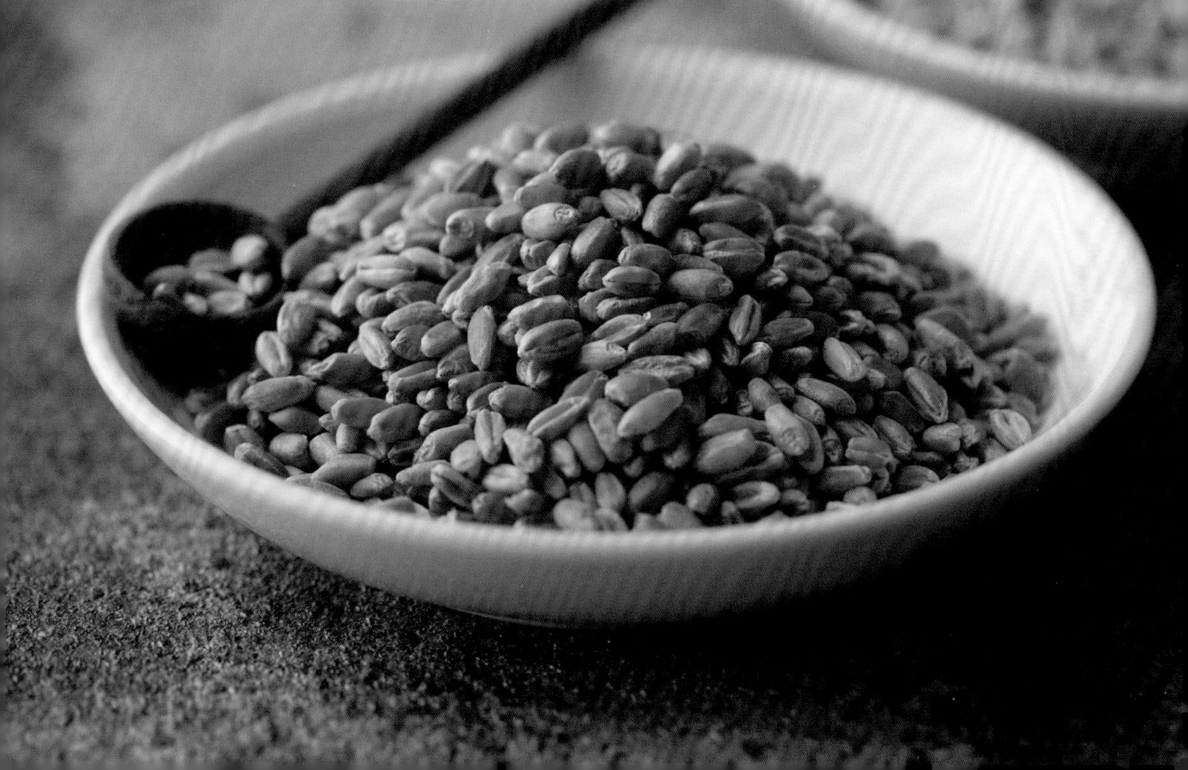

米 一次搞懂

米可依不同的特質分類，若以米質區分，可分為蓬萊米（粳稻）、在來米（秈稻）及糯米（秈糯）三種；若以加工方式分，可分為稻穀脫殼後的糙米、脫殼且去除米糠的胚芽米、以及連胚芽也去除的白米。每種米的功用與味道各異，讓我們一次弄清楚！

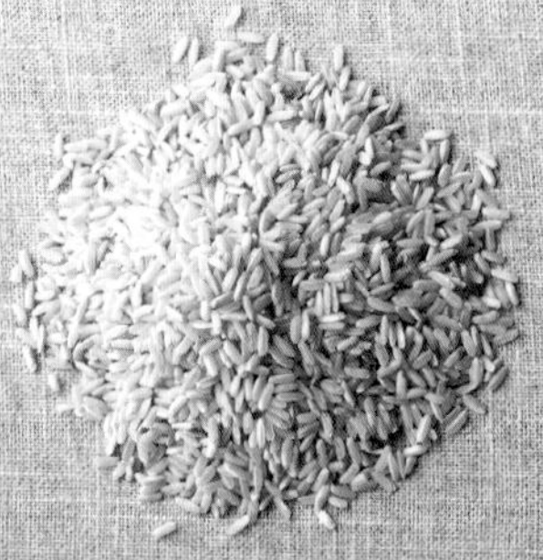

胚芽米：稻穀脫殼後去除米糠且還保有胚牙的米，雖然胚芽的重量僅佔 3%，卻保有一粒米 50% 的營養素，因比白米營養，又沒有糙米的粗糙感，是從白米過渡到糙米的好選擇，但因胚芽外露，保存上要特別留心，可放入冰箱冷藏。

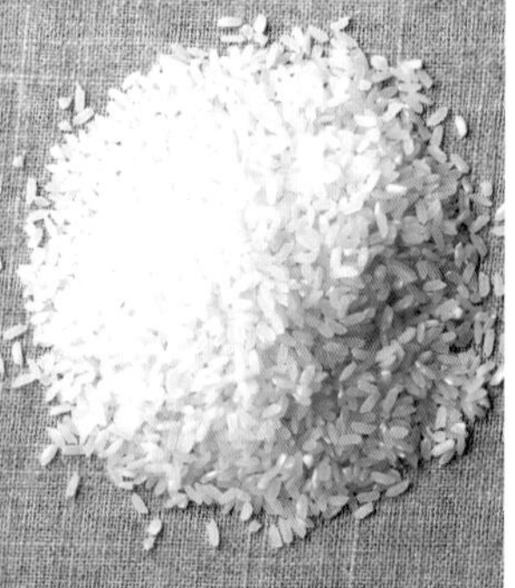

白米：屬粳稻的一種，有多個品種，作家劉克襄曾說過，台農 71 號、台梗 9 號、台南 11 號、高雄 139 是他心目中的稻米 F4（圖為台梗 9 號）。

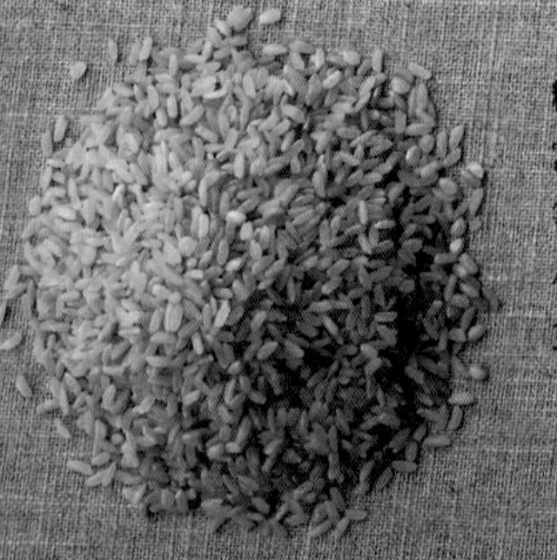

糙米：稻穀脫殼後的原始模樣，富含蛋白質、纖維質及維生素 B1 等，烹煮時建議可先以水浸泡 1 小時，或煮熟後再繼續燜煮至少 30 分鐘，且水量需比煮白米時多 1/5。

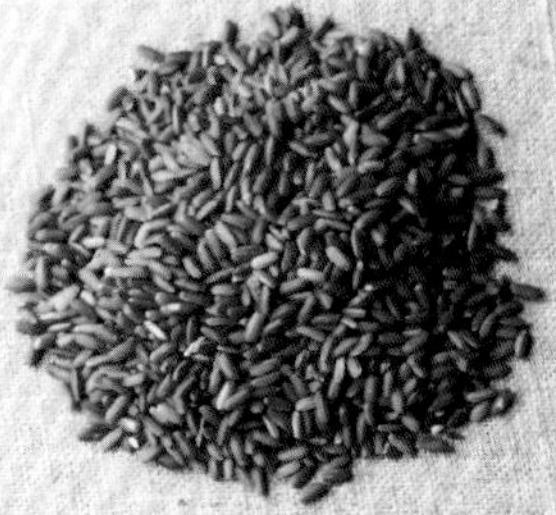

紅米（紅糯米）：阿美族的傳統食物，他們稱之為「做月子的米」，營養豐富，尤其對產婦的滋補特別有效果。可以紅糯米1：白米3的比例一起烹煮，或是煮飯時撒一點和白米一同入電鍋，建議煮前至少要先浸泡1小時。

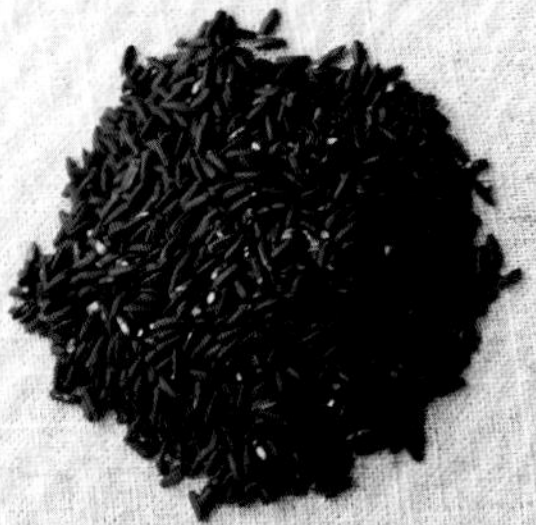

黑糯米：坊間目前有黑米、紫米等多種名稱，長相類似，讓人傻傻分不清。其實可簡單分為糯性與稉性（非糯性），可以此來檢視自己買到的是黑糯米還是另種珍貴米品種的黑米。

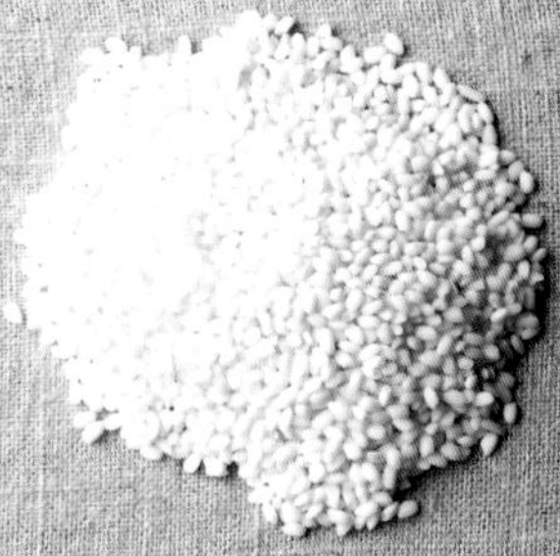

圓糯米：吸水性佳，煮起來較黏糊，口感較軟，多用作湯圓、草仔粿，紅龜粿、鹼粽等。台中以北大多喜歡用圓糯米做粽子，或也可將圓糯跟長糯混合成自己喜歡的口感。

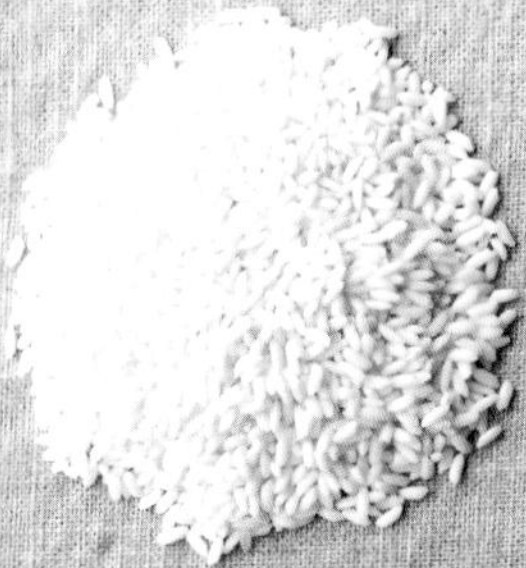

長糯米：比起圓糯米，口感稍硬一些。米糕、油飯都是用長糯米做的，且台中以南的粽子大多是用長糯米來做，可和圓糯調和成自己喜歡的口感。

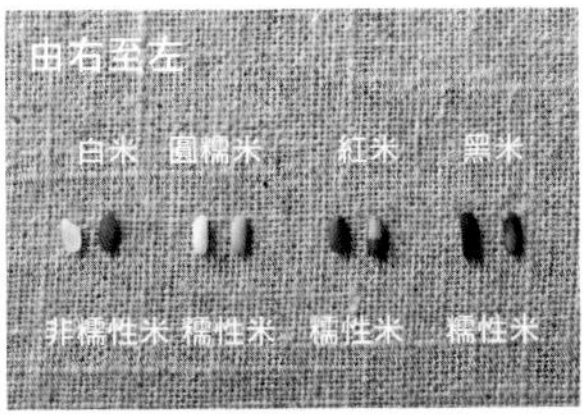

檢視米特性：糯性還是非糯性？

商人常宣稱自己販賣的黑米，是屬於某種珍貴的米品種，其實只要用優碘測試，即可知道自己買到的是稉米或糯米。非糯性的稉米會呈深紫色；有糯性的糯米會呈淡淡的棕黃色。右一和右二分別是在市場上買到的黑米和紅米，可先用指甲把表皮摳掉後點上優碘，即能清楚的看出顏色。

可以做成多穀米的五穀雜糧

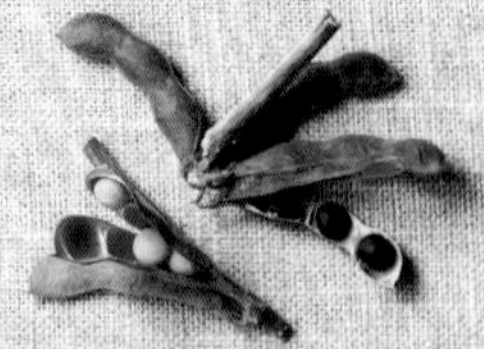

帶莢的黃豆與黑豆

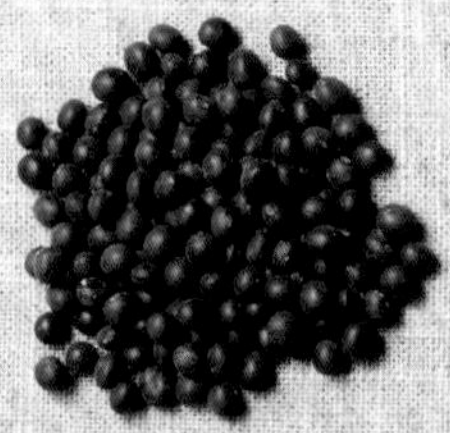

黑豆｜浸泡 6-8 小時

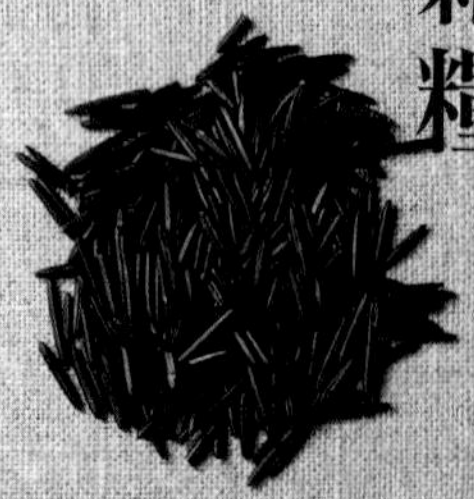

野米｜浸泡 2 小時

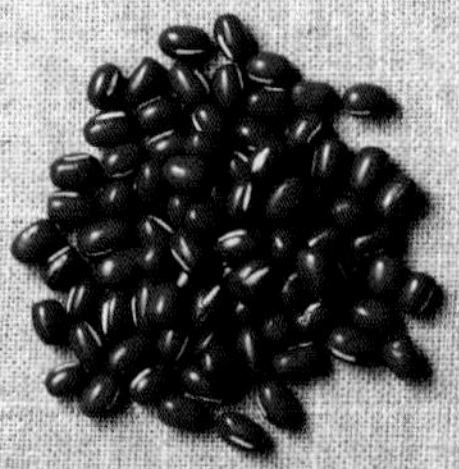

紅豆｜浸泡 4 小時

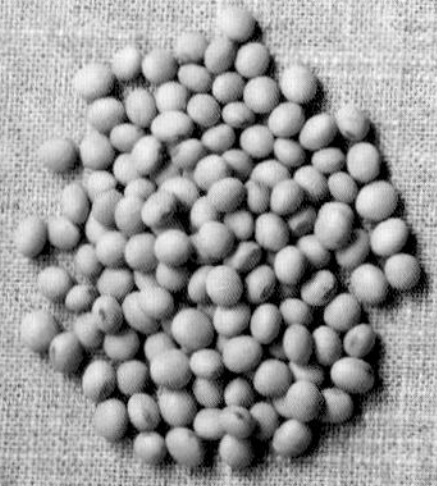

黃豆｜浸泡 6-8 小時

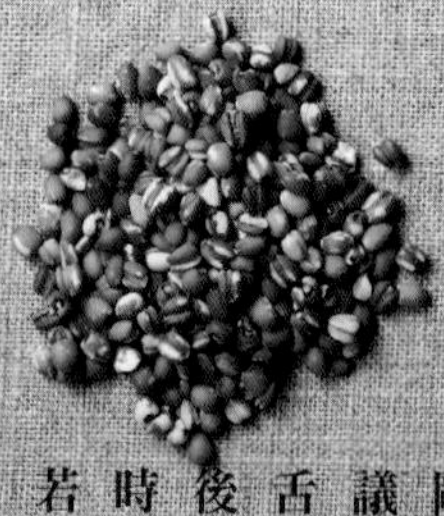

紅薏仁｜浸泡至少 2 小時

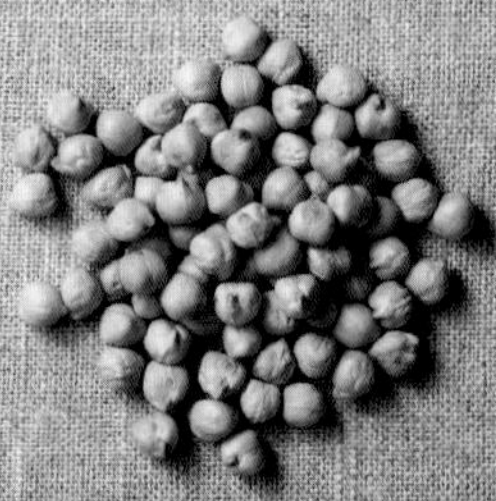

雪蓮子（鷹嘴豆）｜浸泡 2 小時

這些都是可以和白米一起煮的穀物與豆類，可依據喜好互相搭配成多穀物飯，或選一種煮成紅豆飯、紅藜飯等。煮之前都需浸泡，尤其遇到像黑豆、黃豆等需浸泡到6—8小時，若不想算時間，也可以浸泡後放冰箱冷藏過夜後隔日再煮。

剛開始煮穀物飯時，建議先加一小匙就好，待舌頭與身體逐步適應後，再增加份量。煮飯時，水量也要比平常多，若加一湯匙的雜糧，就要多加兩匙的水（約10CC）

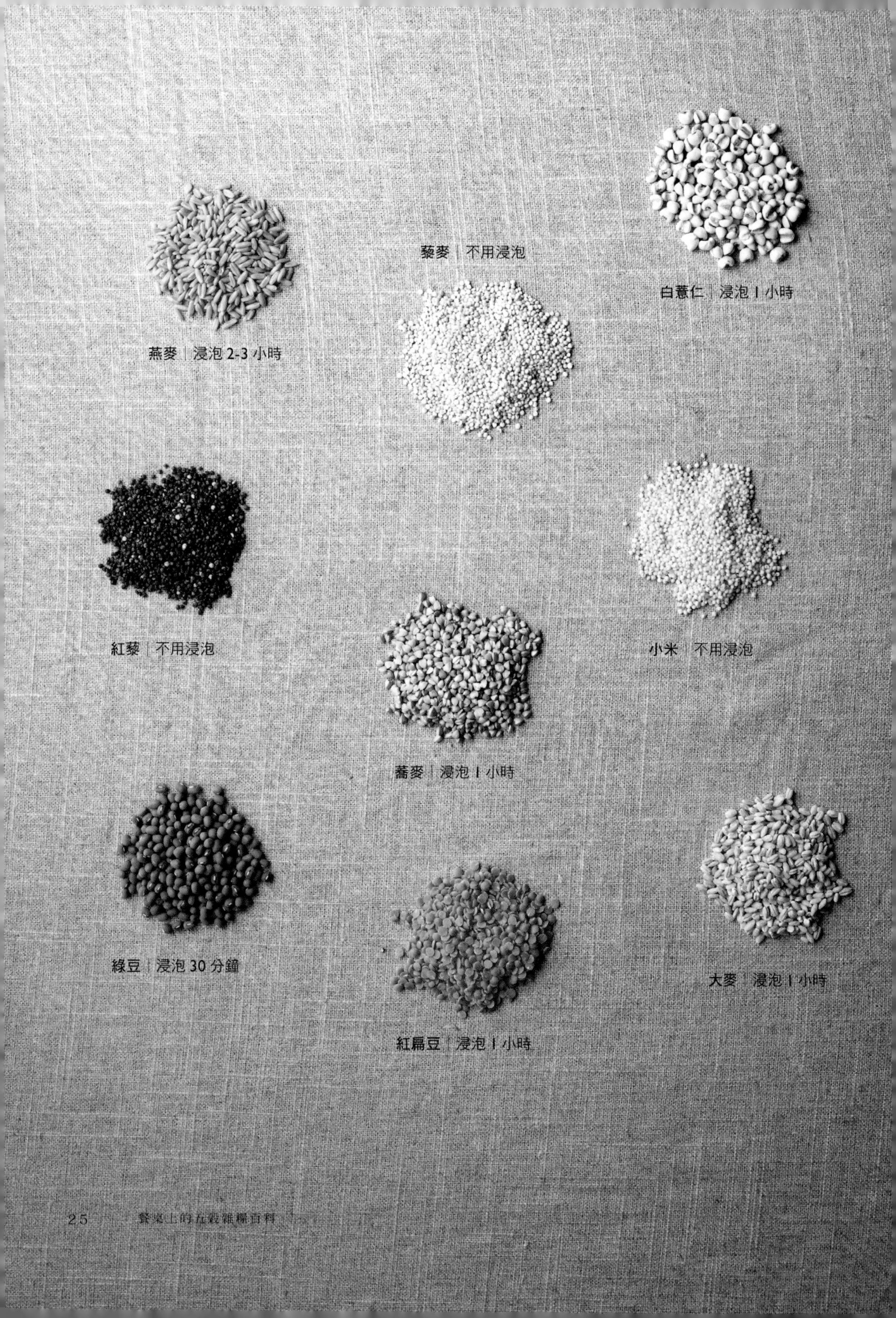
藜麥｜不用浸泡
白薏仁｜浸泡 1 小時
燕麥｜浸泡 2-3 小時
紅藜｜不用浸泡
小米｜不用浸泡
蕎麥｜浸泡 1 小時
綠豆｜浸泡 30 分鐘
大麥｜浸泡 1 小時
紅扁豆｜浸泡 1 小時

穀類

小米

產地：中國、美國，台灣以屏東、台東為主

別名：粱、粟米、粟小米、糯小米（台灣原生種）

季節：夏（5－8月）

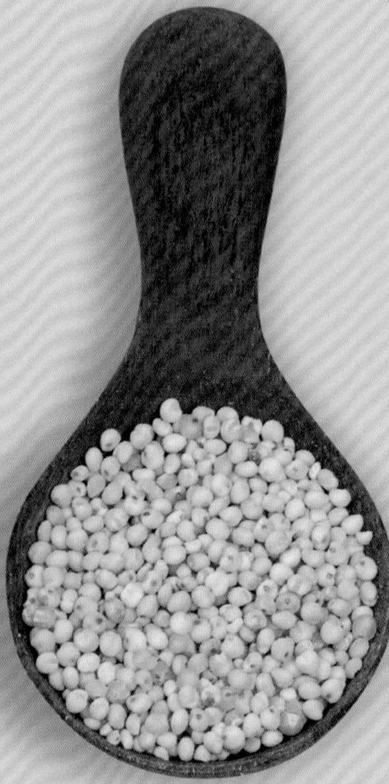

低過敏性，搭配魚肉豆類營養更均衡

小米含有豐富的蛋白質、維生素、鐵和碳水化合物，若以同等重量來看，鐵、維生素等營養都比白米高，甚至含有五穀雜糧中少見的胡蘿蔔素（約100克的小米中即含0.19毫克），而且不含麩質、不易刺激腸道，是很溫和的纖維質。其中小米蛋白是一種低過敏性蛋白，安全性較高，非常適合六個月以上的嬰幼兒及老年人食用。另外，小米也能降胃火，煮粥食用，對產後婦女或病後體虛、腹瀉、反胃嘔吐者皆有益。

營養價值

醣類、蛋白質、維生素B群、維生素E、鈣、磷、鐵、鉀

保存方法

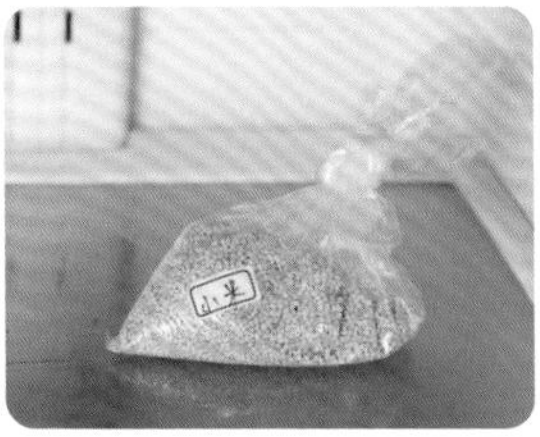

易發霉，需放在陰涼、乾燥處儲存，且最好可以冷藏保存，且儘快食用完畢。

使用禁忌

勿和涼性食材，如杏仁，薄荷等一起烹煮，以免引起腹瀉。

小米有分糯小米及稉小米兩種。料理時，建議選糯小米，香氣及黏度都更適合，但若買到的是稉小米，則可以加點圓糯米以增加黏稠度。

選購要點

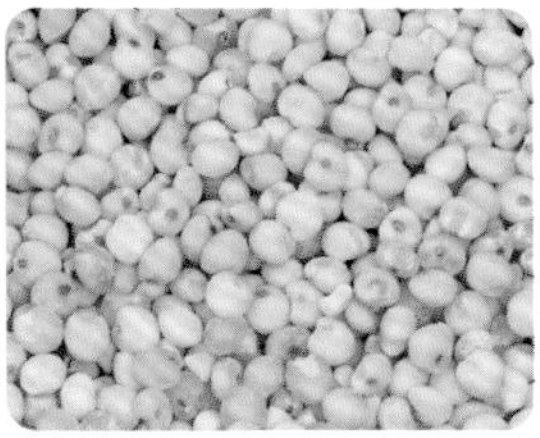

顏色金黃、帶有光澤、氣味清香者。

料理前處理

用清水輕輕掏洗，不要過於用力，否則小米的外層營養素容易流失。

主要的食用方式

* 煮粥。北方人吃包子、饅頭、大餅時，常搭配小米粥來幫助消化，並視個人喜好加糖，或打蛋煮蛋花粥。
* 製作甜點、釀酒。

營養師觀點 Dietician	含豐富的碳水化合物、維生素B群、微量營養素如鈣、磷、鐵等，以及相對安全的低過敏性蛋白質，加上纖維素含量高，卻不像糙米或糯米粗糙不容易消化，特別適合幼兒及老年人食用。但小米缺乏人體所需的離胺酸（lysine），建議搭配其他蛋白質如：魚類、肉類、豆類等，使營養互補均衡。

小　米　粥

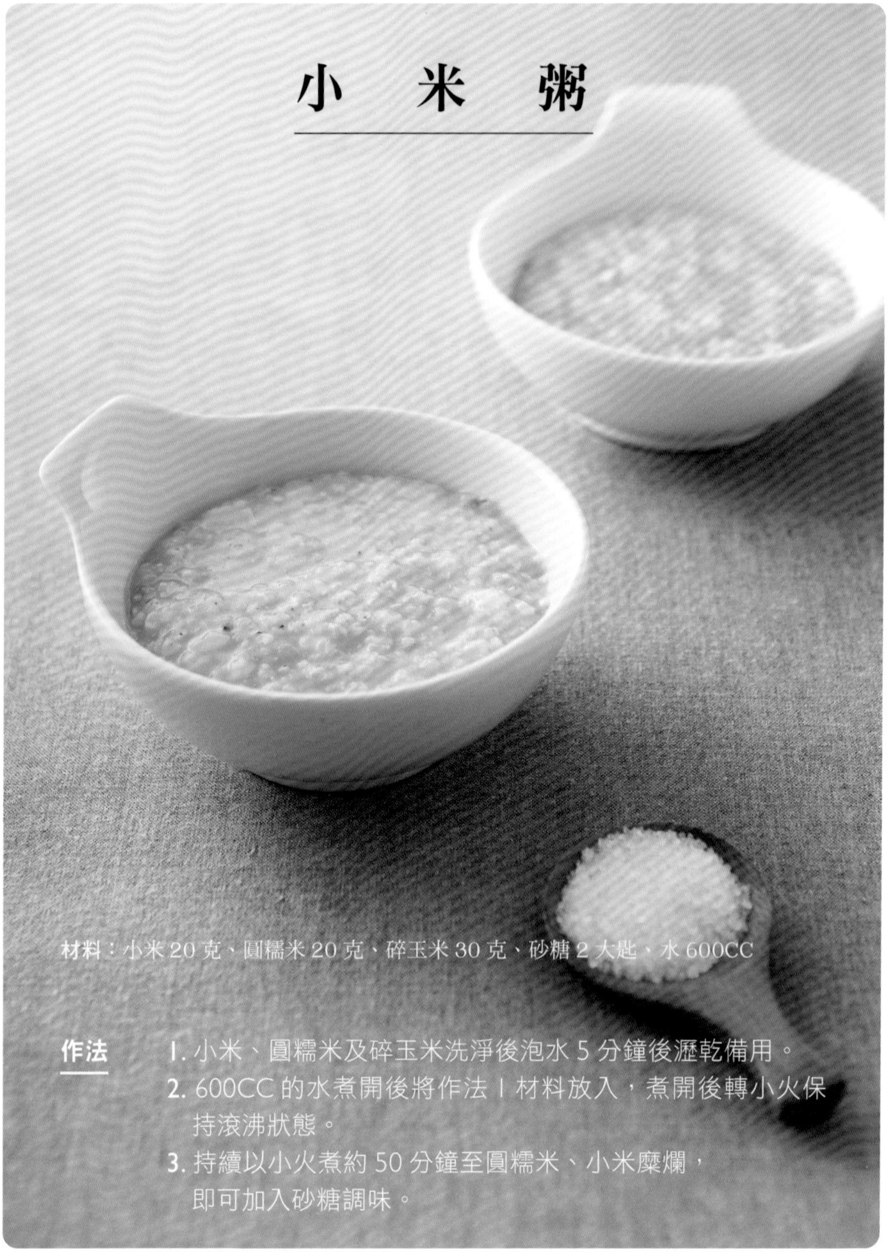

材料：小米 20 克、圓糯米 20 克、碎玉米 30 克、砂糖 2 大匙、水 600CC

作法

1. 小米、圓糯米及碎玉米洗淨後泡水 5 分鐘後瀝乾備用。
2. 600CC 的水煮開後將作法 1 材料放入，煮開後轉小火保持滾沸狀態。
3. 持續以小火煮約 50 分鐘至圓糯米、小米糜爛，即可加入砂糖調味。

TIPS | 1. 若以稉小米煮小米粥時，可加一些圓糯米讓粥湯更濃稠，加碎玉米會讓粥的色澤更漂亮、口感更好。2. 若不喜吃甜者，可不加糖調味。

小米珍珠丸

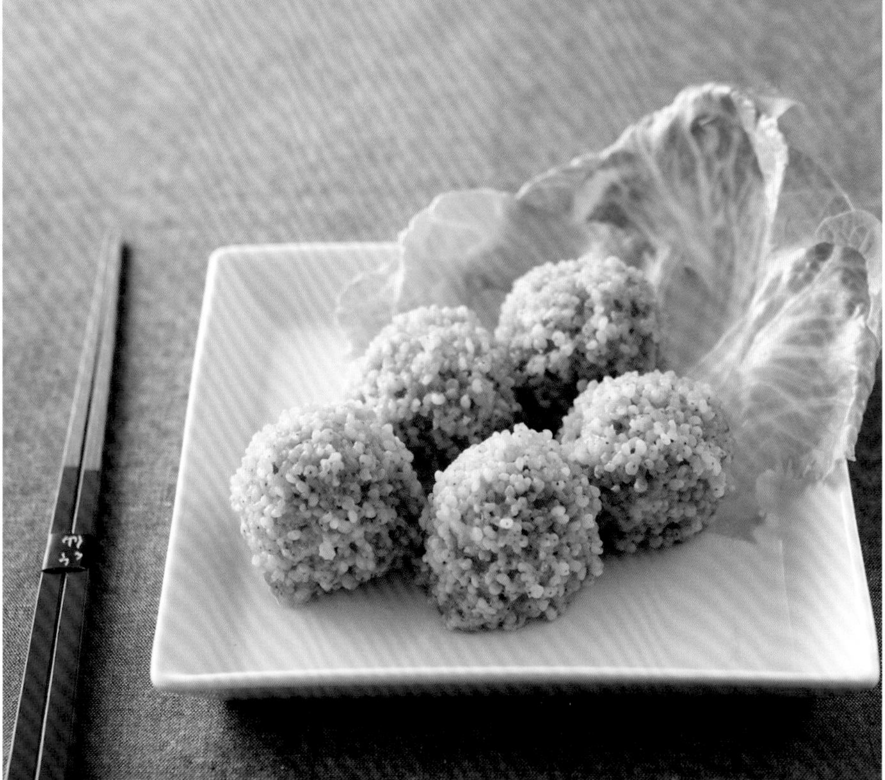

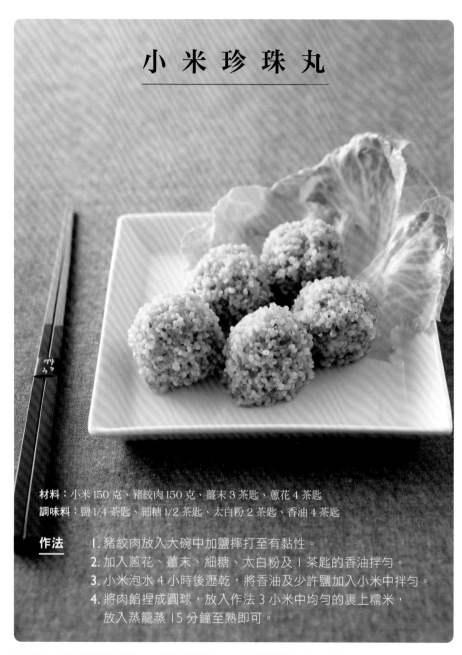

材料：小米150克、豬絞肉150克、薑末3茶匙、蔥花4茶匙

調味料：鹽1/4茶匙、細糖1/2茶匙、太白粉2茶匙、香油4茶匙

作法

1. 豬絞肉放入大碗中加鹽摔打至有黏性。
2. 加入蔥花、薑末、細糖、太白粉及1茶匙的香油拌勻。
3. 小米泡水4小時後瀝乾，將香油及少許鹽加入小米中拌勻。
4. 將肉餡捏成圓球，放入作法3小米中均勻的裹上糯米，放入蒸籠蒸15分鐘至熟即可。

TIPS｜小米有黃色的外膜，口感較不滑潤，加一些香油拌勻，會又香又滑口。

南瓜小米粥

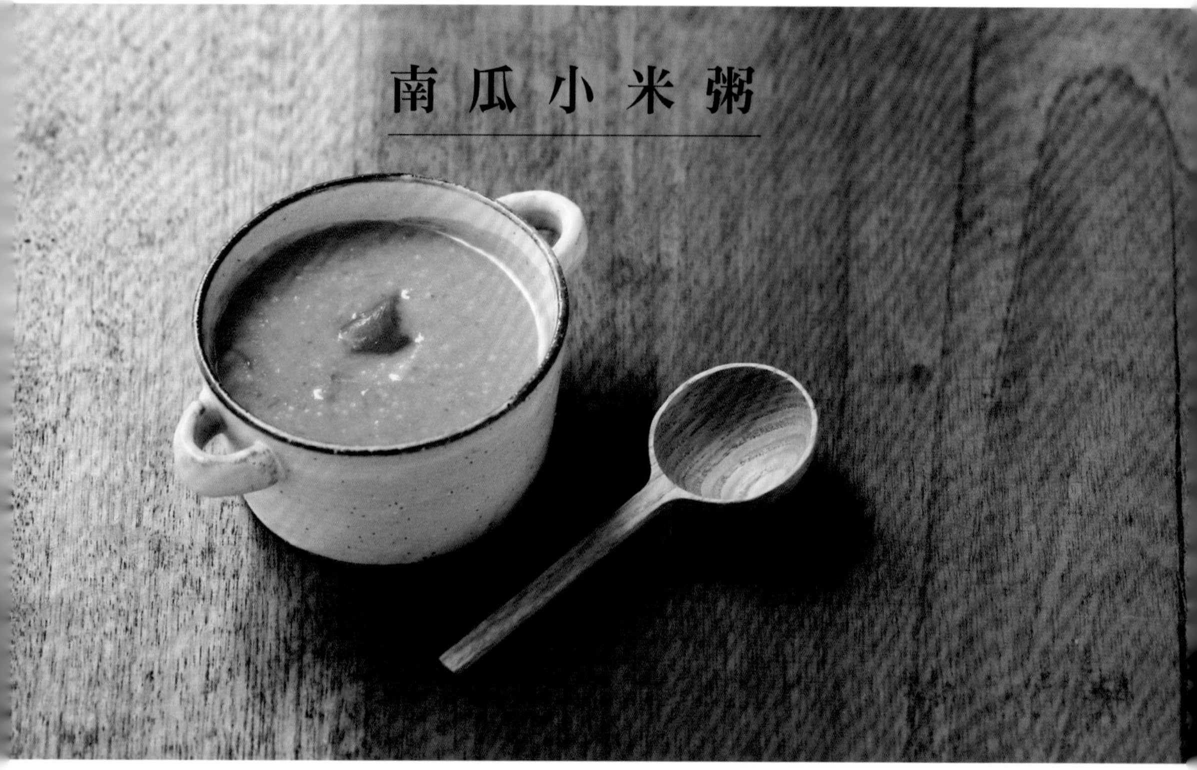

材料：小米 2/3 量杯、糙米 1/3 量杯、南瓜 1/3 顆、水 10 量杯

方案 1

1. 南瓜洗淨，不削皮，切薄片後，將全部食材放進電鍋（外鍋加 1 量杯水）。
2. 電鍋跳起後，移至瓦斯爐，以小火續煮約 15 分鐘即可。

方案 2

1. 南瓜切塊，蒸熟後，壓成泥（或用果汁機攪打成泥）。
2. 將南瓜加入小米粥裡同煮即可。

TIPS | 1. 南瓜本身有甜度，可視喜好決定是否加糖。2. 小米無麩質，低過敏性，很適合剛接觸副食品的寶寶食用。3. 南瓜小米粥加點鮮奶也很對味，但若是給寶寶吃的副食品則不建議加鮮奶。

綠豆小米湯

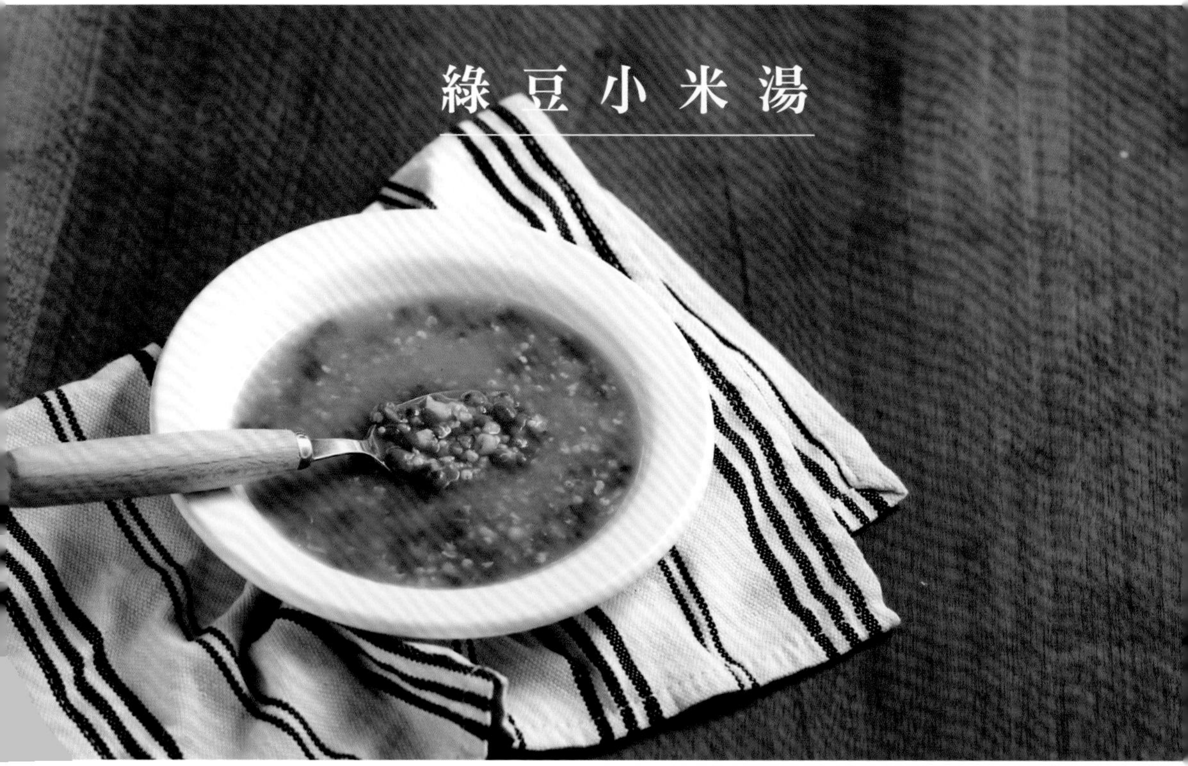

材料：綠豆 4/5 量杯、小米 1/5 量杯、水 6 量杯

作法　將全部食材放進電鍋（外鍋 1 量杯水），烹煮完成，續燜 30 分鐘後，加入適量的糖即可。

TIPS｜1. 小米有分稉性及糯性兩種，建議料理時可選購糯性小米，香氣及黏度都較適合。2. 因小米缺乏人體所需的離胺酸（lysine），因此需要搭配其他的豆類食用營養會更均衡，綠豆湯是夏日聖品，只要在烹煮時加一點小米進去，營養跟口感皆可加乘！

穀類

紅藜

產地：屏東、花蓮、台東

季節：10－3月（須避開6－9月雨季）

別名：紅藜米、台灣藜、赤藜、紫藜、紅心藜

全面性的豐富營養，穀物中的紅寶石

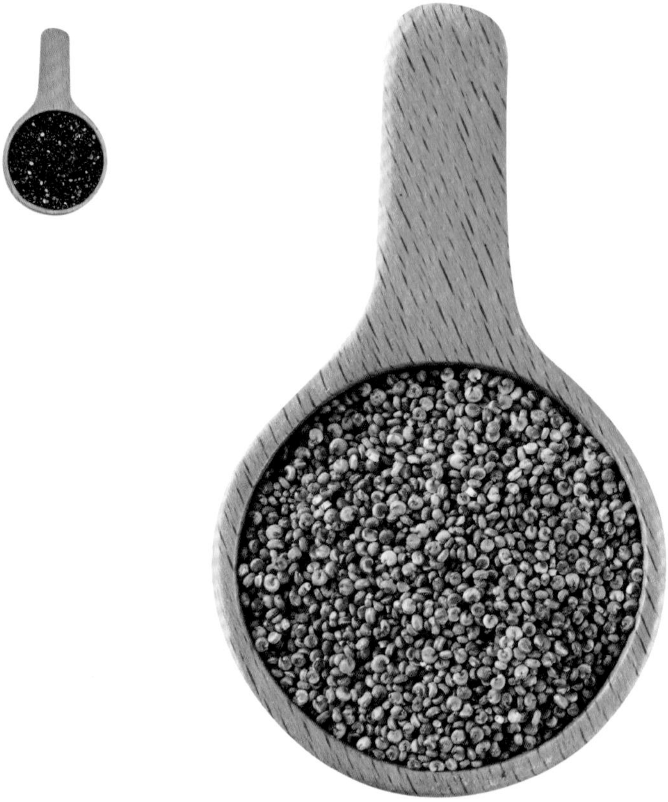

由上至下為進口紅藜、台灣紅藜

台灣原生性植物－紅藜，是原住民族百年以上的傳統作物，因含澱粉酵素特性，故拿來做為釀製小米酒的酒麴原料。紅藜的種子含有高量蛋白質、澱粉、多種有機礦物質及8種人體必需胺基酸，膳食纖維是燕麥的3倍，鈣質是鮮奶的25倍，鐵是牛肉的1.9倍，還含有3種抗氧化酵素活性，可預防心血管疾病、降低膽固醇、抗老化，如此全面的營養，很適合加入稻米、麵粉裡做為替代主食，被稱為穀物中的「紅寶石」。

營養價值

蛋白質、澱粉、硒、鋅、鍺、鈣、磷、鐵、胺基酸、膳食纖維等

保存方法

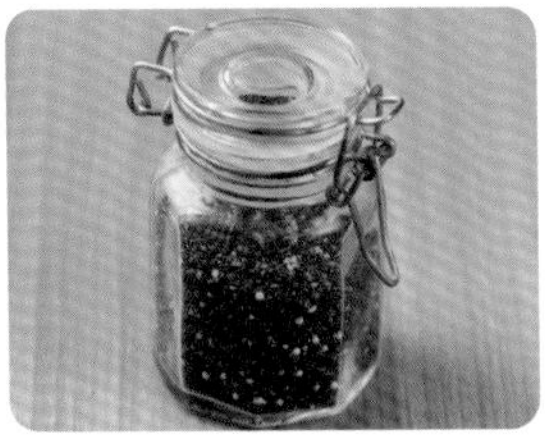

密封裝好，置放於陰涼、通風處，不要被太陽直射，以免變質。

使用禁忌

穀類的植酸和草酸都偏高，且紅藜蛋白質含量和黃豆相當，腎臟不好及痛風者，盡量少食。

進口紅藜 VS. 台灣紅藜

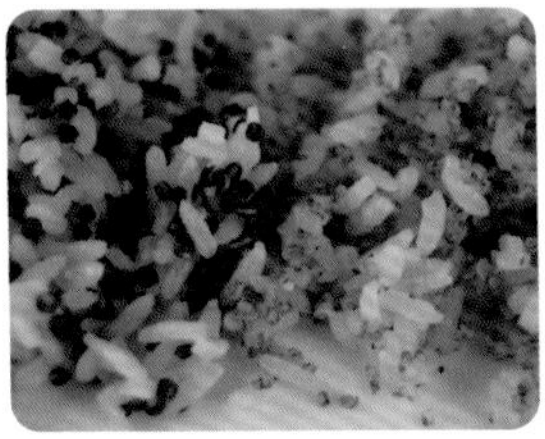

紅藜有分台灣紅藜和進口紅藜，台灣紅藜的顆粒較小，煮成飯後的顏色也較淺（如圖右），圖左為進口紅藜飯。

選購要點

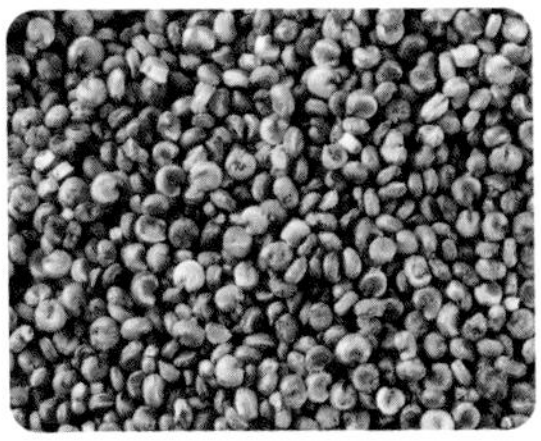

顆粒均勻、飽滿，色澤鮮艷，且乾燥不潮濕者為佳。

料理前處理

洗淨後，可直接煮食。

主要的食用方式

* 傳統原住民拿紅藜做酒麴釀製小米酒。
* 可煮粥或與芋頭、地瓜及白米一起煮（紅藜飯可一量杯米放 1/3 量杯紅藜）。
* 做成餅乾、麵包、飯糰、麻糬、機能飲料等加工品。

營養師觀點 Dietician	擁有超高膳食纖維含量，為良好的膳食纖維來源。有約 14% 的優質蛋白質，美麗的顏色來源則是豐富的甜菜色素，植物性多酚類含量也遠超過一般穀類，具抗氧化功效，並可抗發炎、抑制動脈硬化等，有降血壓、維持血管彈性等好處。

紅藜芋絲煎餅

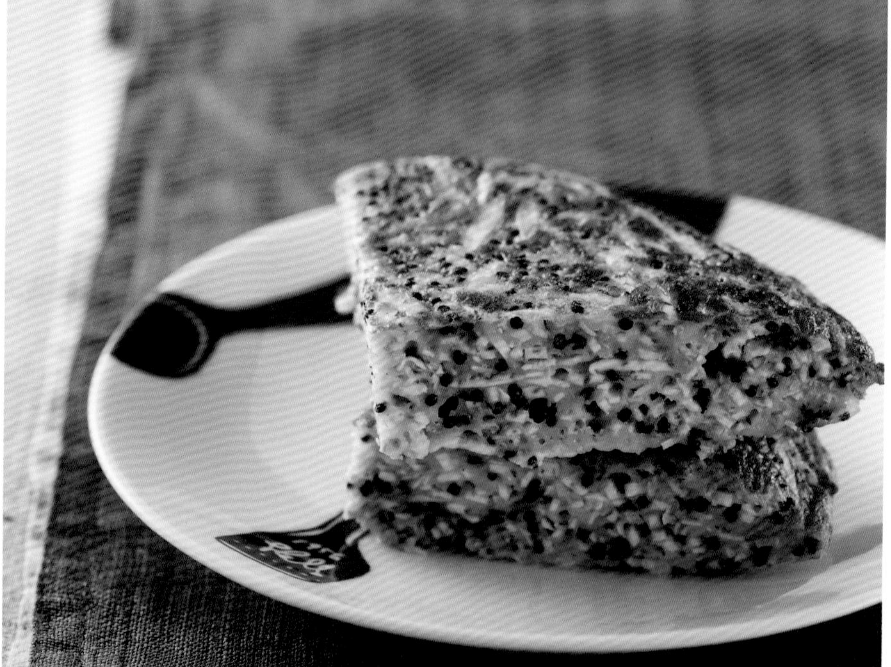

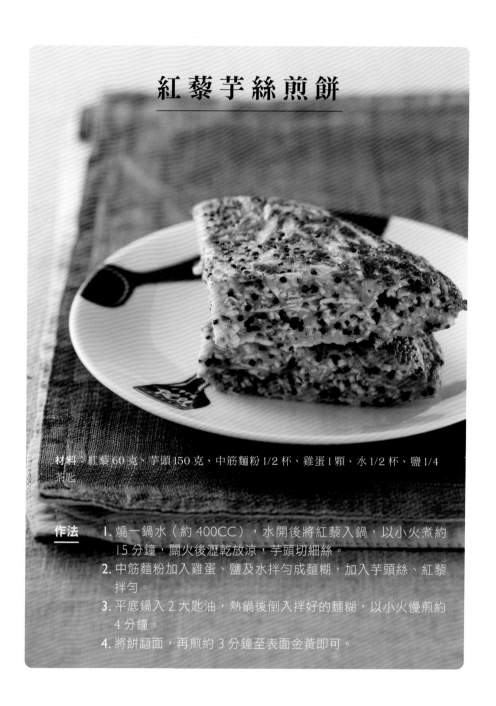

材料：紅藜60克、芋頭150克、中筋麵粉1/2杯、雞蛋1顆、水1/2杯、鹽1/4茶匙

作法

1. 燒一鍋水（約400CC），水開後將紅藜入鍋，以小火煮約15分鐘，關火後瀝乾放涼，芋頭切細絲。
2. 中筋麵粉加入雞蛋、鹽及水拌勻成麵糊，加入芋頭絲、紅藜拌勻。
3. 平底鍋入2大匙油，熱鍋後倒入拌好的麵糊，以小火慢煎約4分鐘。
4. 將餅翻面，再煎約3分鐘至表面金黃即可。

優格紅藜沙拉

材料：紅藜 50 克、雞胸肉 150 克、生菜葉 2 片、小黃瓜 60 克、番茄 80 克、玉米粒 80 克

調味料：原味優格 4 大匙、檸檬汁 2 茶匙、細糖 1 大匙、鹽巴適量、黑胡椒適量

作法

1. 燒一鍋水（約 400CC），水開後將紅藜入鍋，小火煮約 15 分鐘，關火後瀝乾放涼。
2. 雞胸肉撒上少許鹽及黑胡椒略醃漬後，以平底鍋小火煎約 8 分鐘至兩面微焦後取出略放涼。
3. 將生菜葉、小黃瓜及番茄、玉米粒排至沙拉碗中。雞胸肉切片排上後撒上熟紅藜。
4. 最後將原味優格、檸檬汁及細糖混合拌勻後淋至沙拉上即可。

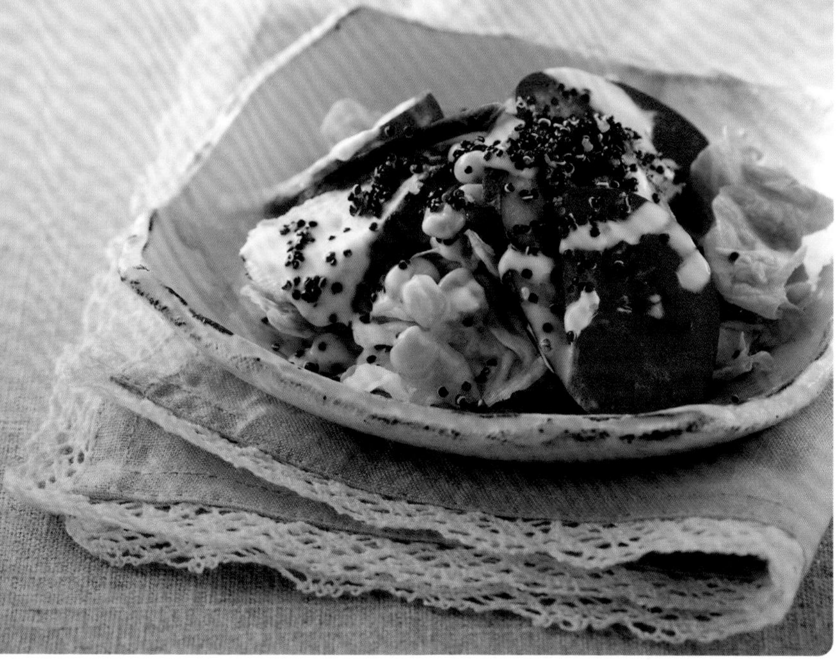

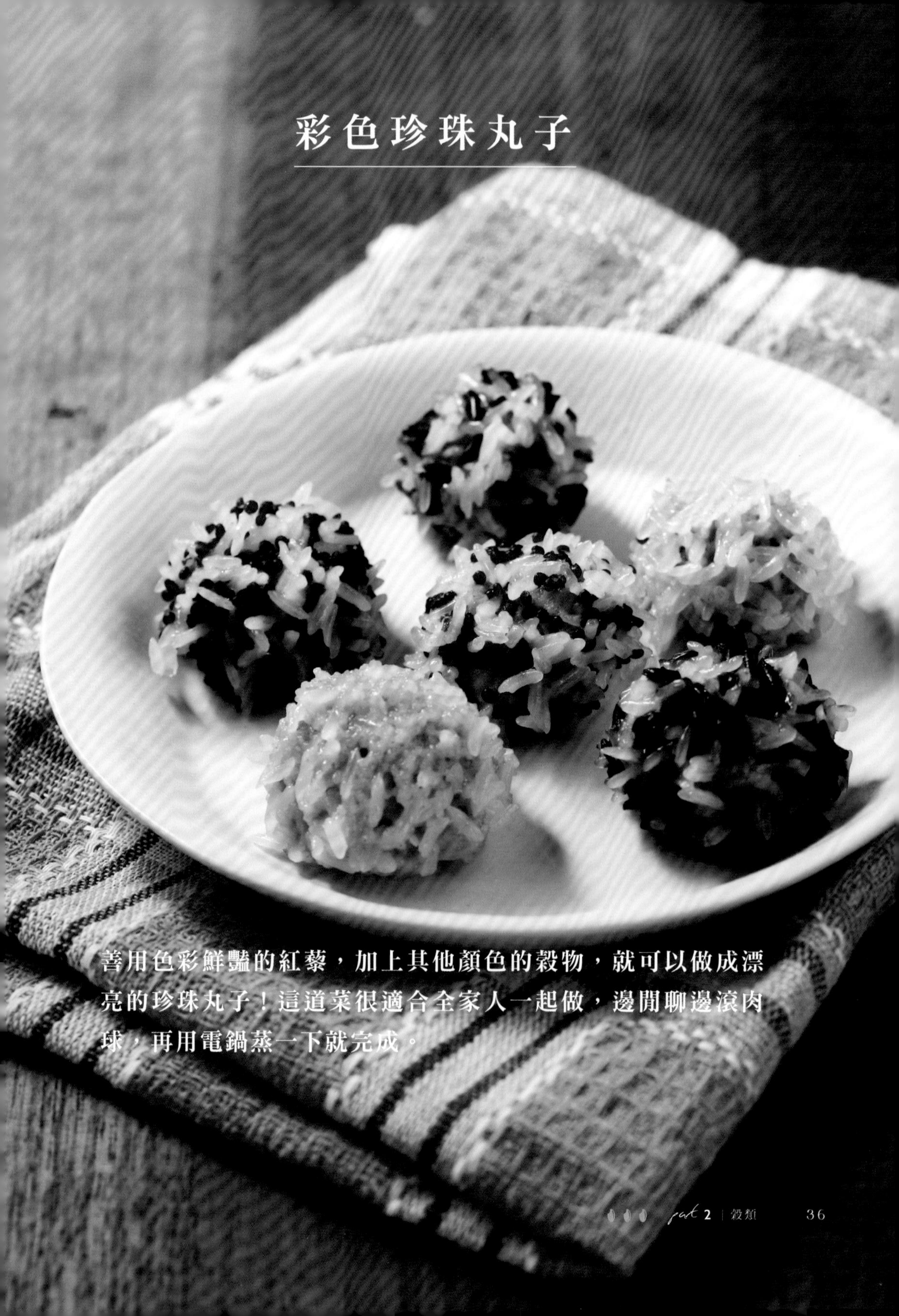

彩色珍珠丸子

善用色彩鮮豔的紅藜，加上其他顏色的穀物，就可以做成漂亮的珍珠丸子！這道菜很適合全家人一起做，邊閒聊邊滾肉球，再用電鍋蒸一下就完成。

外裹材料：

紅藜10克

小米10克

黑糯米10克

白長糯（或白圓糯）130克（約1量杯）

內餡材料：

豬絞肉500公克

蔥白切成細末（約2小匙）

薑末1小匙

（也可加入煮好的燕麥1/3碗）

調味料：

鹽1/2小匙

醬油1小匙

五香粉少許

麻油少許

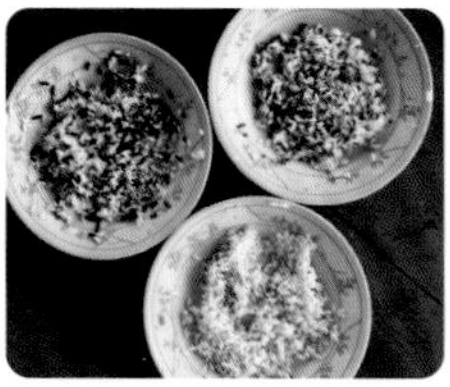

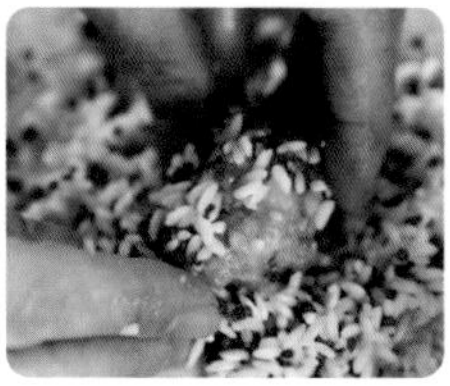

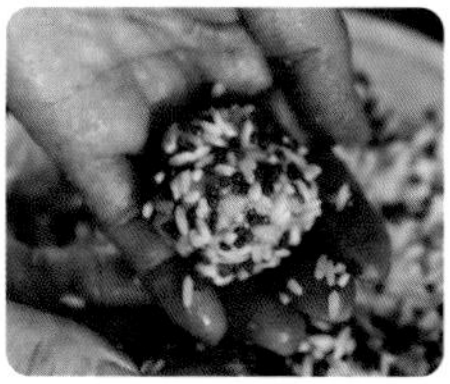

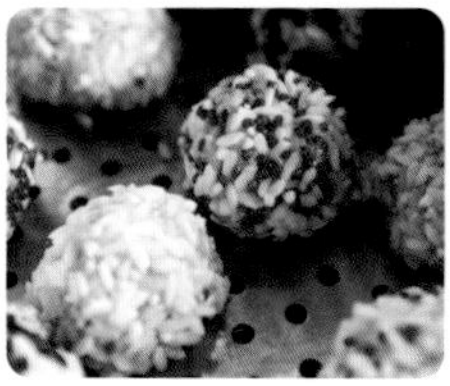

作法

1. 外裹食材分別浸泡2小時後瀝乾，先將白長糯均勻鋪在三個盤子上，再將紅藜、小米、黑糯米各別放上，各做一盤紅藜長糯、小米長糯以及黑糯米長糯。
2. 將內餡材料拌勻，加入調味並以手甩打，使肉更富有彈性。
3. 以虎口捏擠出肉丸子，在盤子滾上白長糯及有顏色的穀物後，放進電鍋裡蒸熟（外鍋1量杯水），烹煮到開關跳起，續燜30分鐘後取出即可。

TIPS 1. 小米、紅藜、黑糯米都可用不同的穀物替換，不過記得都要以白糯米為基底，如此才有軟Q口感，避免過於硬澀。2. 也可用蒸籠蒸熟，大火煮開後轉中火，蒸15分鐘（或見白糯米米心轉剔透即可）。

吃素的人怎麼辦？

素食者，可直接把彩色米飯包入海苔內，或簡單捏成一小球，再撒上點堅果碎，也是種健康好吃法！

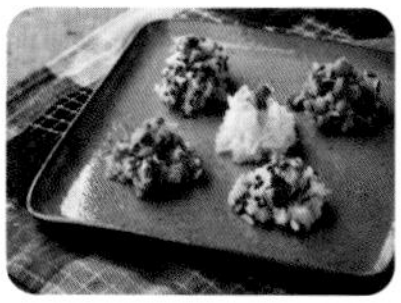

藜麥

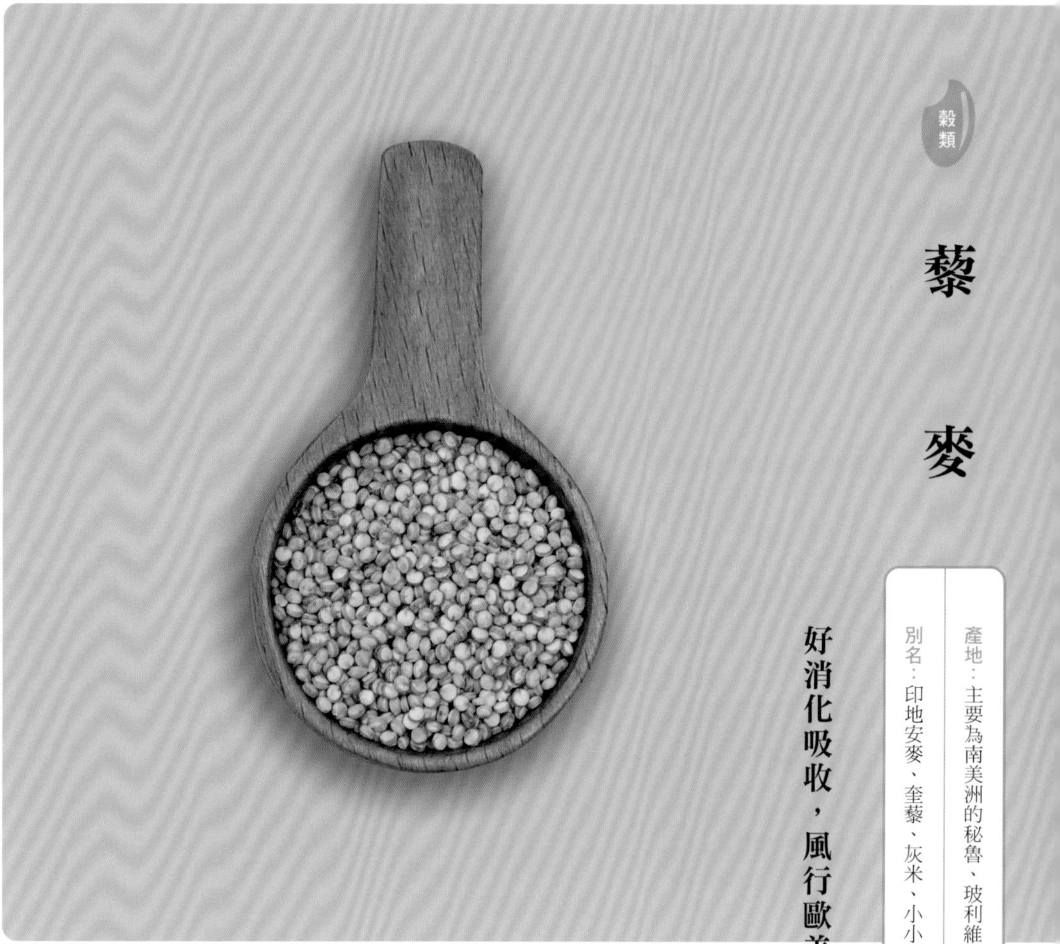

產地：主要為南美洲的秘魯、玻利維亞、厄瓜多，台灣現在也有少量種植

季節：春、秋

別名：印地安麥、奎藜、灰米、小小米

好消化吸收，風行歐美的超級食物

藜麥主要食用的是種子，富含極大營養價值，原產於安地斯山脈上特有的「假穀物」，其實藜麥跟菠菜是近親，從五千年前印加時代開始就被當作重要的糧食。低脂、低熱量、低糖，完全不含膽固醇，含完全蛋白，可轉換成人體所需的胺基酸，像離胺基酸和多量的鈣、磷、鐵等，好消化、吸收，甚至在原產地被當作奶粉的替代食品，現於歐美的地位很高，被視為有機穀類之王。

營養價值

優質蛋白、澱粉、糖、脂肪、氨基酸、纖維素B和維生素K、膳食纖維、皂苷及多種礦物質

保存方法

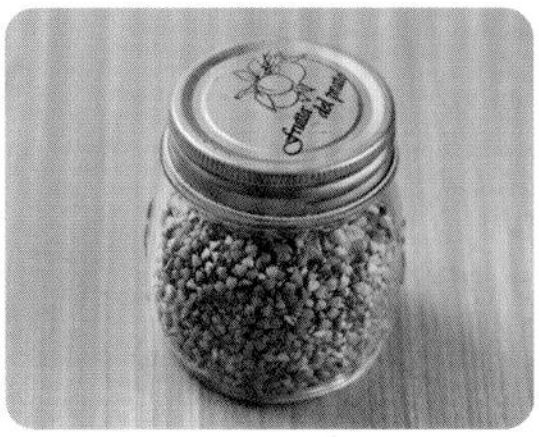

密封裝好，置於乾燥、陰涼處，避免陽光直射。

使用禁忌

未洗過的藜麥含有苦苦的皂苷，兩歲以下的嬰兒不建議食用。

藜麥早在五千年前的印加時代，便是重要的糧食；1980 年代更被美國太空總署評估為適合太空人食用的營養食物。聯合國糧食與農業組織（FAO）更將 2013 年訂為「國際藜麥年」，在歐美被視為營養價值豐富的超級食物。

選購要點

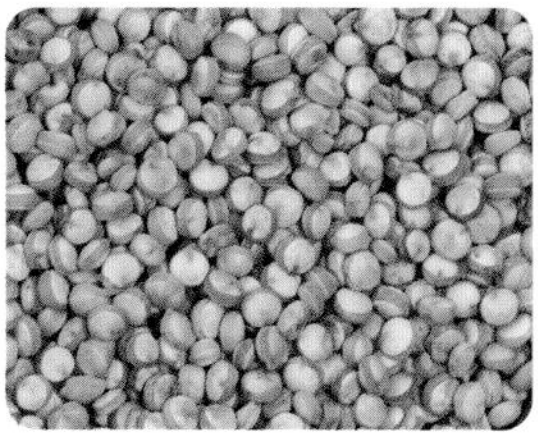

顆粒飽滿、大小均勻為優選。

料理前處理

清水濾淨後，烹飪方式和白米相同。

主要的食用方式

* 與白米一起煮成藜麥飯（1 量杯米放 1/3 量杯藜麥）。
* 煮湯、與馬鈴薯泥混合做成煎餅，或與各種肉類搭配烹煮。
* 磨粉後可製成蛋糕、麵包等，或沖泡式的營養補給粉，可做為老人小孩的替代奶粉。

營養師觀點 Dietician	藜麥的蛋白中，有 37% 是由必需胺基酸 (essential amino acids) 所構成，脂肪則大多是單元不飽和脂肪酸和多元不飽和脂肪酸，富含纖維且不含麩質（或量極少），營養價值高，對麩質過敏的人可食用。

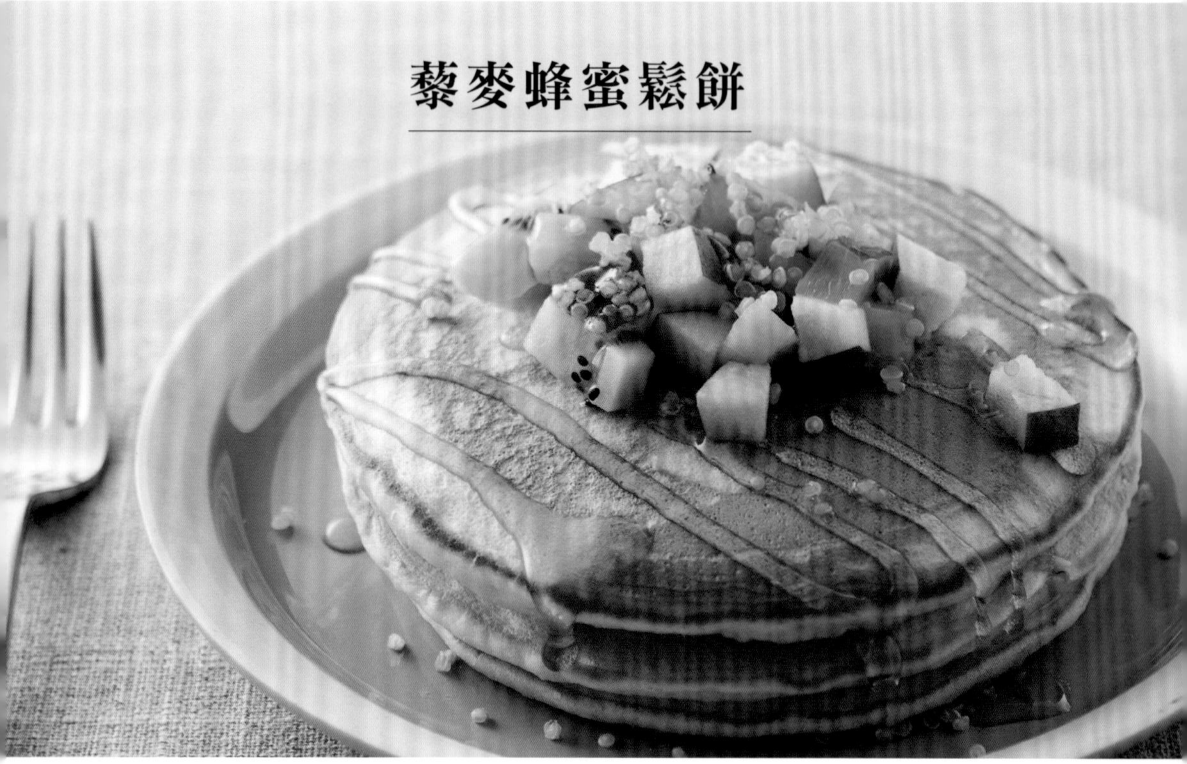

藜麥蜂蜜鬆餅

材料：藜麥 100 克、鬆餅粉 1 杯、水 200CC、雞蛋 2 顆、橄欖油 2 大匙、什錦水果丁 100 克、蜂蜜 3 大匙

作法

1. 燒一鍋水 (約 400CC)，水開後將藜麥入鍋，小火煮約 15 分鐘，關火後瀝乾放涼。
2. 取一大碗，放入鬆餅粉後，加入水、雞蛋、橄欖油拌勻，再加入藜麥拌成鬆餅麵糊。
3. 熱平底鍋，將調好的麵糊分兩次倒入鍋中，開小火慢煎。
4. 煎至鬆餅邊緣凝固，表面有孔洞，翻面再煎約 1 分鐘即可取出。
5. 將鬆餅裝盤，放上水果丁，淋上蜂蜜即可。

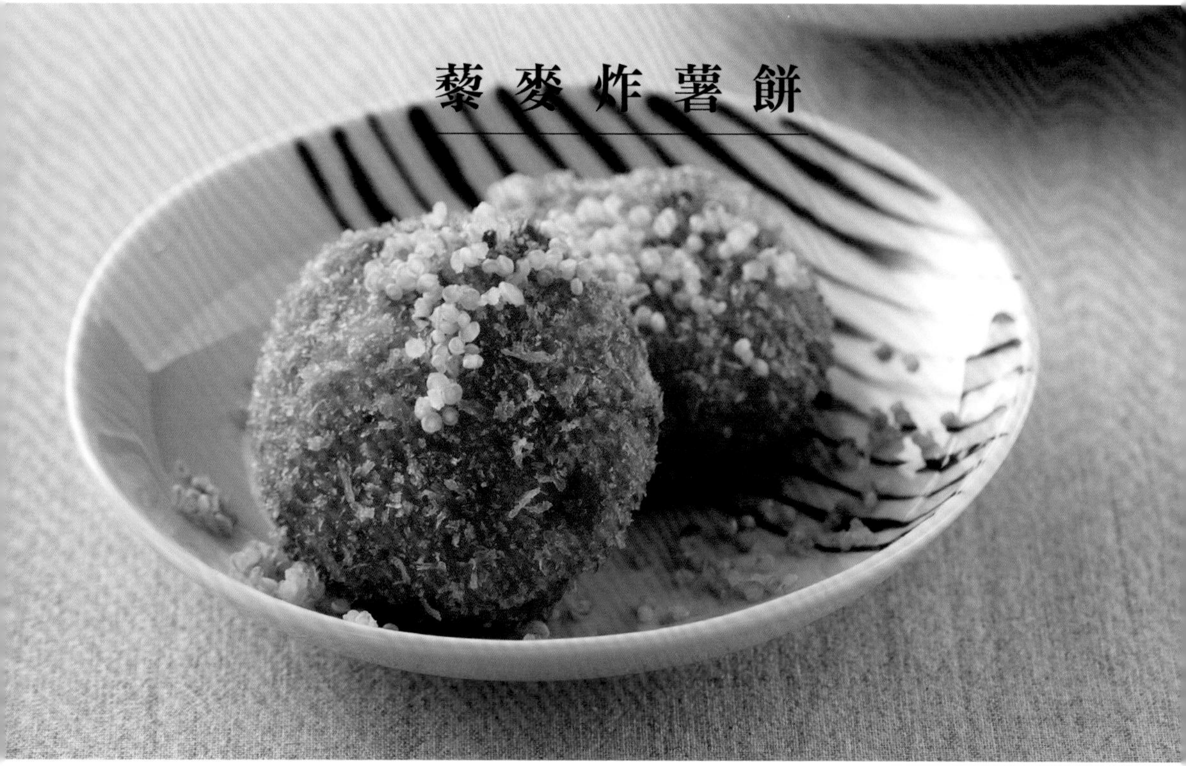

材料：藜麥 80 克、馬鈴薯 300 克、豬絞肉 50 克、洋蔥丁 50 克、雞蛋 1 顆、麵包粉、麵粉適量

調味料：鹽 1/2 茶匙、黑胡椒粉 1/4 茶匙、細糖 1 茶匙

作法

1. 燒一鍋水(約 400CC)，水開後將藜麥入鍋，小火煮約 15 分鐘，關火後瀝乾放涼。
2. 熱鍋下少許油，小火炒香洋蔥丁，加入豬絞肉炒散。下藜麥及所有調味料炒至水分收乾後取出放涼。
3. 馬鈴薯放入電鍋，外鍋加 1 杯水，蒸約 30 分鐘後取出，去皮後壓成泥。
4. 將炒好的藜麥肉末加入薯泥中拌勻。將馬鈴薯泥分成 6 份，搓成圓扁餅形。
5. 雞蛋打散，將薯餅沾上麵粉後，沾蛋液，再裹上麵包粉，下油鍋以約 160 度炸至金黃即可。

穀類

紅薏仁

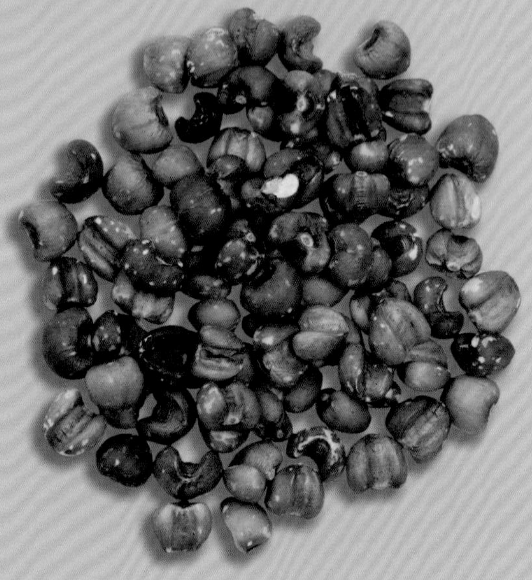

產地：南投草屯、台中大雅、彰化二林（台灣三大產區）

別名：糙薏仁

季節：春作於7－8月採收，秋作11－12月採收

營養價值高，可每日75克取代精製穀類

未去皮的糙薏仁，即為紅薏仁，因麩皮，膳食纖維與礦物質皆高於白薏仁，營養價值比白薏仁高，除了可軟化皮膚角質、使皮膚光滑、減少皺紋、美白淡斑，也能降低血脂、幫助脂肪代謝；其中的薏仁脂可利尿、消水腫、助消化，且含豐富的維生素B群，還能幫助預防口角炎或腳氣病，是很好的養生食材，也是愛美女性的極佳美容聖品。

營養價值

碳水化合物、蛋白質、膳食纖維、維生素B群、鈣、磷、鐵、鎂、鋅

料理前處理

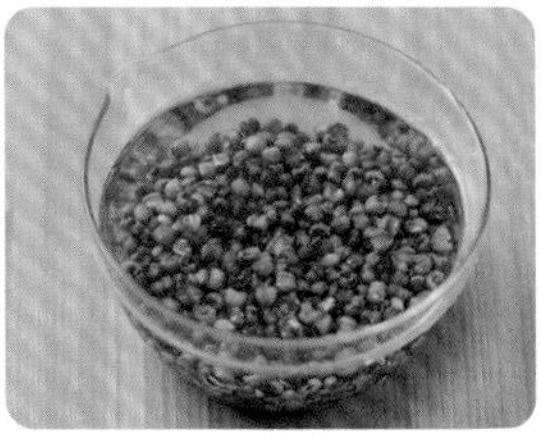

用冷水浸泡至少 2 小時，料理時口感才好，不會過硬。

選購要點

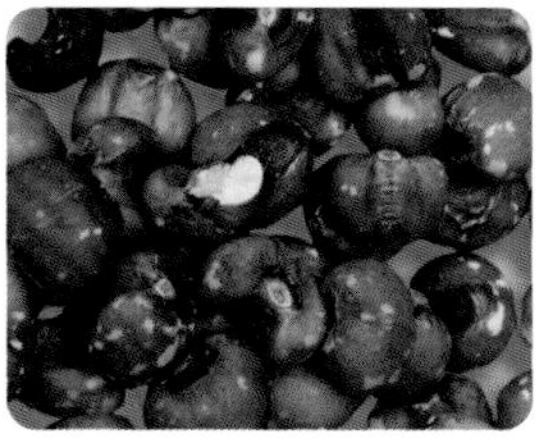

顆粒完整、大小均勻、少雜質及粉屑（蟲蛀時會出現粉化狀態）為佳。

保存方法

裝在乾燥的密封容器中，放置陰涼、乾燥處儲存。

主要的食用方式

* 煮飯、燉粥、煲湯。
* 當藥膳材料，料理成甜湯或養生茶飲。

使用禁忌

屬寒性食材，會加速子宮收縮和體內排水，懷孕及生理期應忌口。體質較虛弱或有便祕者，也最好不要多吃。

營養師觀點 Dietician	紅（糙）薏仁含有許多人體需要的營養素：包括維生素 B 群、鎂、薏仁多醣（Coixans）、薏仁酯（Coixenolide）等，還有大量的水溶性膳食纖維，有助於降低膽固醇、預防心血管疾病的發生，建議每日可攝取 75 公克紅薏仁取代精緻的穀類食物。

紅薏仁山藥排骨湯

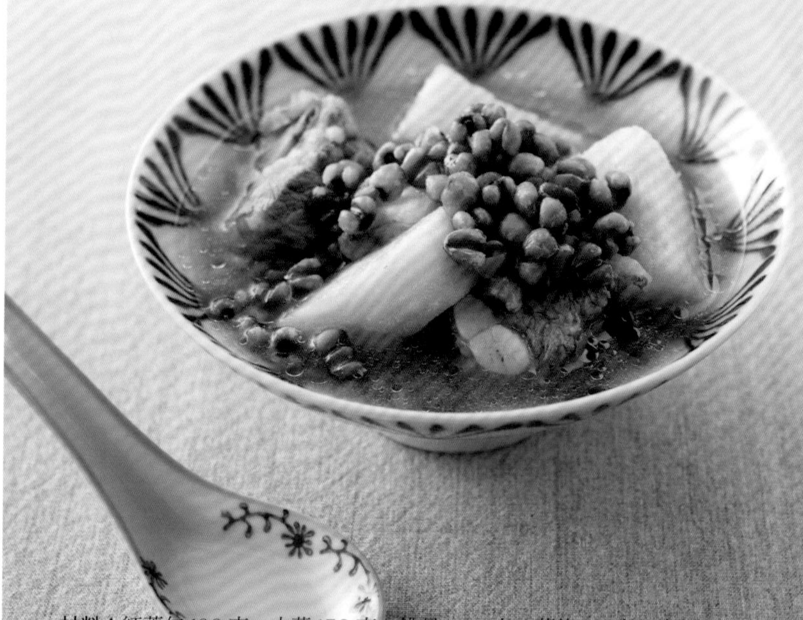

材料：紅薏仁 100 克、山藥 150 克、排骨 400 克、薑片 30 克、水 800CC
調味料：米酒 50CC、鹽 1 茶匙

作法

1. 紅薏仁洗淨後泡水 2 小時後瀝乾、山藥去皮切塊備用。
2. 排骨剁小塊，將排骨放入滾水裡汆燙後，洗淨放入鍋中，加入所有材料及米酒以大火煮開。
3. 撈去浮沫後轉小火煮約 30 分鐘，加鹽調味即可。

紅薏仁堅果沙拉

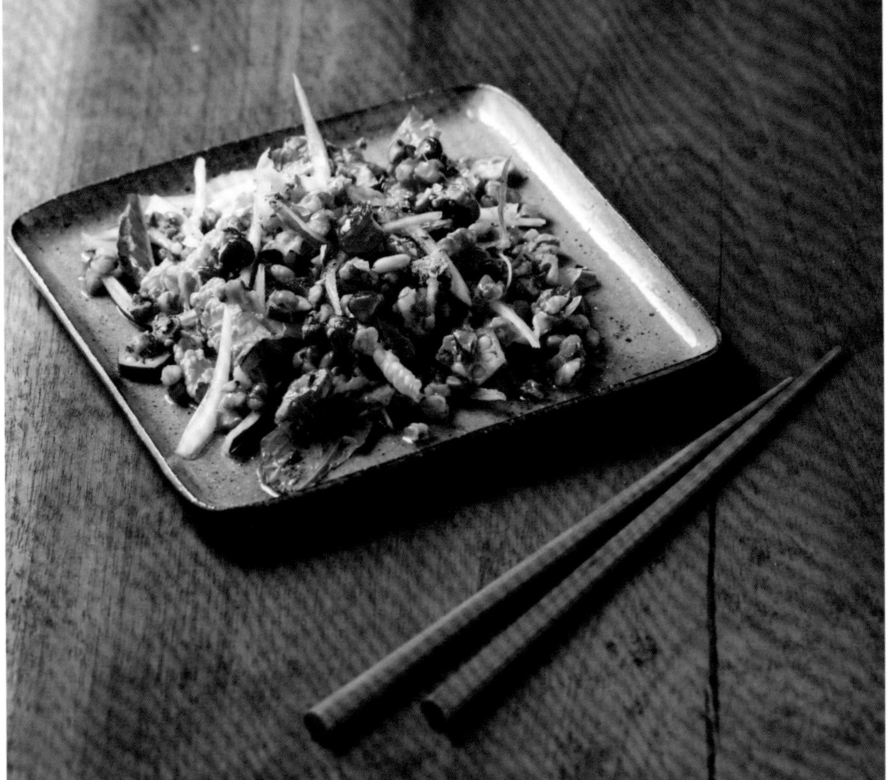

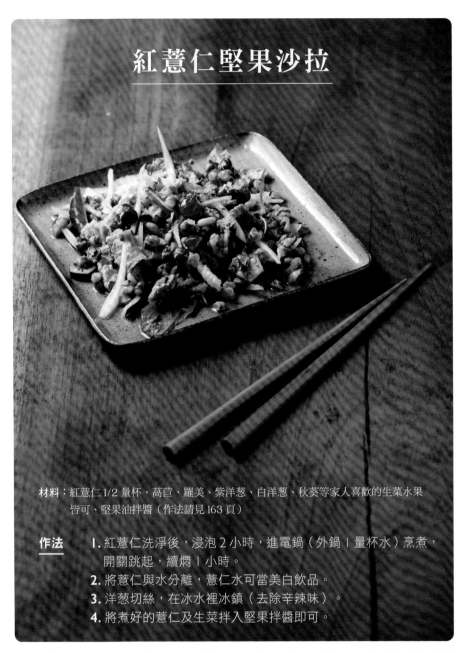

材料：紅薏仁 1/2 量杯、萵苣、羅美、紫洋葱、白洋葱、秋葵等家人喜歡的生菜水果皆可、堅果油拌醬（作法請見 163 頁）

作法

1. 紅薏仁洗淨後，浸泡 2 小時，進電鍋（外鍋 1 量杯水）烹煮，開關跳起，續燜 1 小時。
2. 將薏仁與水分離，薏仁水可當美白飲品。
3. 洋葱切絲，在冰水裡冰鎮（去除辛辣味）。
4. 將煮好的薏仁及生菜拌入堅果拌醬即可。

TIPS ｜ 1. 若趕著出門，沒有時間讓紅薏仁浸泡 2 小時，也可以浸泡 1 小時後丟進電鍋，外鍋放 2 量杯水，開關跳起後讓他續燜 2-3 小時。2. 除了堅果拌醬，也可使用自己喜愛的沙拉醬、油醋醬等。

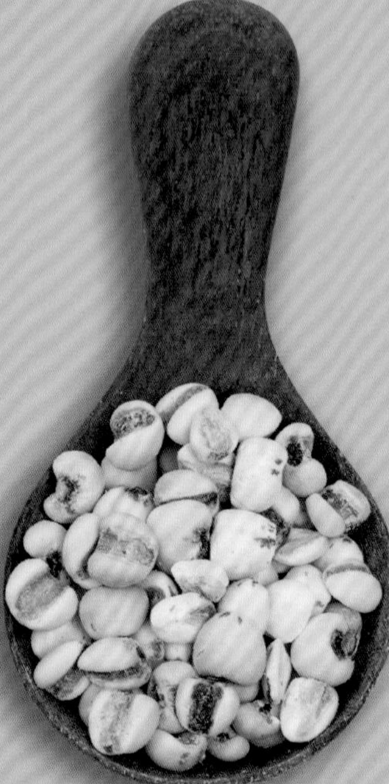

穀類

白薏仁

產地：泰國、寮國

別名：薏米、薏苡仁

季節：春作於7－8月採收，秋作11－12月採收

美白、瘦身、降血脂，吃對健康好處多

白薏仁富含礦物質、蛋白質和碳水化合物，能幫助提昇能量、排除廢物、促進新陳代謝。此外，薏仁含有相當多的好油脂（薏仁脂），能分解酵素，達到養顏美容的功效。但要注意薏仁所含的醣類黏性高，吃多了可能妨礙消化，建議適量攝取為宜，可在白米中加入薏仁，或與紅豆、綠豆同煮成甜湯。台灣雖有產糙薏仁，但因種出來的個頭小，去麩皮易碎、完整度不夠，因此幾乎沒人加工成白薏仁，目前吃的白薏仁仍多仰賴進口。

營養價值

碳水化合物、蛋白質、維生素B1、鎂、鐵、鋅

保存方法

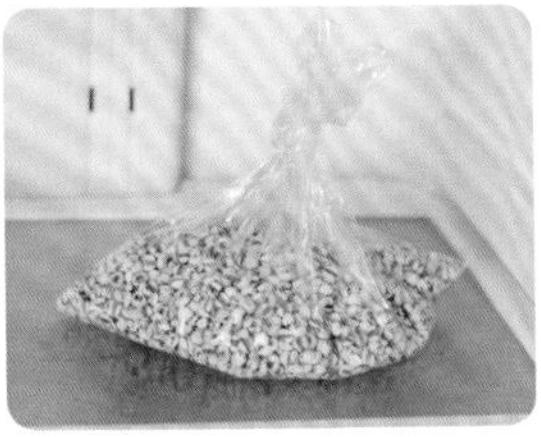

裝在乾燥的容器或袋裡，置於陰涼處保存，或放入冷藏，可保鮮較久。

使用禁忌

屬寒性食材，會加速子宮收縮和體內排水，懷孕及生理期應忌口。體質較虛弱或有便祕者，也最好不要多吃。

美味混搭

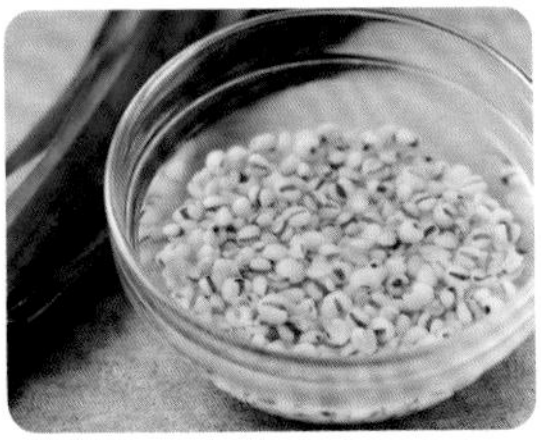

很多人喜歡喝薏仁水美白，單一口味喝膩，也可以加上斑蘭葉，和薏仁一起放入鍋中煮開即清香迷人。

選購要點

顆粒完整、大小均勻、少雜質及粉屑（蟲蛀時會出現粉化狀態）為佳。

料理前處理

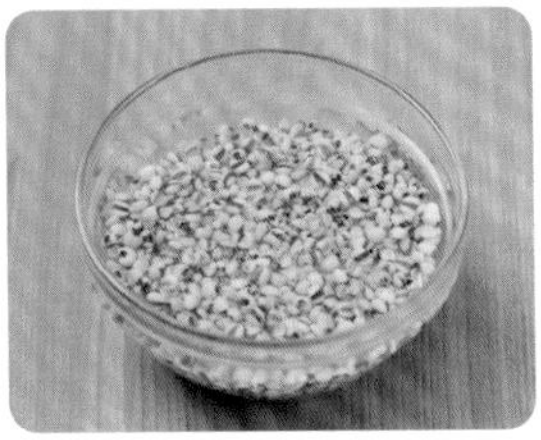

用冷水浸泡至少 1 小時，料理時口感才好，不會過硬。

主要的食用方式

* 煮飯、燉粥、煲湯。
* 當藥膳材料，料理成甜湯或養生茶飲。

營養師觀點 Dietician	有豐富的碳水化合物、蛋白質及礦物質，但所含的醣類黏性高，吃多不易消化。以中醫觀點，薏仁屬寒性食材，具有利水、消水腫作用。

斑蘭薏仁水

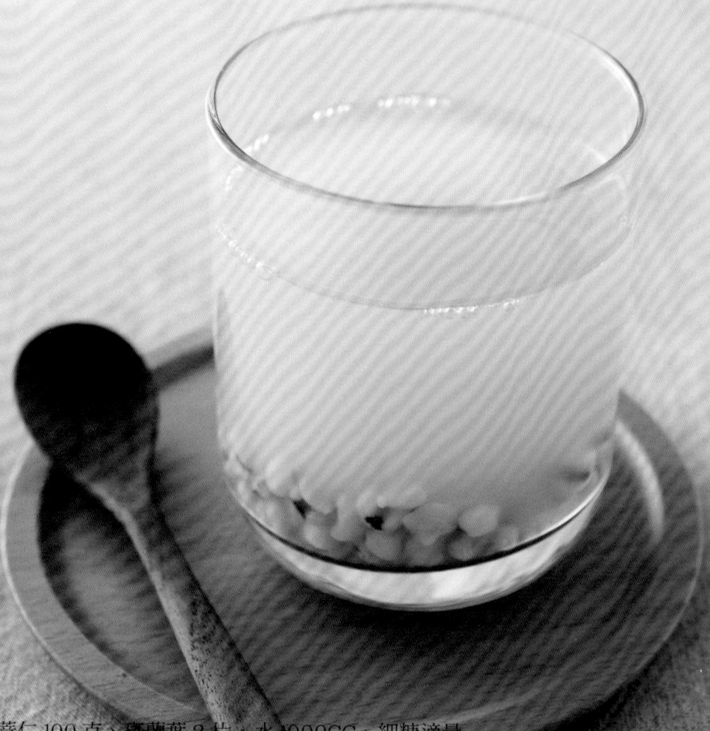

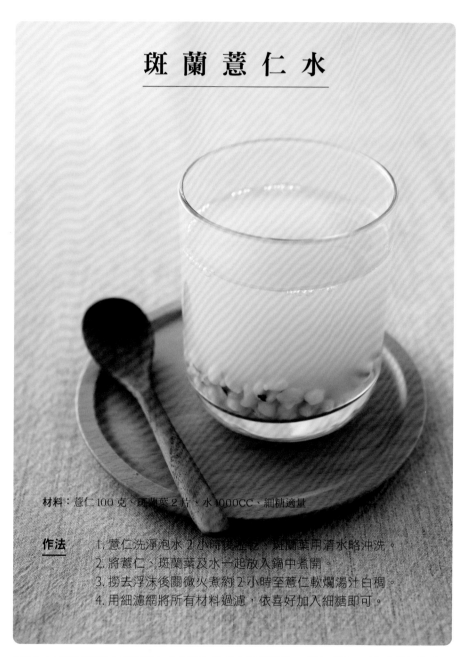

材料：薏仁 100 克、斑蘭葉 2 片、水 1000CC、細糖適量

作法

1. 薏仁洗淨泡水 2 小時後瀝乾，斑蘭葉用清水略沖洗。
2. 將薏仁、斑蘭葉及水一起放入鍋中煮開。
3. 撈去浮沫後關微火煮約 2 小時至薏仁軟爛湯汁白稠。
4. 用細濾網將所有材料過濾，依喜好加入細糖即可。

TIPS | 材料不浪費！煮過薏仁水的薏仁依然有營養價值，丟掉可惜，可拿來做沙拉或炒菜時做為配料，都很不錯。

薏仁滑蛋蝦

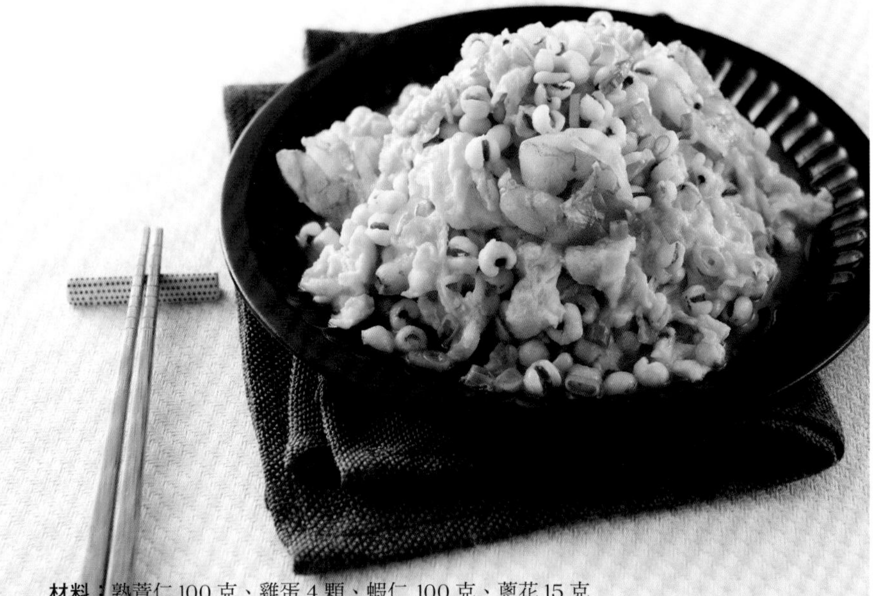

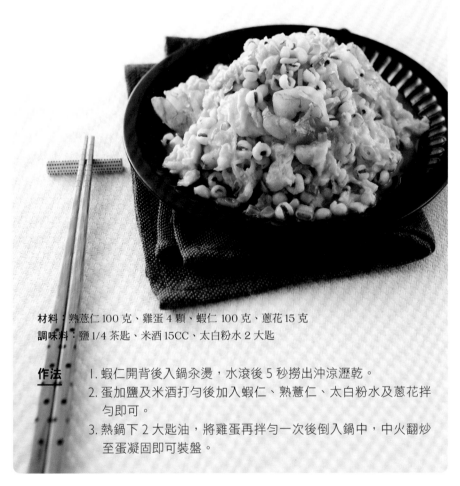

材料：熟薏仁 100 克、雞蛋 4 顆、蝦仁 100 克、蔥花 15 克

調味料：鹽 1/4 茶匙、米酒 15CC、太白粉水 2 大匙

作法

1. 蝦仁開背後入鍋汆燙，水滾後 5 秒撈出沖涼瀝乾。
2. 蛋加鹽及米酒打匀後加入蝦仁、熟薏仁、太白粉水及蔥花拌匀即可。
3. 熱鍋下 2 大匙油，將雞蛋再拌匀一次後倒入鍋中，中火翻炒至蛋凝固即可裝盤。

TIPS | 因食材烹煮所需的時間不同，薏仁要先煮熟，才可與蝦仁及蛋一起料理。

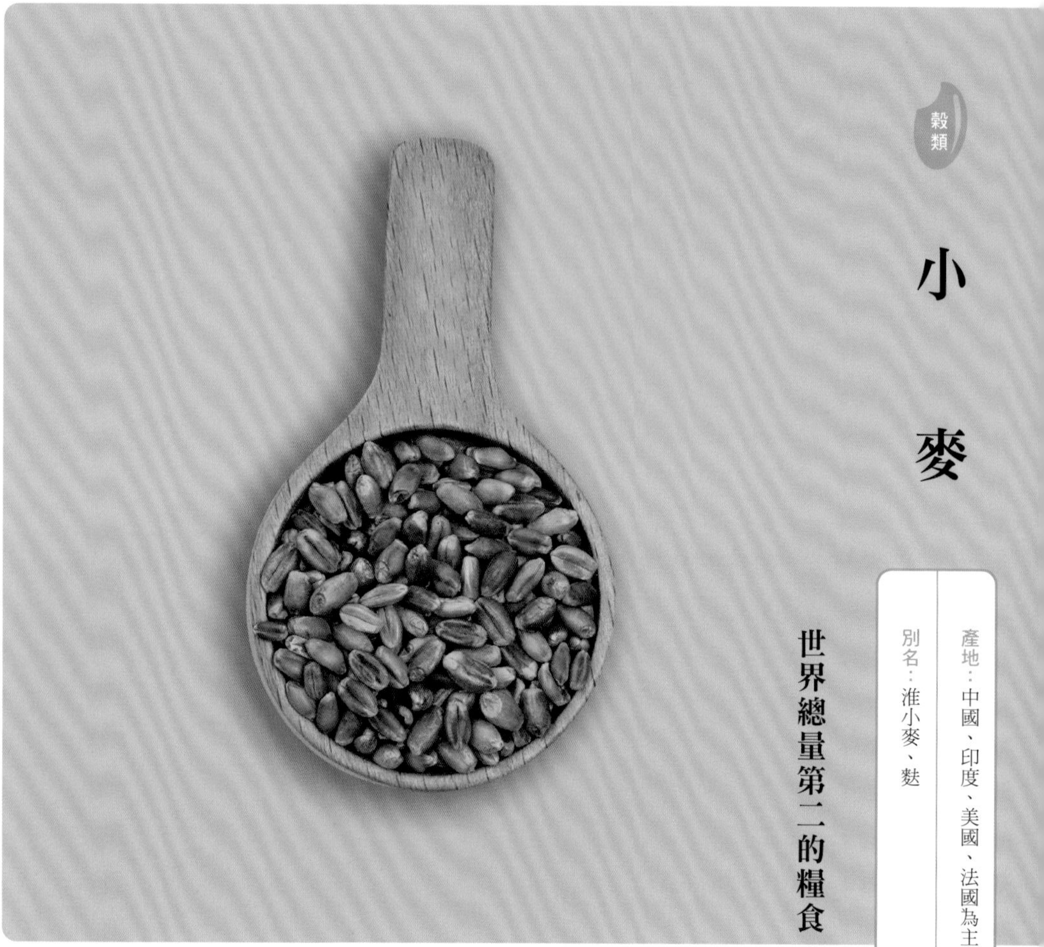

穀類

小麥

產地：中國、印度、美國、法國為主。台灣目前種植，以中、南部面積最大。

別名：淮小麥、麩

季節：冬－春（11月到隔年4月）

世界總量第二的糧食，可增強體力

小麥是世界上總產量第二的糧食，僅次於玉米，主要價值在於可磨成麵粉，成為人類的主要食糧，尤其在歐美和其他溫帶地區，小麥是每日必需的食物。小麥的蛋白質、維生素B群、維生素E的含量都高於白米，且含多種礦物質，可促進碳水化合物代謝，其所富含的維生素B群，還能滋補強身、增強體力、使精神旺盛，是人們不可或缺的極佳營養穀物。

營養價值

碳水化合物、蛋白質、維生素B1、維生素E、鎂、鈣、磷、鐵、鋅

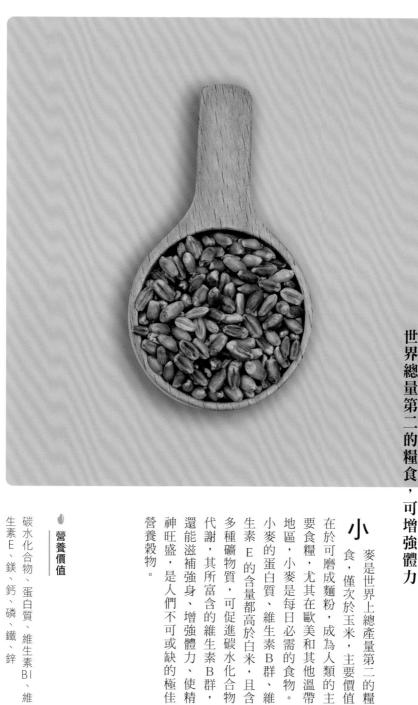

保存方法

裝在乾燥的密閉容器，放在陰涼、乾燥處即可。

選購要點

顆粒飽滿，色澤呈深褐色，無破損和碎粒，有淡淡堅果清香味。

使用禁忌

麩質強，有過敏體質者，食用時需要特別留意。

主要的食用方式

* 製作麵粉的主要原料，可製成麵包、蛋糕、餅乾、麵條、饅頭等麵食、點心。
* 和多種穀類一起煮食，做成小麥飯或多穀飯。
* 發酵後可製成啤酒、伏特加等酒類飲品。

料理前處理

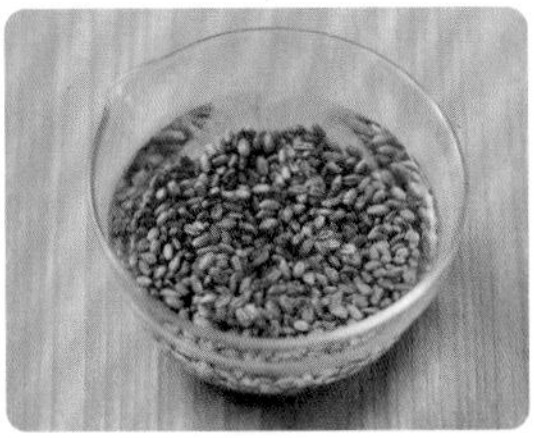

↓

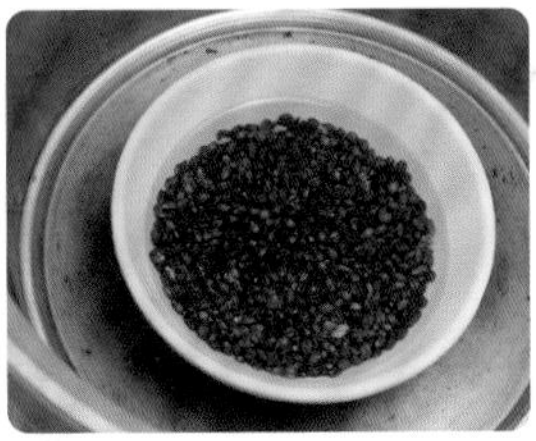

* 先泡冷水 2 小時後，入鍋蒸煮至熟，再依喜好製作料理。
* 小麥麵粉，依筋性分為高、中、低三種，可依所要的成品選擇使用。

營養師觀點 Dietician	營養成分含醣類、蛋白質、磷、鈣、鐵、維生素 E、多種維生素等。其中蛋白質、維生素 B、E 的含量都高於白米，營養價值極高。不過屬於涼性食材，且含有麩質，體虛及麩質過敏體質者應避免或減少食用。

優格小麥沙拉

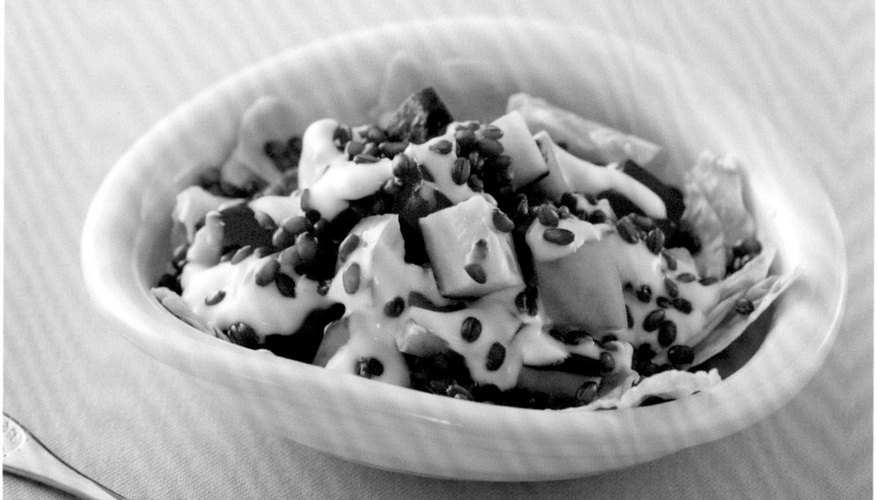

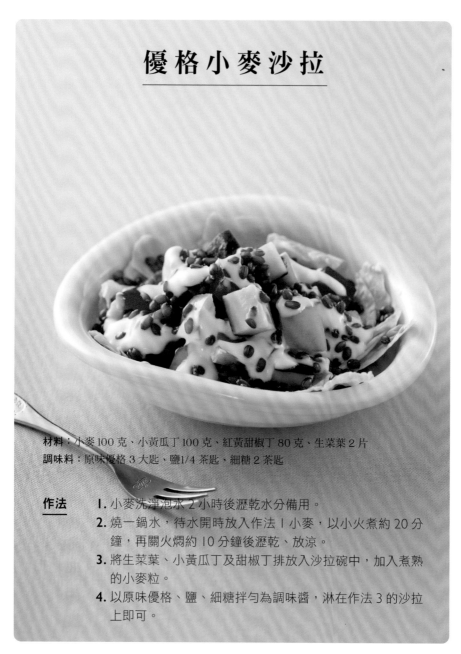

材料：小麥100克、小黃瓜丁100克、紅黃甜椒丁80克、生菜葉2片
調味料：原味優格3大匙、鹽1/4茶匙、細糖2茶匙

作法

1. 小麥洗淨泡水2小時後瀝乾水分備用。
2. 燒一鍋水，待水開時放入作法1小麥，以小火煮約20分鐘，再關火燜約10分鐘後瀝乾、放涼。
3. 將生菜葉、小黃瓜丁及甜椒丁排放入沙拉碗中，加入煮熟的小麥粒。
4. 以原味優格、鹽、細糖拌勻為調味醬，淋在作法3的沙拉上即可。

TIPS｜小麥除了用水煮熟外，也可加入與小麥等量的水，入電鍋外鍋加1杯水蒸熟。

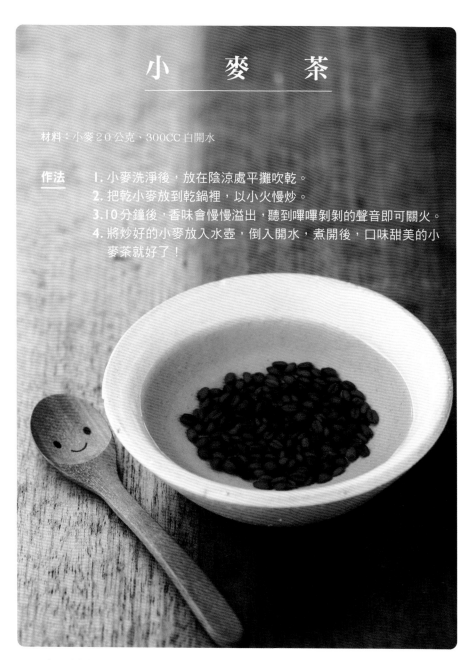

小　麥　茶

材料：小麥２０公克、300CC 白開水

作法

1. 小麥洗淨後，放在陰涼處平攤吹乾。
2. 把乾小麥放到乾鍋裡，以小火慢炒。
3. 10 分鐘後，香味會慢慢溢出，聽到嗶嗶剝剝的聲音即可關火。
4. 將炒好的小麥放入水壺，倒入開水，煮開後，口味甜美的小麥茶就好了！

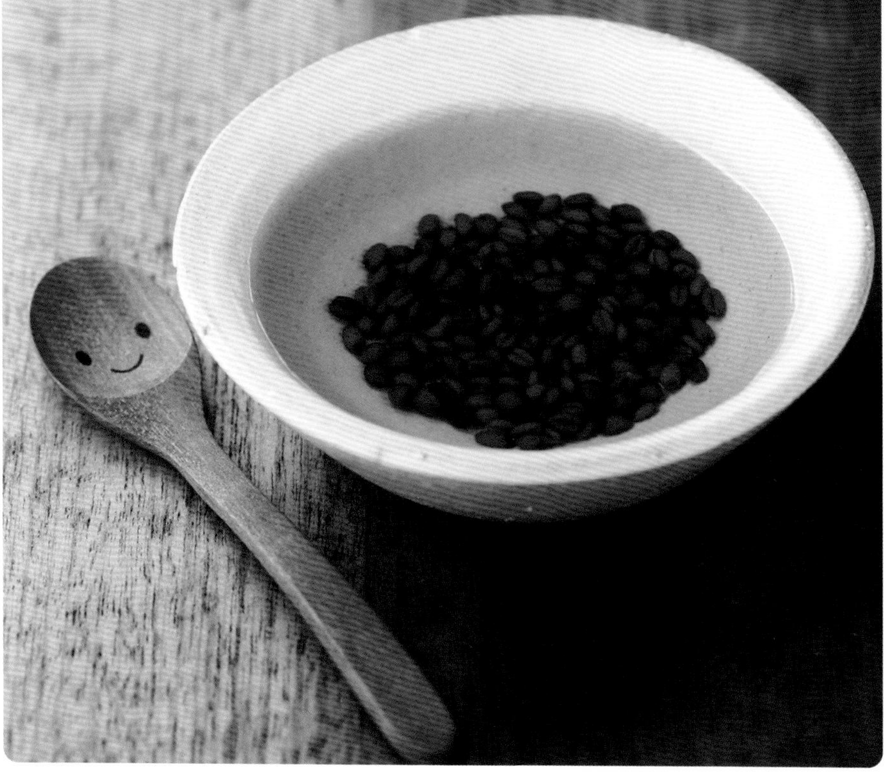

TIPS｜1. 洗好的小麥一定要陰乾到全乾再炒。2. 可一次多炒些量，將炒好的小麥放涼後裝入密封罐內，置於陰涼處或放冰箱可保存 6-8 個月。3. 除了以壺煮開，也可將小麥置於保溫杯內，倒入熱水，5 分鐘後小麥茶即完成，且可回沖 2-3 次。

大麥

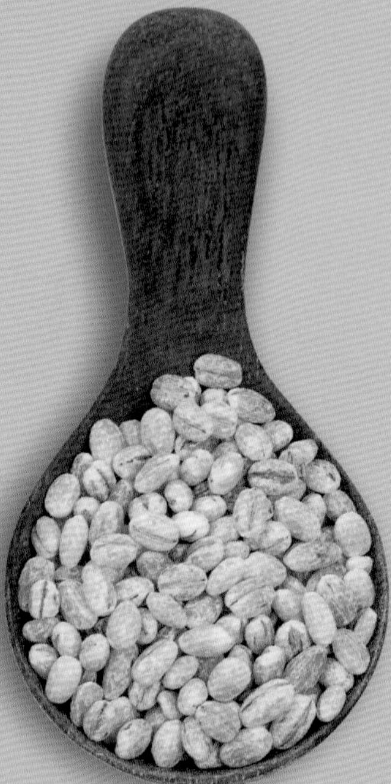

產地：主要生產國為歐盟、俄羅斯、澳洲和加拿大

別名：洋薏仁、珍珠麥、小薏米、三月黃、麰麥、牟麥、飯麥、赤膊麥、稞麥

季節：春、秋

升糖指數低的主食類好食材

大麥是世界第五大耕作穀物，是許多國家的主要糧食和飼料作物之一，也是釀造啤酒的主要原料，在台灣幾乎由國外進口。全大麥含有豐富營養價值，更是升糖指數低的好食材，因富含膳食纖維，可改善便秘及降低大腸癌的風險，同時更是除了全燕麥以外唯一含有豐富β-葡聚醣的穀物，有助於降低膽固醇、預防心血管疾病。而大麥脫殼後的大麥仁，俗稱為洋薏仁、珍珠麥或小薏米，較容易煮透，適合煮湯與甜品，不僅好吃也可減低烹煮時間。

料理前處理

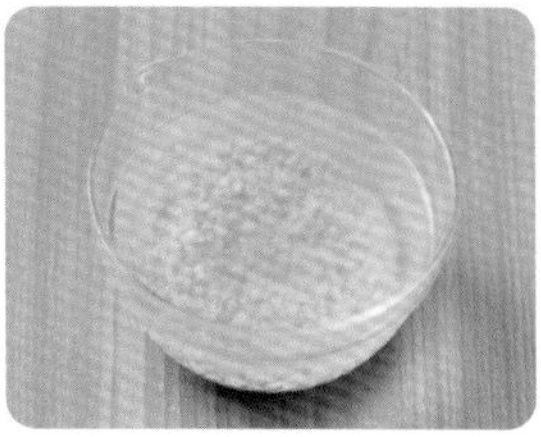

* 脫殼後的大麥仁（洋薏仁）燉煮前先浸泡1小時。

選購要點

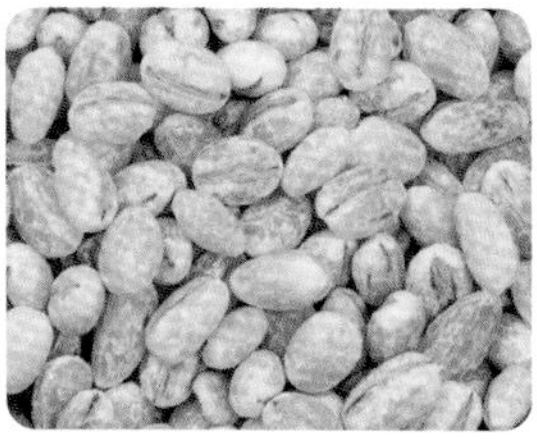

顆粒完整、質實飽滿、大小平均，顏色均勻有光澤，無雜質、碎裂、蟲蛀者為佳。

保存方法

裝入密封容器裡，儲存於常溫、乾燥、通風的環境。

使用禁忌

含有少量麩質蛋白，對麩質蛋白過敏者應避免攝取。

主要的食用方式

* 因胚乳所含的麥膠極少，不適合做麵粉，適合碾製後煮成飯粥或入菜煮湯。
* 煮飯時可將全大麥粒、糙米一起混合進行烹煮。
* 以全大麥片搭配低脂鮮乳或無糖優酪乳當早餐。
* 發芽的大麥可釀製啤酒、威士忌，或製成麥芽糖。
* 麥粒可烘炒後煮成生津解渴的麥茶。

營養價值

碳水化合物、蛋白質、膳食纖維、維生素B群、維生素E、尼克酸、鈣、磷、鉀、鎂、鐵、鋅、硒

營養師觀點 Dietician	大麥是藏族人的主要糧食，也適宜一般人及胃氣虛弱、消化不良者食用。裸大麥中 β-葡聚糖和可溶性纖維含量均高於小麥，但含有麩質，麩質過敏者應特別留意。

大麥菠菜湯

材料：大麥 100 克、菠菜 150 克、蒜末 10 克、豬肉丁 100 克、胡蘿蔔丁 100 克、水 600CC

調味料：鹽 1/2 茶匙、白胡椒粉少許

作法

1. 大麥洗淨泡水 1 小時後瀝乾備用。
2. 菠菜洗淨、切小段備用。
3. 熱鍋下少許油，小火爆香蒜末後，放入豬肉丁炒至表面變白。
4. 加入作法 1 大麥、胡蘿蔔丁及水煮至滾開後，轉小火續煮約 20 分鐘。
5. 加入菠菜，最後以鹽、白胡椒調味即可。

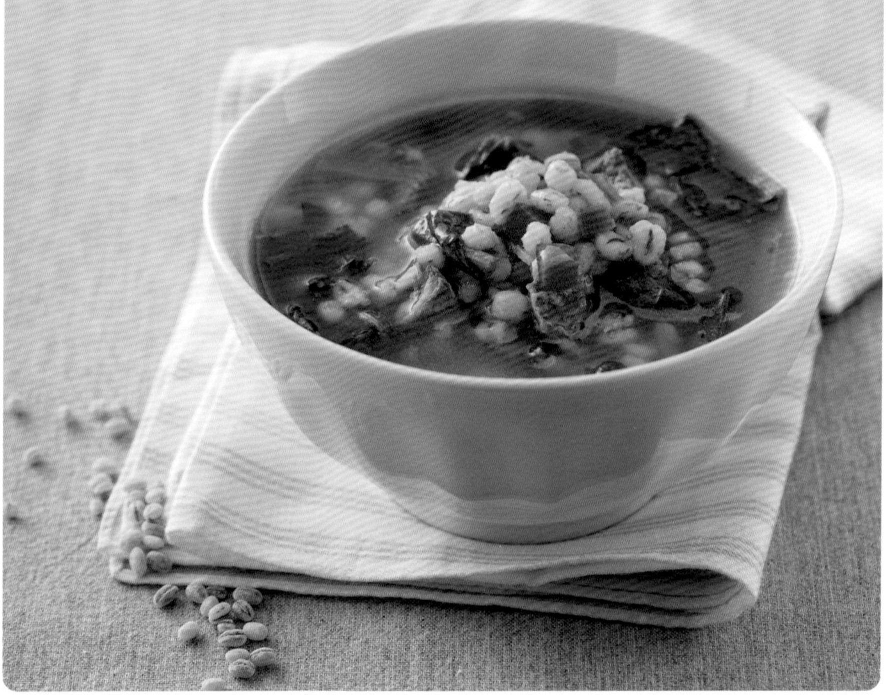

大麥綠豆湯

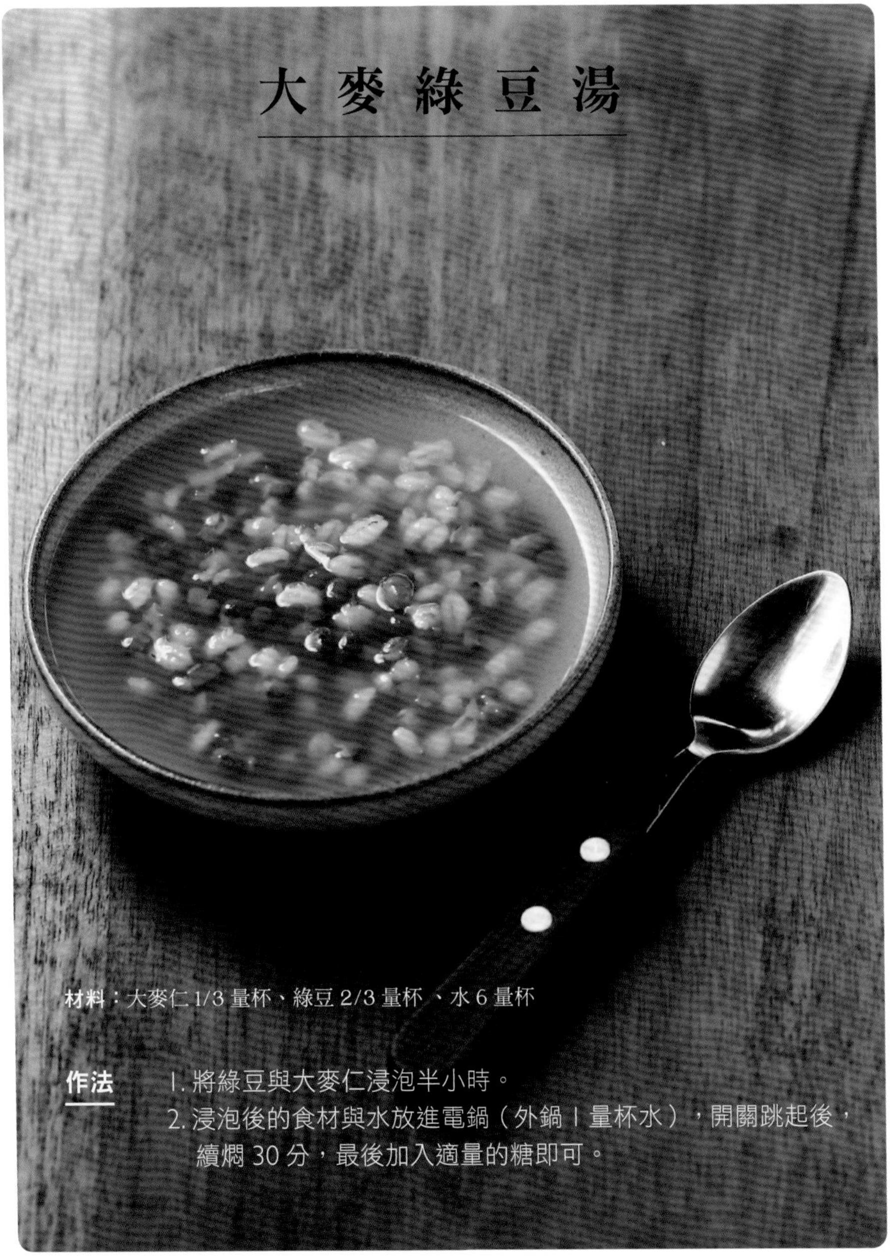

材料：大麥仁 1/3 量杯、綠豆 2/3 量杯 、水 6 量杯

作法

1. 將綠豆與大麥仁浸泡半小時。
2. 浸泡後的食材與水放進電鍋（外鍋 1 量杯水），開關跳起後，續燜 30 分，最後加入適量的糖即可。

穀類

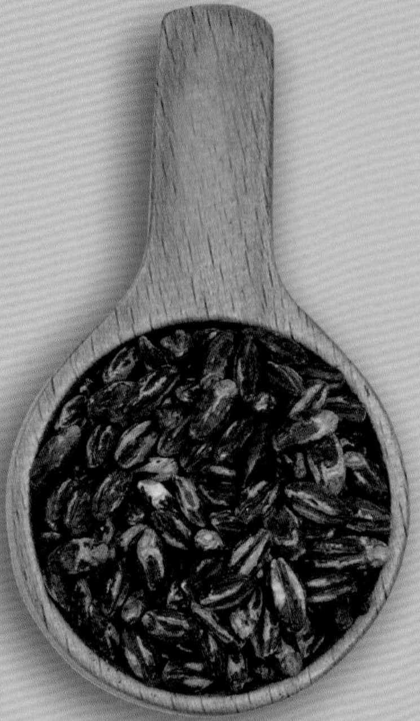

黑麥

產地：歐亞大陸及北美的溫寒帶高海拔地區

別名：裸麥

季節：一年生栽培穀物

充沛蛋白質、礦物質，是營養的高纖維主食

黑麥是一種穀類作物，能製成黑麥麵粉，吸水性比小麥強，所含的鈣質也較小麥高，只是蛋白質的彈性較差，常會與小麥混合做成麵包，富有澱粉、脂肪和蛋白質、維生素B和磷、鉀及大量纖維質，不只營養，還能讓人的皮膚變好，促進血液中的醣代謝、降低血壓，幫助腸道蠕動正常，達到體內環保效果。

市面上常見的黑麥汁，即是由黑麥發酵，含有人體每日所需的維生素和礦物質及特有的酵母菌可幫助消化，對產婦來說，是很好的發奶聖品；對體虛的人來說是很棒的營養補給飲料，屬於老少咸宜的營養滋補品。

保存方法

請將黑麥麵粉放置陰涼乾燥處，開封後需冷藏且儘速食用完畢。

使用禁忌

全穀類之一，含較高的鉀、鎂，腎臟不佳者請少量食用。

主要的食用方式

* 磨粉做成麵包。
* 發酵釀酒。
* 天然發酵的黑麥汁，被稱做無酒精的黑啤酒。

選購要點

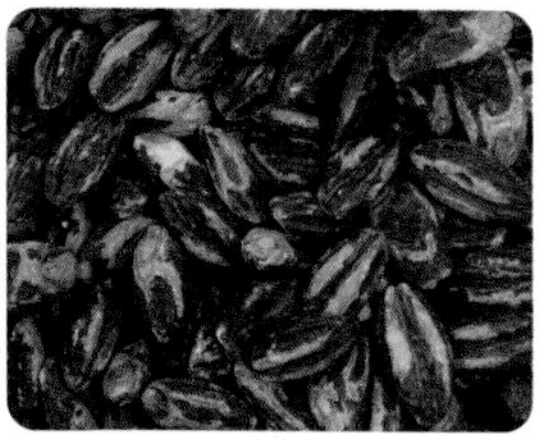

台灣要直接買到黑麥並不容易，市面上常見的是黑麥麵粉、黑麥汁。

料理前處理

* 以冷水浸泡 2 小時後再料理。

營養價值

澱粉、脂肪、蛋白質、維生素 A、維生素 B、維生素 D、維生素 E、磷、鐵、鉀、鎂、抗氧化硒、纖維質。

營養師觀點 Dietician	黑麥，含澱粉、脂肪和蛋白質、維生素 B 和磷、鉀等，每 100 公克的黑麥麵包含 4.5 公克的抗性澱粉，可做為糖尿病友吃麵包時的好選擇。

黑麥饅頭

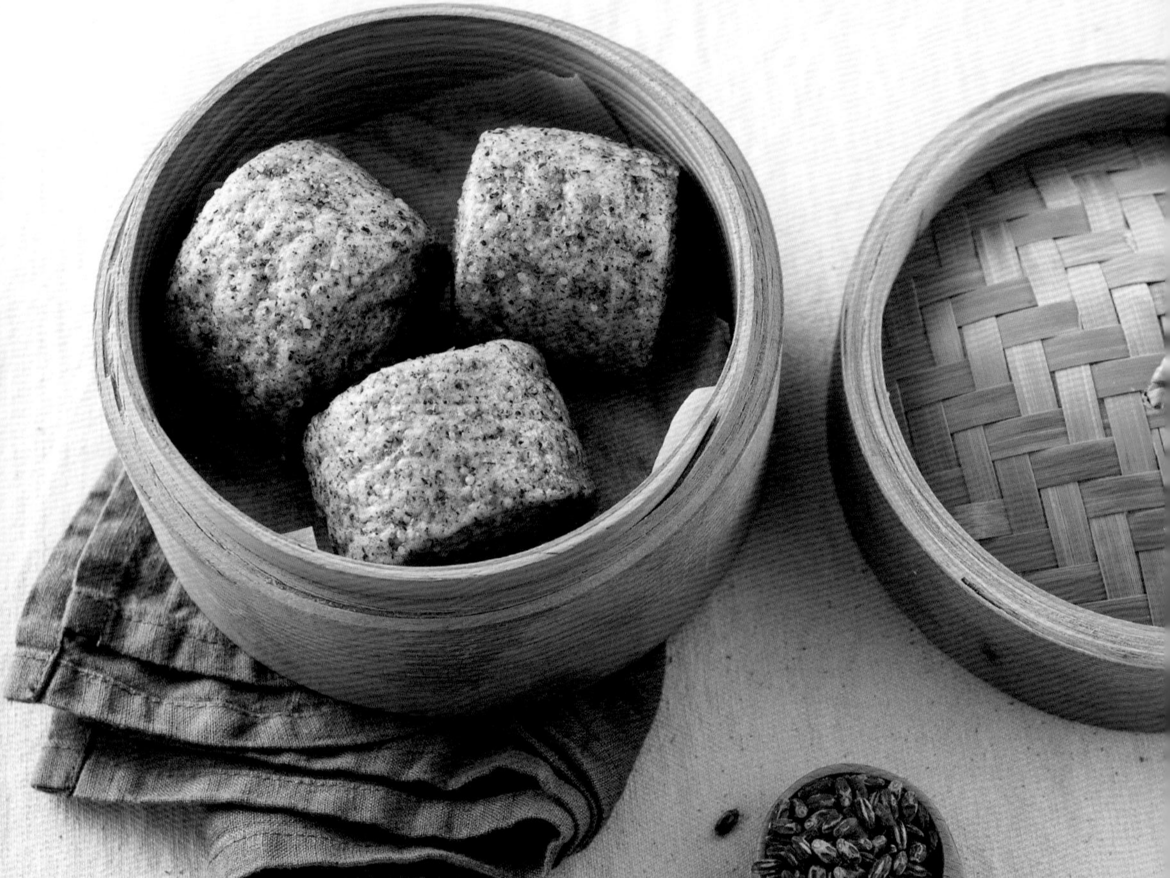

營養師說，黑麥擁有很好的抗性澱粉（一種難以被人體消化酵素的澱粉），可增加飽足感、控制血糖且熱量較低。因此，除了以一般的麵粉做饅頭，加入黑麥也是一個好主意呢！

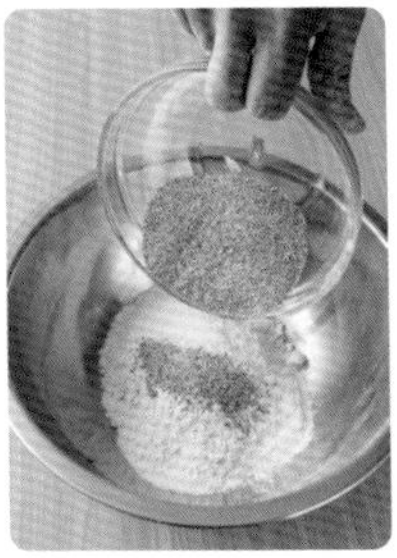

•

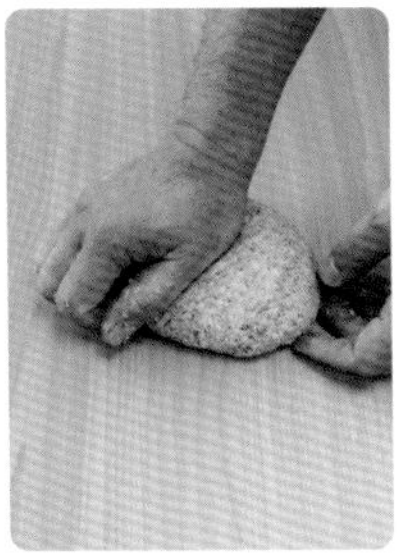

••

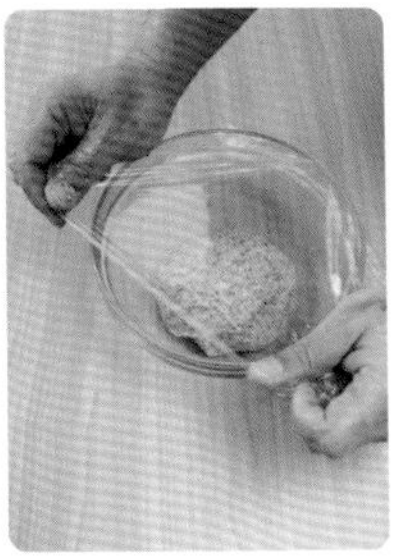

•••

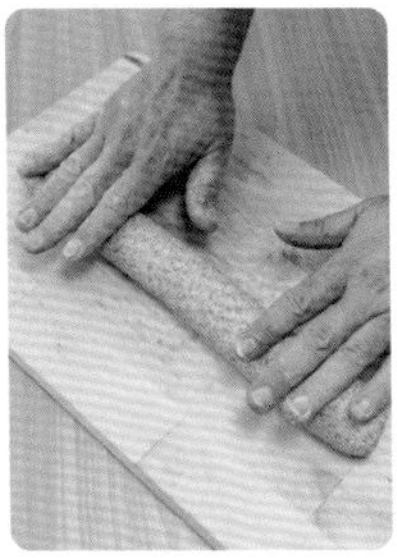

••••

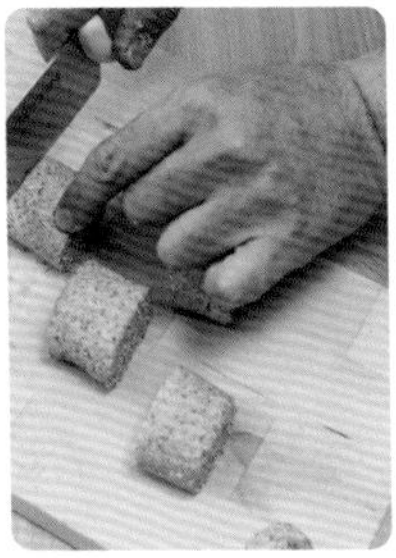

•••••

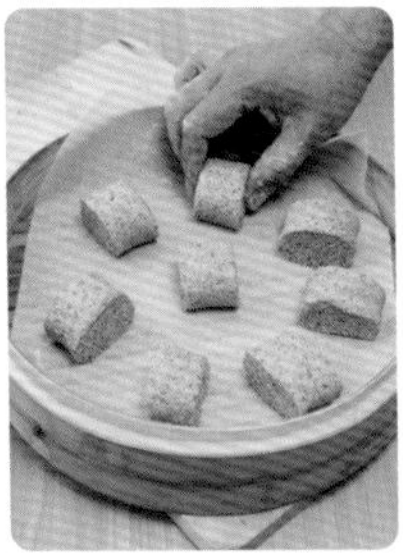

•••••

材料：黑麥粉 150 克、中筋麵粉 450 克、 糖 50 克、酵母 6 克、水 300CC

作法

1. 將黑麥粉、中筋麵粉、細糖放入鋼盆中，再加入酵母粉。
2. 將水倒入並拌勻。用雙手揉約 2 分鐘至沒有硬塊成糰。
3. 用濕毛巾或保鮮膜蓋好靜置約 20 分鐘。
4. 將醒過的麵糰揉至表面光滑後分割。
5. 搓揉成直徑約 2.5 公分的長條，用刀將麵糰切成約 3 公分的長段，排放入蒸籠，蓋上蓋子，靜置約 25 分鐘醒發。
6. 開爐火，待蒸氣升起時將醒好的饅頭上籠以大火蒸約 8 分鐘即可關火取出。

黑麥地瓜飯

材料：黑麥 60 克、地瓜 80 克、白米 140 克、水 210CC

作法

1. 黑麥與米洗淨後放入電鍋內鍋，加入 210CC 水浸泡 2 小時。
2. 將去皮切丁的地瓜鋪放於米上，放入電鍋。
3. 外鍋加 1 量杯水，按下開關，蒸至跳起後再燜 5 分鐘，取出拌勻即可。

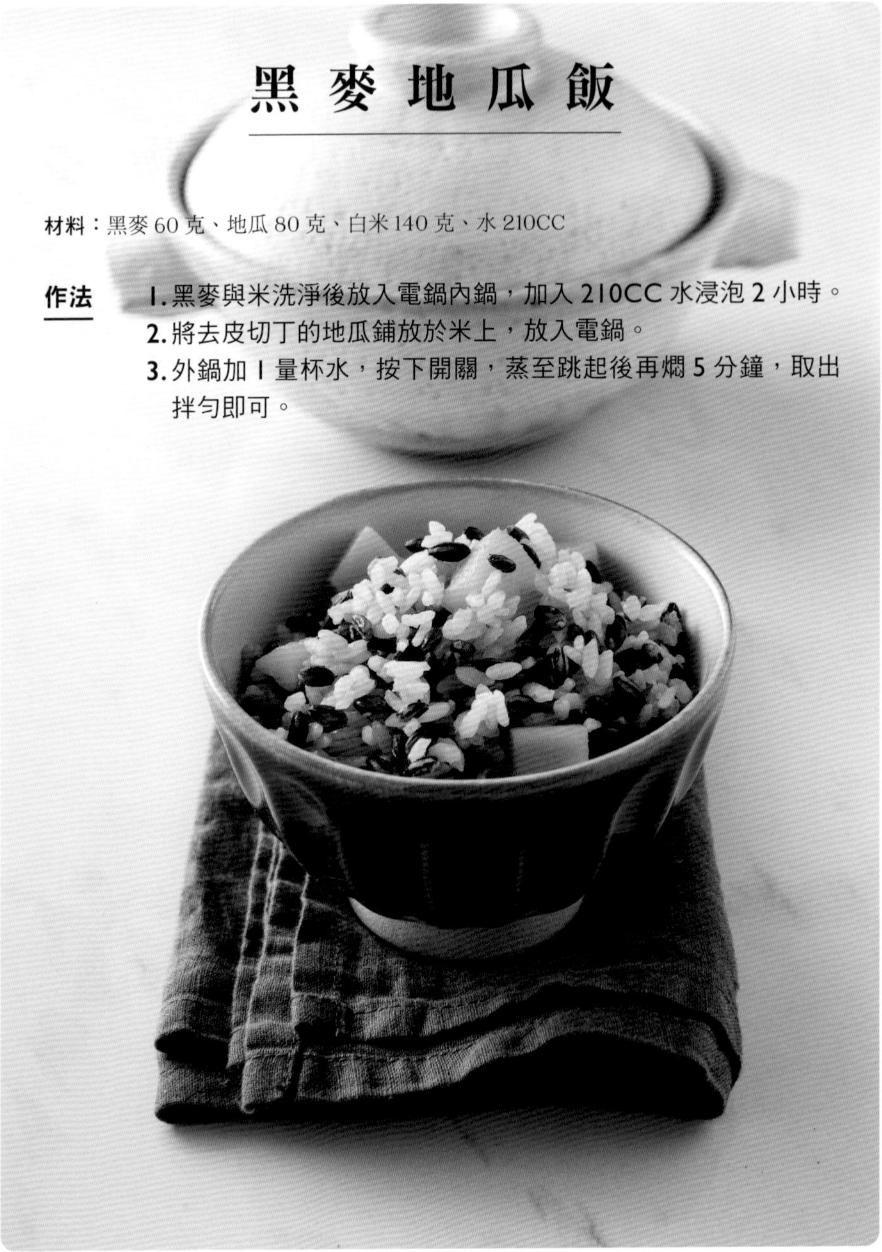

煮太多了，吃不完的多穀物飯該怎麼辦？

煮飯時，有時一不小心份量抓不準，電鍋裡就會剩下一些飯，留著下餐吃份量不夠，想要這餐吃肚子又裝不下。只要掌握一些小撇步，就可以聰明利用不浪費！

＊ 延伸到下一餐：多穀米海苔捲

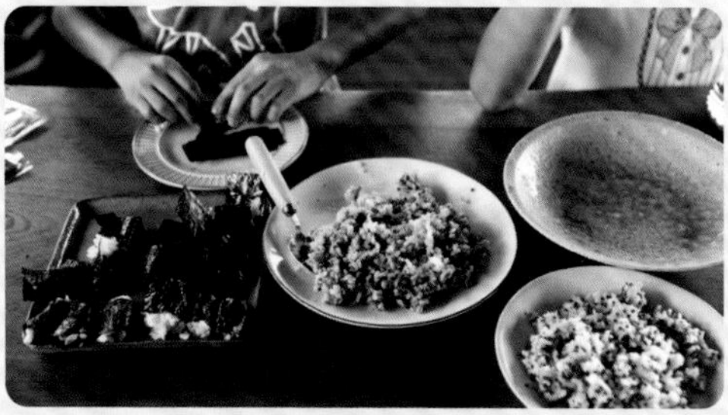

將穀物飯重新保溫後，直接放在海苔上捲起。大部分的孩子都很喜歡這款海苔捲，不但有手做的樂趣，而且因為孩子們都很愛海苔，剛好可善用海苔本身的鹹味與人緣，把穀物包在裡頭，不知不覺把營養也都吃了進去。也很適合當成野餐時的小點。

＊ 美味的多穀物米漿

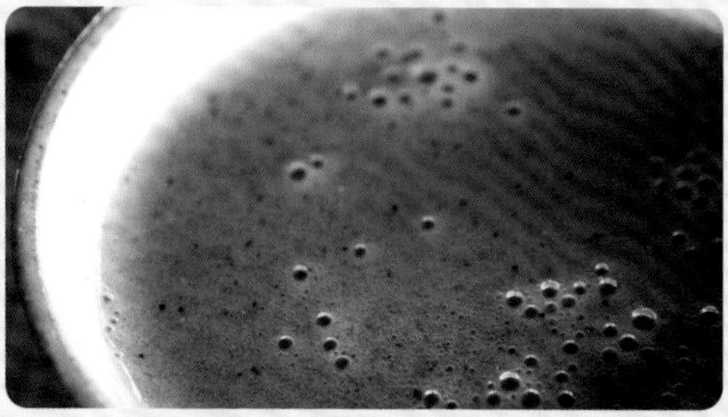

沒吃完的穀物飯，以一碗飯加兩碗開水的比例，也可以加半碗已煮熟的黑豆或黃豆（加了豆類的米漿會更好喝）再放些自己喜歡的堅果、芝麻、花生、水果等，放進果汁機即可攪打成營養又好喝的米漿。

TIPS｜隔餐冷飯也可以打！可直接加溫開水，打出來就是溫溫熱熱的多穀物米漿了！

穀類

燕麥

產地：燕麥屬有24種，分布於東半球溫寒帶，主產歐洲西北部、地中海區域，非洲東北部和亞洲中部

別名：野麥、雀麥、皮燕麥

季節：夏末、早秋

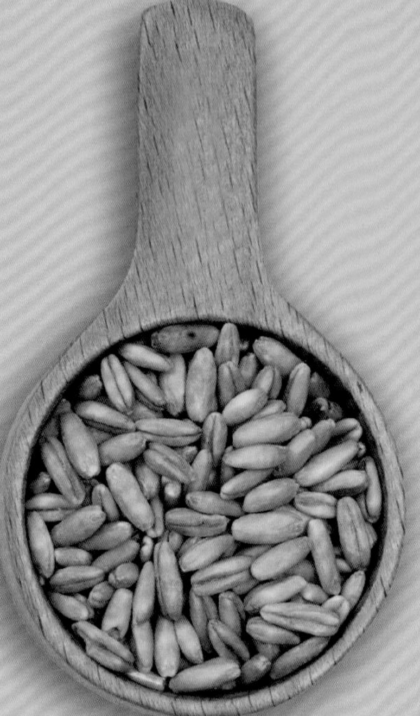

有效降三高，好油脂是所有穀物之首

燕麥因形狀長得像燕子尾羽而有此名，營養豐富、價值極高，所含的脂肪單一不飽和脂肪酸、亞麻油酸和次亞麻油酸，對人體很好，是所有穀物之首，相當於白米的4.5倍，且含有人體所需的8種氨基酸與維生素E，再加上富含維生素B1、B2、葉酸及多種礦物質與微量元素。

燕麥的水溶性纖維具有降解低密度膽固醇及三酸甘油脂的功效，被認為對於心血管有益，是很重要又方便食用的營養補給聖品。燕麥片或燕麥粥，為許多人早餐的首選以及病人的營養補給品。

保存方法

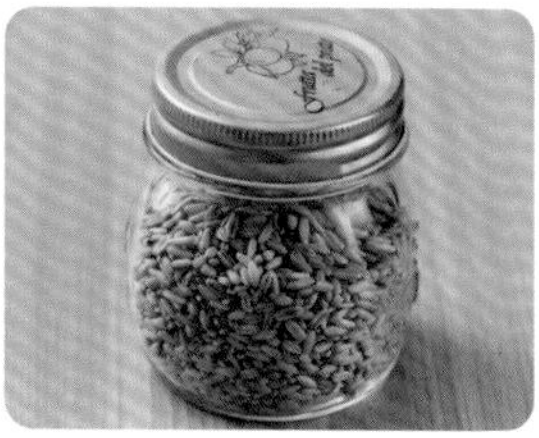

* 裝在密閉容器中，在陰涼、乾燥處儲存即可。
* 燕麥含有天然防腐特性，可以長時間儲存而不用添加任何化學防腐劑。

使用禁忌

含穀氨酸，有過敏體質者應減少或避免食用。

選購要點

外觀完整，顏色呈淡土褐色，味道清香者為佳。

料理前處理

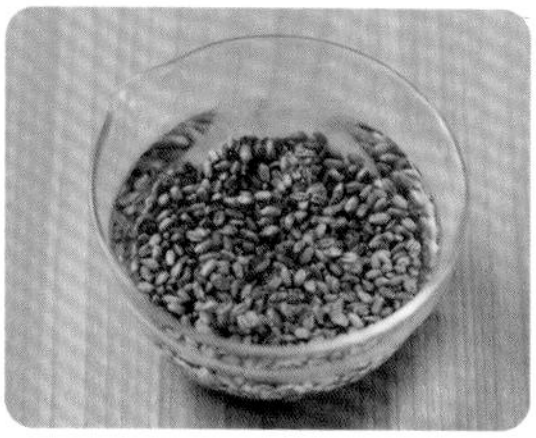

* 未脫殼的生燕麥需浸泡 2-3 小時後再烹煮（勿燉煮得太熟，以免水溶性纖維流失）。

主要的食用方式

* 熬煮成燕麥粥或和白米煮成燕麥飯。
* 乾燥、烘烤製作成燕麥片，或磨粉製作麵包。
* 釀造啤酒和威士忌，著名的蘇格蘭威士忌酒即由燕麥釀造。

營養價值

碳水化合物、蛋白質、維生素 B 群、鈣、磷、鐵、銅、鋅、錳

營養師觀點 Dietician	為全穀類含有人體所需的 8 種氨基酸和多種礦物質。富含豐富的水溶性纖維，可幫助降低膽固醇及血糖的控制。另服用降膽固醇藥物的人需注意燕麥食用的時間應與藥物錯開。

燕麥薏仁粥、燕麥奶

燕麥也可以當常備菜！只要在電鍋裡煮熟，放入冰箱冷藏備用，不管是早餐、午餐還是嘴饞時的點心，隨時取用都方便。

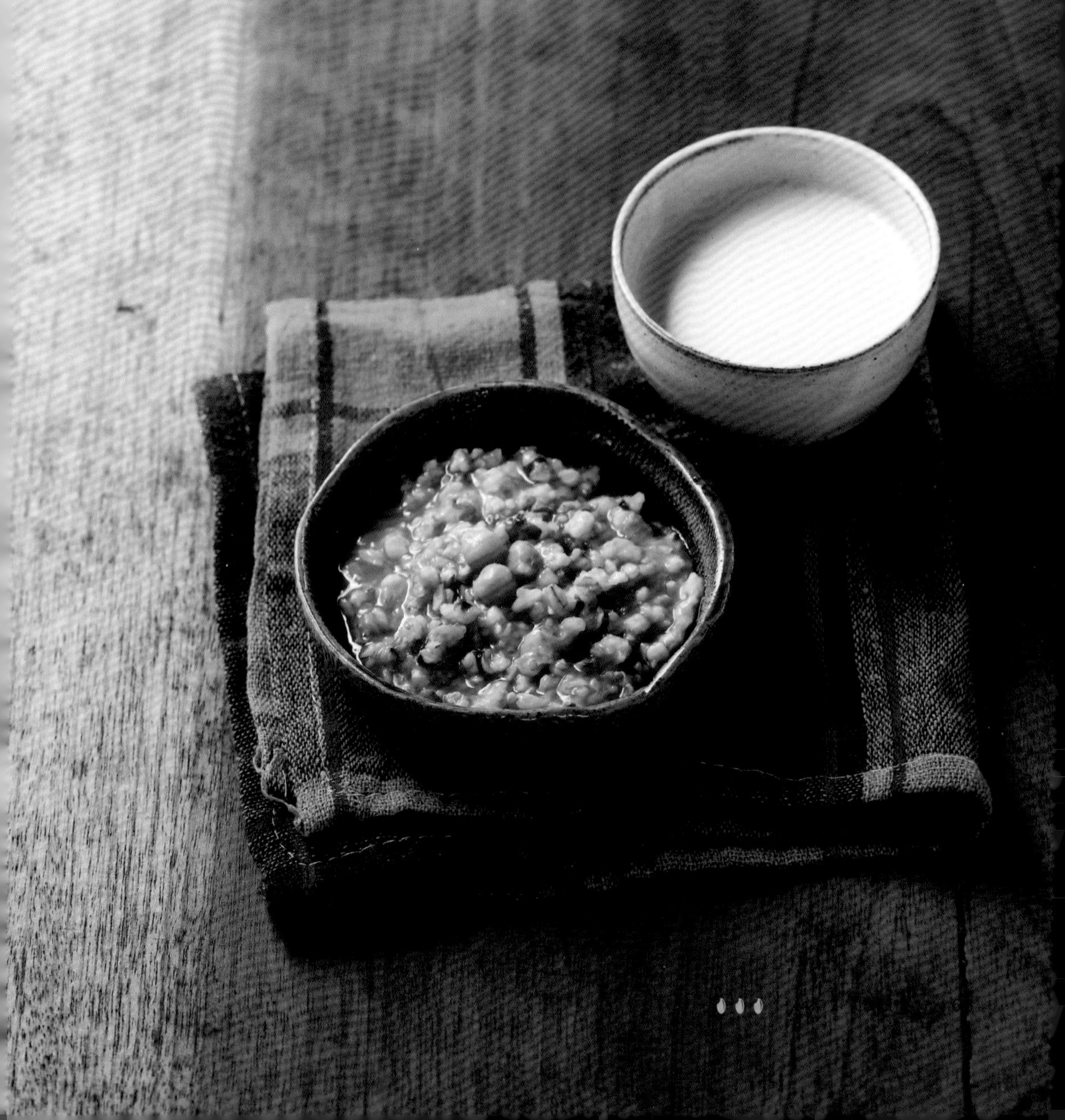

前處理—
讓燕麥成為家裡的常備菜！

材料：

燕麥1量杯
水2 ½ 量杯

作法

1. 燕麥浸泡1小時後，進電鍋（外鍋1量杯水），開關跳起，續燜1-2小時，讓燕麥粒吸飽水分。
2. 放冷後，以密封盒放入冰箱冷藏備用。

燕麥薏仁粥

材料：

燕麥1/3量杯
紅薏仁1/3量杯
鷹嘴豆1/3量杯
水6量杯

1. 食材洗淨，加入建議的水量浸泡1小時後，進電鍋（外鍋1量杯水）烹煮，開關跳起，續燜1-2小時後，加糖成粥品。

TIPS｜也可在粥品內加些不調味的腰果（或煮熟的黃豆、黑豆、豆漿），一同攪打成燕麥薏仁奶。

早餐：簡易的加料燕麥奶

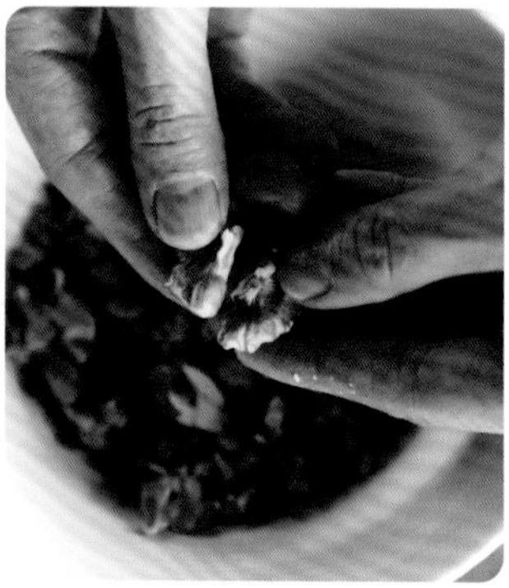

1. 從冰箱拿出煮熟的燕麥，直接加入豆漿、鮮奶或冷開水，喜歡果乾、堅果，或家中有芝麻粉都可以一起加入，即成簡單又營養的燕麥奶。

TIPS｜1.若家中有咀嚼不方便的老人，也可以將燕麥加入豆漿、鮮奶用果汁機或豆漿機攪打成飲品。2.燕麥的口感很Q脆，煮好後放入冰箱冷藏隨時可以取用。煮粥時，加些燕麥也很不錯！

燕麥山藥煎餅

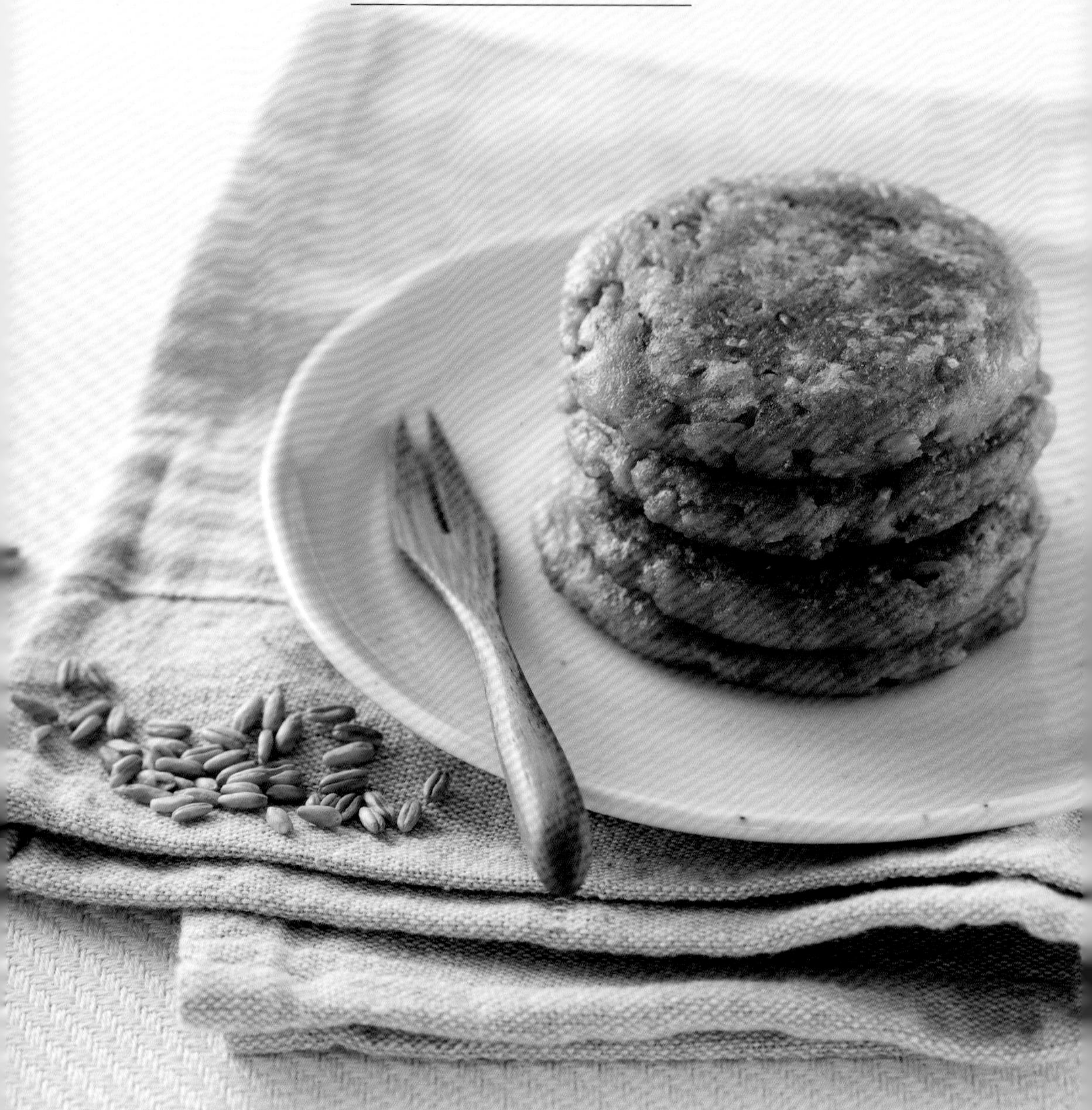

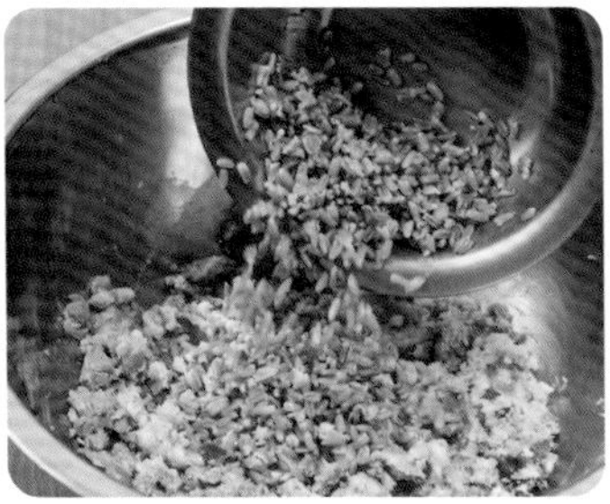
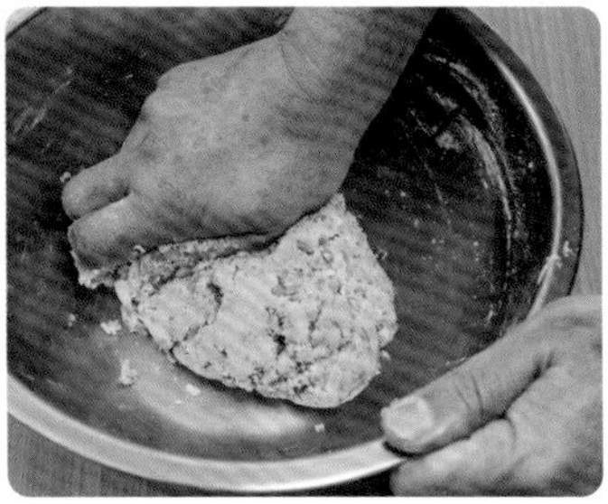

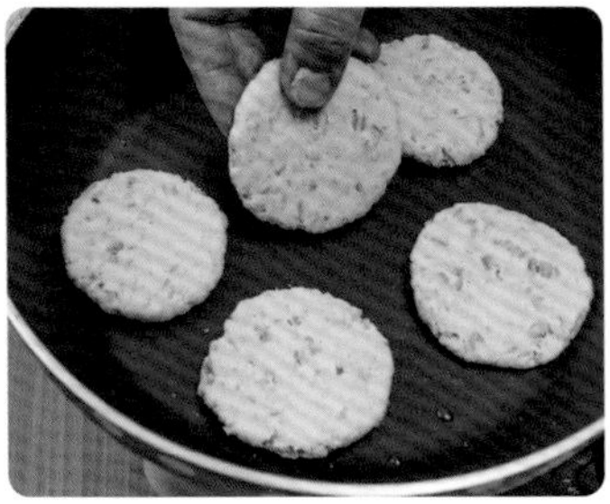
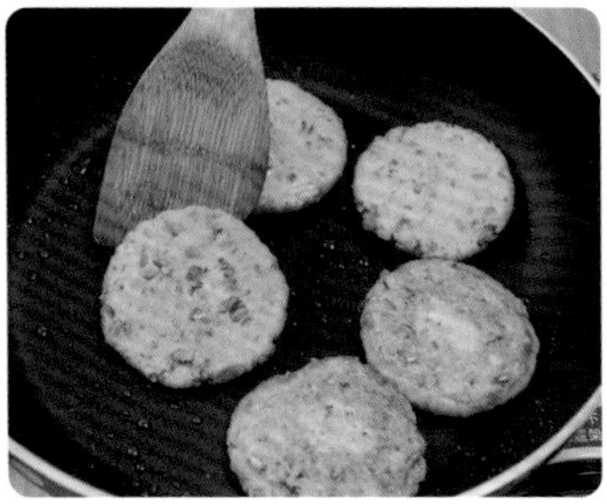

材料：紫山藥 500 克、燕麥粒 100 克、糯米粉 300 克、細糖 5 大匙、無鹽奶油 100 克

作法

1. 燕麥洗淨後泡水 2-3 小時後瀝乾，放入已煮開的滾水中以小火煮約 20 分鐘，關火燜約 10 分鐘後瀝乾、放涼。
2. 紫山藥去皮入鍋蒸熟後取出搗成泥，加入細糖、無鹽奶油拌勻，再放入糯米粉及燕麥粒揉勻成麵糰。
3. 熱鍋下少許油，將山藥麵糰分成每個重約 80 克麵糰，壓扁成餅，下鍋煎至兩面金黃即可。

穀類

蕎麥

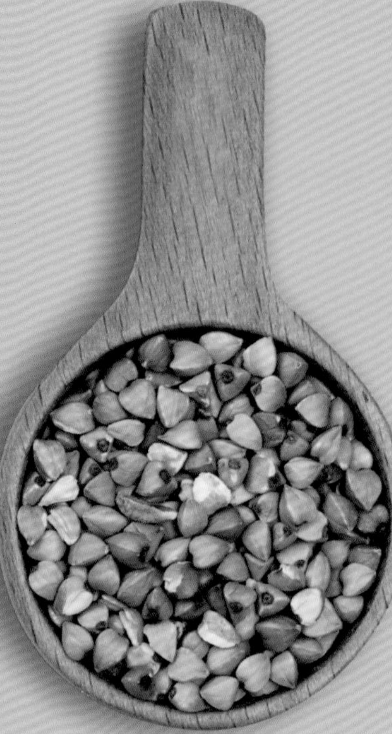

產地：俄羅斯、中國、日本、波蘭、加拿大、巴西、南非和澳大利亞。目前台灣產地集中在中部地區，以台中區農業改良場、彰化縣二林及大城為兩大主要產區。

季節：秋、冬（10－4月）

別名：三角麥、烏麥、花蕎

微量元素豐富，被喻為21世紀重要的食物資源

蕎麥含有大量的良質粗蛋白、維他命B1、B2及E，外皮具有促進腸道蠕動作用，可代謝排除體內廢物，是製造基礎體力的好食物，讓人精力充沛，其含有豐富的膳食纖維，含量是白米的10倍，鐵、錳、鋅等微量元素也比一般穀物豐富，能幫助消化，又能延緩衰老，被譽為二十一世紀最重要的食物資源。蕎麥的碳水化合物主要是澱粉，因顆粒細小，和其他穀類相比，具有易煮熟、容易加工的特點。

營養價值

蛋白質、脂肪、醣類、膳食纖維、維生素B群（含維生素B1、B2、B6、B12）、維生素C、維生素E、菸鹼酸、納、鉀、鈣、鎂、磷、鐵、鋅

保存方法

* 蕎麥粒放置在密封容器裡，置於陰涼、乾燥、通風處。
* 蕎麥麵應與乾燥劑同放在密閉容器內低溫儲存。

使用禁忌

不可一次食用太多，否則容易造成消化不良，尤其虛弱、過敏體質、癌症患者皆需謹慎食用。

主要的食用方式

* 可煮粥或混合白米、地瓜以及其他穀類同煮。
* 磨粉後可做成麵條、餃子皮、饅頭。因蕎麥麵粉比小麥麵粉顏色深，法國人用來做黑麵包、日本人做蕎麥麵，韓國人做涼糕，歐洲人喜歡當芡粉勾湯使用。
* 嫩莖葉可汆燙、拌炒、煮湯及火鍋蔬菜用；蕎麥芽則可夾在漢堡、春捲、壽司、三明治中。

選購要點

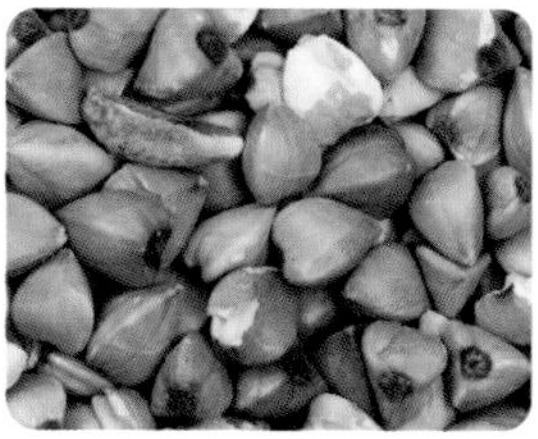

大小均勻、質實飽滿、帶有光澤。

料理前處理

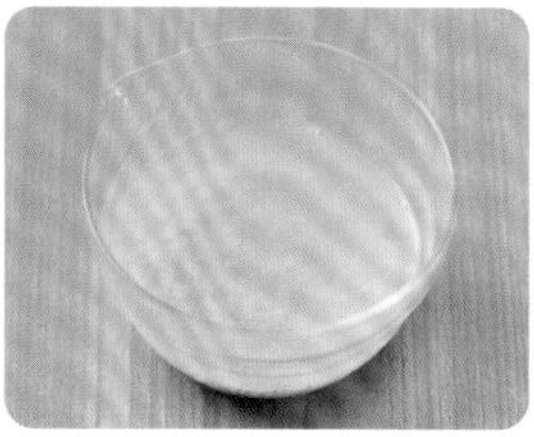

* 蕎麥粒浸泡約 2 小時即可入鍋料理。
* 已處理過的蕎麥粉、蕎麥麵不需浸泡即可直接料理。

營養師觀點 Dietician	具有豐富的膳食纖維與微量元素，適合搭配其他穀物，如小麥、玉米、稻米等食用。但蕎麥中含有一些容易引起過敏性的物質，過敏體質者應特別留意。

蕎麥蛋餅

材料：蕎麥粉 100 克、中筋麵粉 100 克、水 300CC、鹽 1/4 茶匙、蔥花 30 克、雞蛋 1 顆

作法

1. 蕎麥粉、中筋麵粉及鹽混合，倒入水攪拌至有筋性後，加入蔥花拌勻。
2. 平底鍋加熱，倒入約 1 大匙油，分次加入適量麵糊，攤平以小火煎成兩面微黃的薄餅起鍋。
3. 同鍋再加入 1 大匙油，燒熱，將一顆雞蛋打散倒入鍋中，稍微搖晃鍋子攤開，放入煎好的餅皮與蛋結合，煎熟、捲起即可。

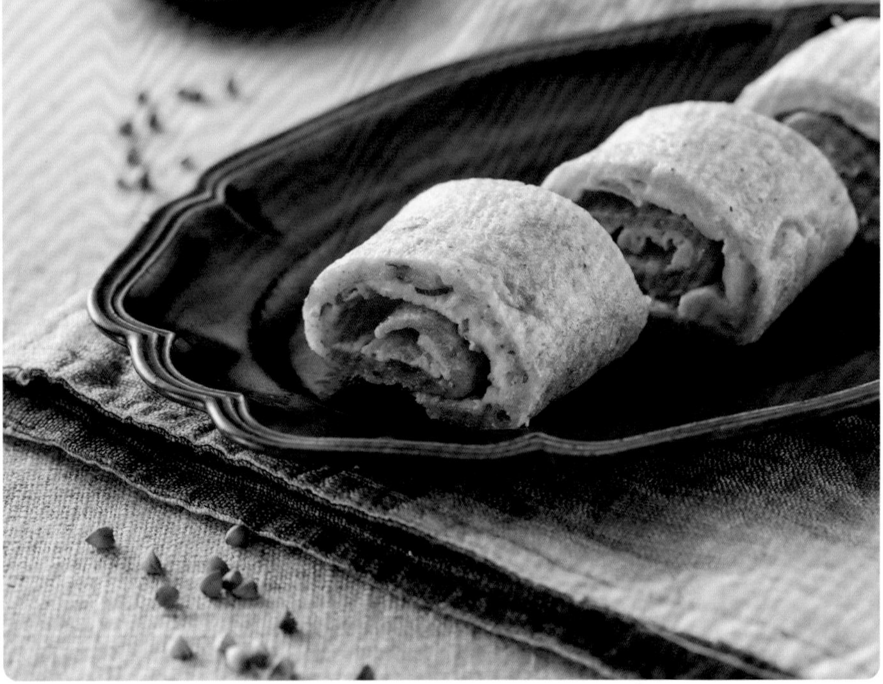

TIPS | 蕎麥粉本身無筋性，需中筋麵粉幫忙讓麵皮有彈性，口感較好。

蕎麥糙米粥

材料：蕎麥 50 克、糙米 50 克、肉絲 50 克、泡發香菇絲 20 克、蔥花 5 克
調味料：水 1000CC、鹽 1/4 茶匙、白胡椒 1/10 茶匙、香油 1/2 茶匙

作法

1. 蕎麥、糙米洗淨後泡水 2 小時，瀝乾備用。
2. 水倒入湯鍋中煮開，加入蕎麥及糙米煮至滾開後，轉小火續煮約 30 分鐘至米粒略糊。
3. 加入肉絲、香菇絲，並用大湯匙攪拌均勻。
4. 再煮約 1 分鐘後，加入鹽、白胡椒粉、香油拌勻，最後撒上蔥花即可。

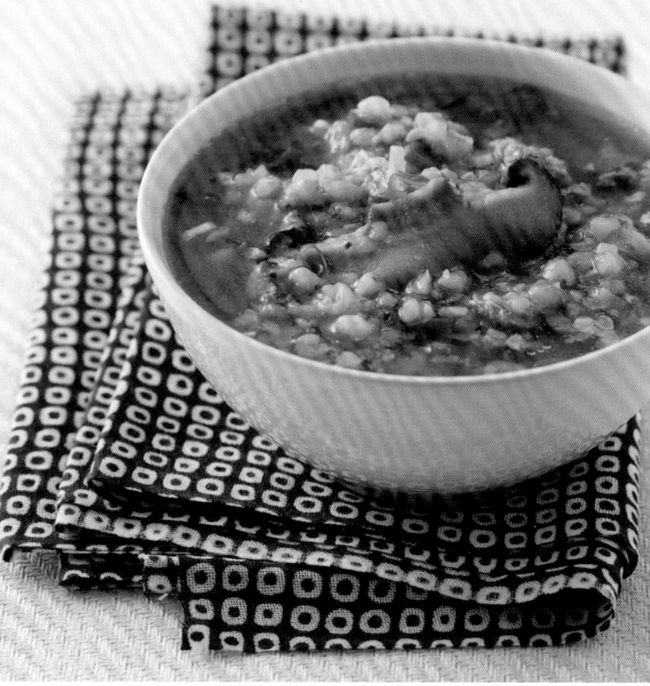

TIPS | 可依個人口味加入不同配料，無論甜鹹粥品都好味。

穀類

高粱

產地：奈及利亞、美國、印度和墨西哥。台灣最大產地則為金門（以釀酒為主）。

別名：木稷、蘆粟、荻粱、蜀黍、蜀秫、秫米

季節：夏、冬

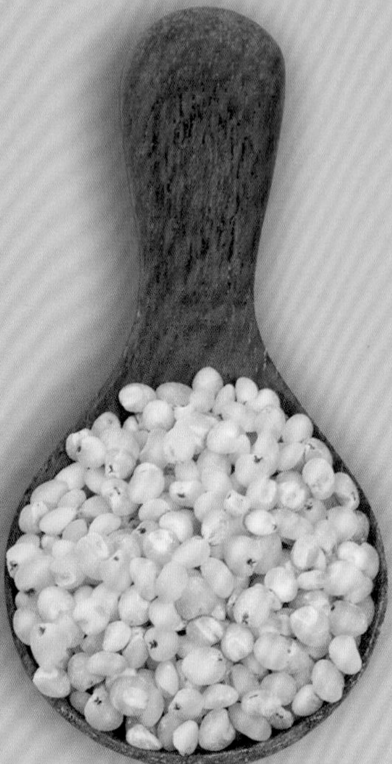

除了釀酒，竟是比粳米更營養的藥用糧食

高粱營養豐富，在世界糧食作物種植面積中占第五位（前四位依次為玉米、小麥、稻、大麥）。含有蛋白質、脂肪、糖類、膳食纖維、維生素、碳水化合物、鈣、磷、鐵等多種營養元素。其中高粱所含的醣類幾乎與粳米相等，而蛋白質、脂肪、醣類、膳食纖維含量卻高於粳米，是很棒的糧食。

高粱米的藥用價值高，中醫認為高粱性味甘、澀、溫、無毒，具有固澀腸胃、抑止嘔吐等功效，對體質虛弱、工作壓力大、精神緊張、消化不良的人來說，適量食用是很不錯的選擇。

保存方法

放入密封容器內，置於乾燥通風及陰涼處，避免陽光直射或接觸空氣，以免受潮產生蟲蛀。

使用禁忌

因含醣量高，糖尿病患者應禁食；高粱米較硬、不易消化，大便燥結及便秘者也應減少食用。

主要的食用方式

* 磨粉用於製作糕糰、糕餅等。
* 可製作乾飯、稀粥，混合其他全穀類煮成香 Q 營養的高粱米十穀飯。
* 澱粉含量高，用來釀酒無其他干擾味道，適合釀造純度極佳的蒸餾白酒。

營養價值

蛋白質、脂肪、醣類、磷、鐵、鈣、維生素 B1、維生素 B2、煙酸

選購要點

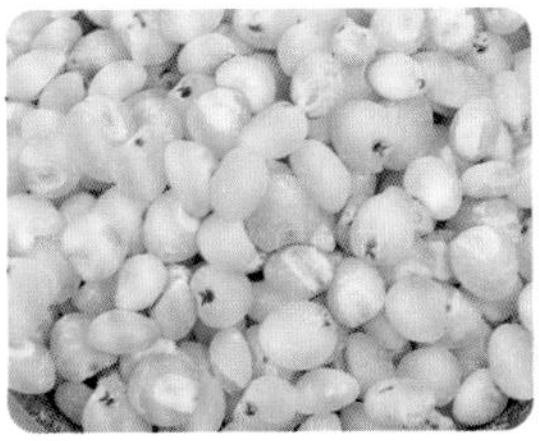

顆粒大而飽滿、無碎粒及雜質，略帶清香味、沒有蟲蛀。

料理前處理

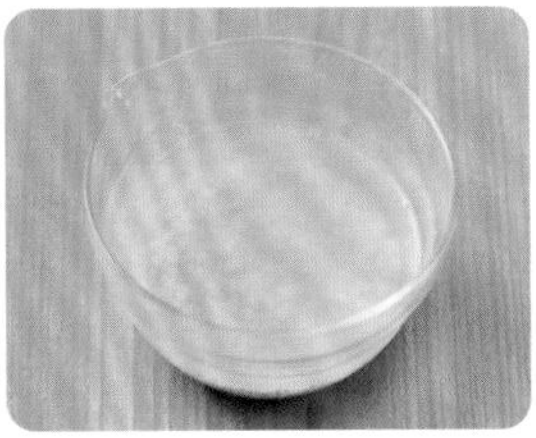

洗淨，再浸泡約 1-2 小時。

營養師觀點 Dietician	營養豐富，含有蛋白質、脂肪、醣類、膳食纖維、維生素、碳水化合物、鈣、磷、鐵等多種物質。

蔗汁高粱粥

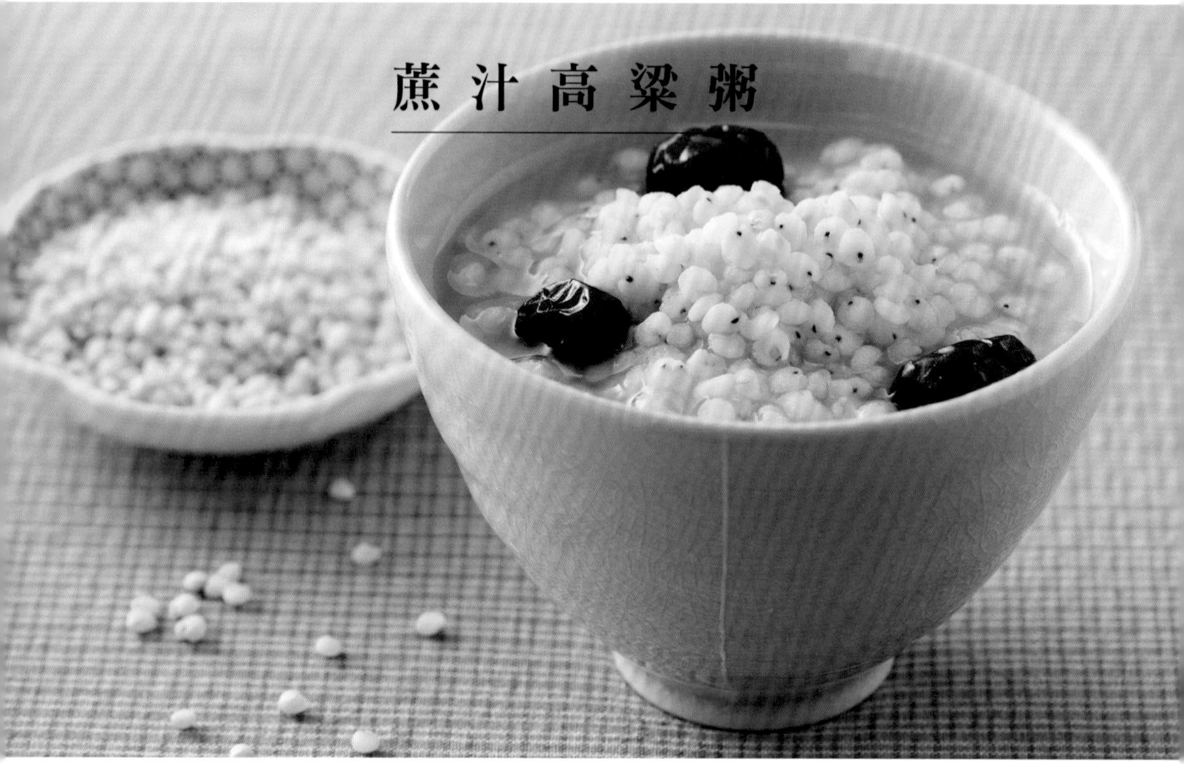

材料：高粱 200 克、紅棗 6 顆、甘蔗汁 400CC、水 200CC

作法

1. 高粱洗淨，泡水 2 小時後瀝乾備用。
2. 將水及甘蔗汁倒入湯鍋中煮開，再放入高粱及紅棗煮開後，轉小火續煮約 30 分鐘至米粒軟糊即可。

TIPS｜甘蔗汁容易燒焦，火不可太大，過程中要不時攪拌避免燒焦。

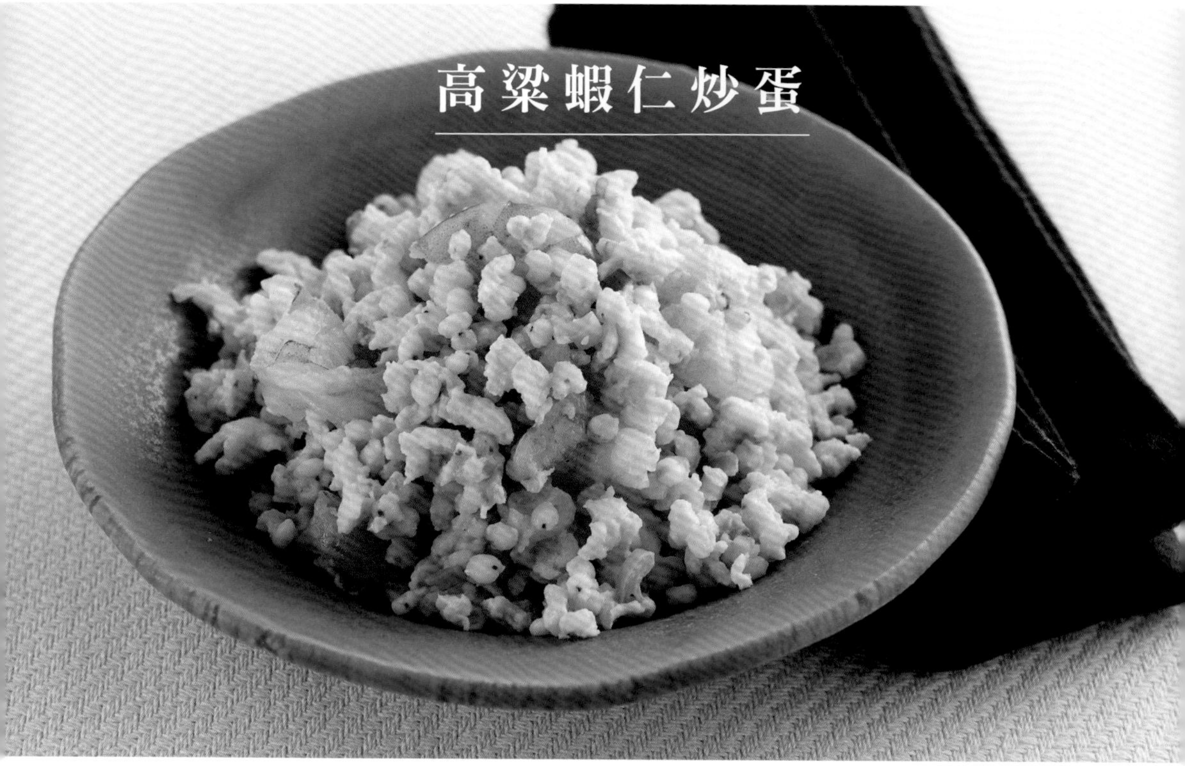

高粱蝦仁炒蛋

材料：高粱 100 克、蝦仁 100 克、雞蛋 4 顆、蔥花 15 克
調味料：鹽 1/4 茶匙、太白粉水 2 大匙、米酒 1 大匙

作法
1. 高粱洗淨泡水 2 小時後瀝乾。
2. 燒一鍋滾水，將高粱入鍋以小火煮約 20 分鐘，關火燜約 10 分鐘後撈起瀝乾放涼。
3. 蝦仁開背後入鍋汆燙，水滾後 5 秒即撈出沖涼瀝乾。
4. 蛋加鹽及米酒打勻後，再加入蝦仁、作法 2 熟高粱、太白粉水及蔥花拌勻。
5. 熱鍋下 2 大匙油，將作法 4 蛋液再拌勻一次後倒入鍋中，以中火翻炒至蛋凝固即可。

TIPS｜蛋和蝦都是易熟的食材，所以事先將高粱煮熟後再一起入鍋料理最好。

穀類

芡實

產地：主產於中國大陸

季節：秋末、冬初

別名：雞頭實、雁喙實、雞頭、雁頭、烏頭、鴻頭、水流黃、水雞頭、雞頭米、芡子、肇實、刺蓮藕、刀芡實、雞頭果、蘇黃、黃實、雞咀蓮、雞頭苞、刺蓮蓬實

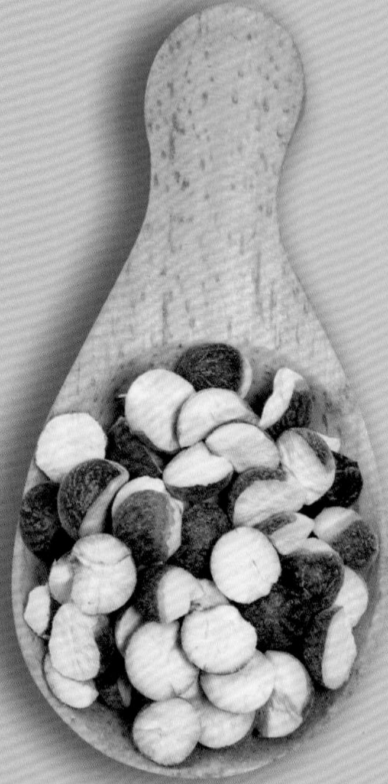

滋補養生的涼補藥用好食材

《本草綱目》裡有記載芡實是常見的中藥材，分生用和炒用兩種，皆高熱量、低脂，天熱吃也不上火。碳水化合物約為75.4%，而脂肪含量僅0.2%，很容易被人體吸收。生芡實以補腎強精為主；炒芡實以健脾開胃為主，尤其是秋燥進補的首選食物，與蓮子、茯苓、淮山是四神湯的藥膳原料，只是雖有滋養、強壯、抗衰、裨益脾胃的效果，但不適合日日當成單一主食，建議與其他雜糧搭配成十穀米為最佳選擇。

芡實炒製時要加麥麩，並掌握一定火候，家庭製作較不方便，可於一般中藥店或雜糧行購買。

保存方法

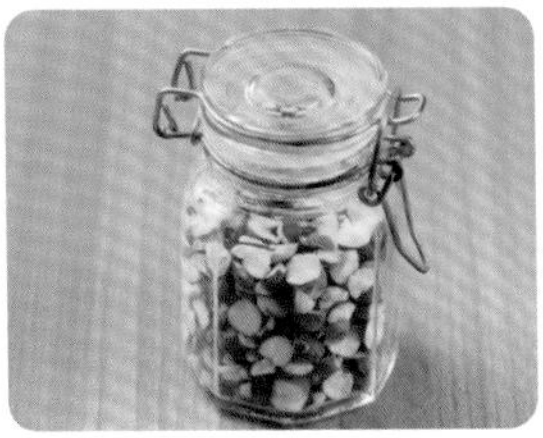

存放於密閉容器，置於乾燥處及通風良好處，或封好放入冰箱冷藏。

使用禁忌

一次不要吃太多，難以消化，且因芡實有較強的收斂作用，便秘、產婦及嬰兒也不宜。

主要的食用方式

* 直接料理食用，製作芡實粥、芡實糕、煮四神湯。
* 釀酒或加工製成勾芡用的「芡粉」。
* 芡粉原指芡實的粉末，後來引申為澱粉替代品，如：綠豆澱粉、馬鈴薯澱粉、蓮藕粉、玉米澱粉等。

營養價值

澱粉、蛋白質、脂肪、碳水化合物、鈣、磷、鐵、硫胺素、尼古酸、抗壞血酸

選購要點

* 顆粒大、均勻完整、色澤白淨，無碎裂雜質及蟲蛀者。

* 粒上殘留的內種皮呈淡紅色的為優質品；色澤暗沉，內種皮為褐紅色的，品質較差。

料理前處理

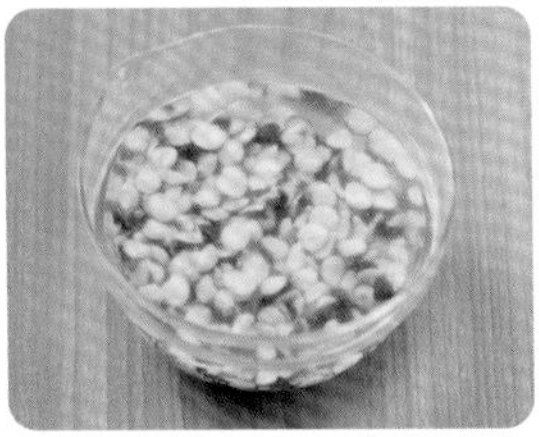

洗淨後，用水浸泡約 1 小時。

營養師觀點 Dietician	芡實含極豐富的醣類，但性質較固澀收斂，建議不要做為主糧，而是與其他食糧搭配食用。中醫觀點指出若有大便硬化、體質較熱燥性或有脹氣者不宜食用。

芡實淮山燉雞湯

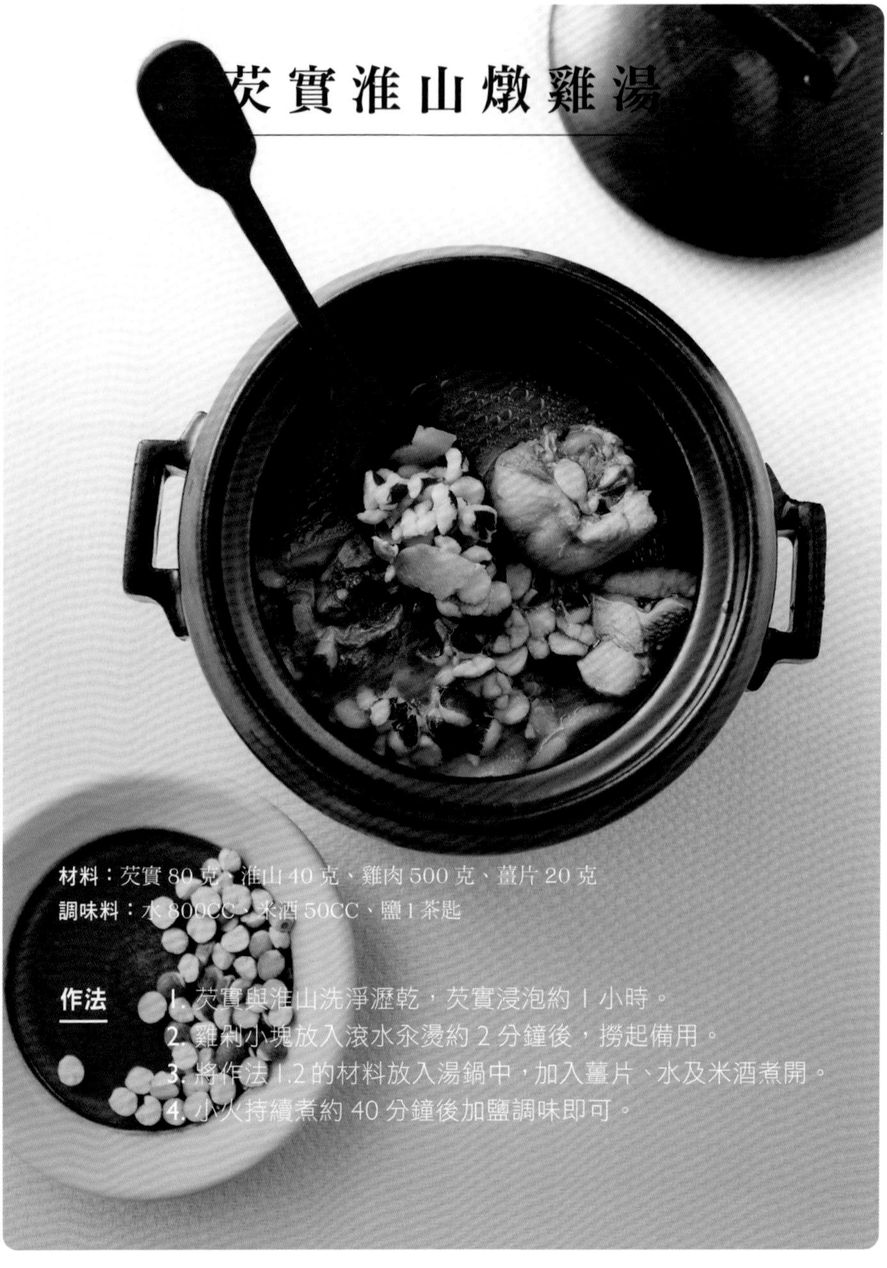

材料：芡實 80 克、淮山 40 克、雞肉 500 克、薑片 20 克
調味料：水 800CC、米酒 50CC、鹽 1 茶匙

作法

1. 芡實與淮山洗淨瀝乾，芡實浸泡約 1 小時。
2. 雞剁小塊放入滾水汆燙約 2 分鐘後，撈起備用。
3. 將作法 1.2 的材料放入湯鍋中，加入薑片、水及米酒煮開。
4. 小火持續煮約 40 分鐘後加鹽調味即可。

芡實炒蝦仁

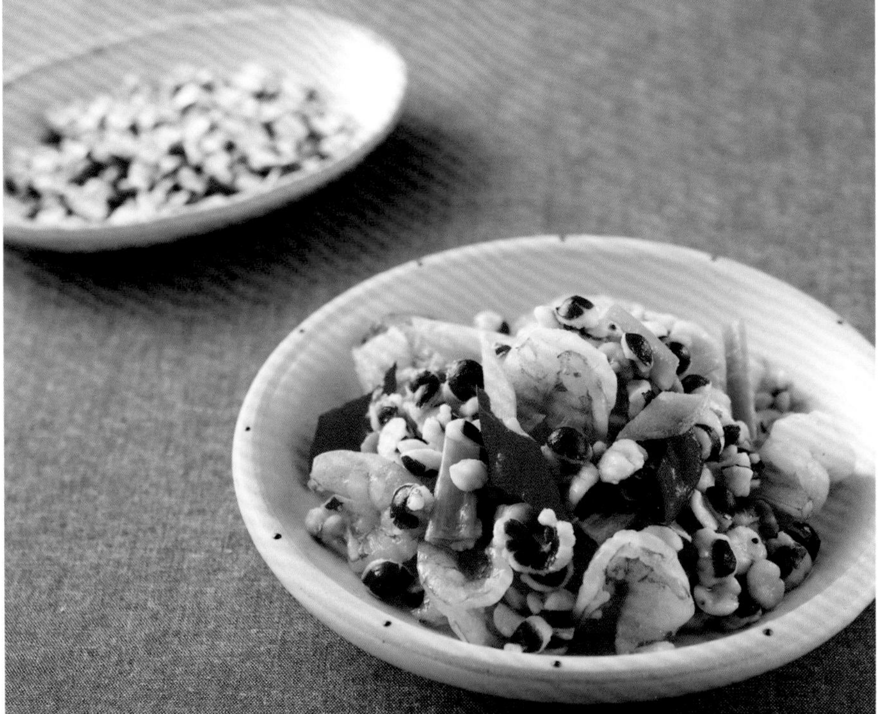

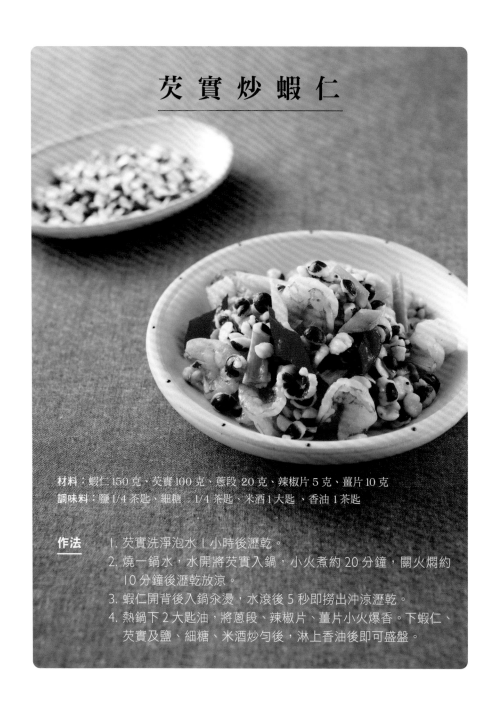

材料：蝦仁 150 克、芡實 100 克、蔥段 20 克、辣椒片 5 克、薑片 10 克

調味料：鹽 1/4 茶匙、細糖 1/4 茶匙、米酒 1 大匙，香油 1 茶匙

作法

1. 芡實洗淨泡水 1 小時後瀝乾。
2. 燒一鍋水，水開將芡實入鍋，小火煮約 20 分鐘，關火燜約 10 分鐘後瀝乾放涼。
3. 蝦仁開背後入鍋汆燙，水滾後 5 秒即撈出沖涼瀝乾。
4. 熱鍋下 2 大匙油，將蔥段、辣椒片、薑片小火爆香。下蝦仁、芡實及鹽、細糖、米酒炒勻後，淋上香油後即可盛盤。

穀類

玉米

產地：雲林、嘉義、台南、彰化、屏東

別名：番麥、玉蜀黍、包穀、粟米、黃黍

季節：全年

富含鉀離子，腎臟患者應注意用量

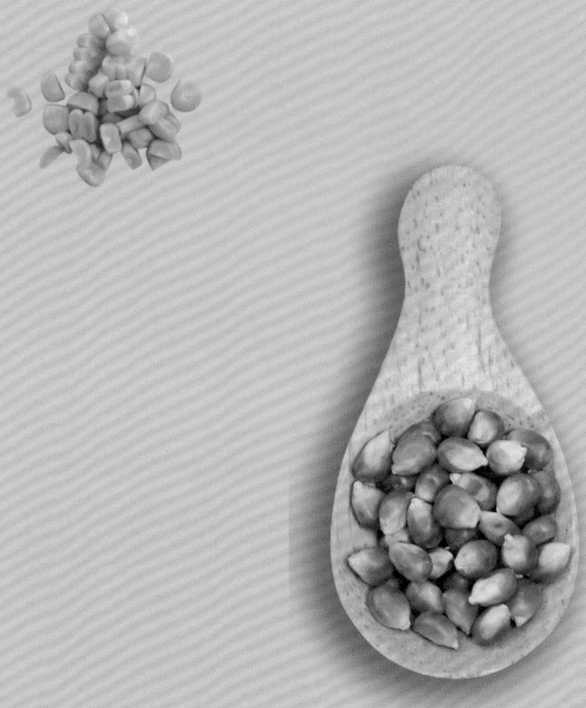

由上至下為鮮玉米粒、乾玉米粒

玉米含有豐富的營養，在亞洲很多地區、俄羅斯和西非是重要的糧食作物。它的膳食纖維能改善便祕，硒則可在體內與致癌物質結合，將癌物排出體外，更含有可預防白內障的類胡蘿蔔素、葉黃素。不過玉米的澱粉含量較高，1/3根玉米即相當於1/4碗的飯量，應酌量食用以避免攝取過多澱粉。

一般能在雜糧行購買到的是乾燥玉米粒，因為新鮮玉米水分含量高，乾燥後才能儲藏較久。除入菜、煮粥或做爆米花外，也可磨成粉自製玉米粉，天然勾芡最健康。

保存方法

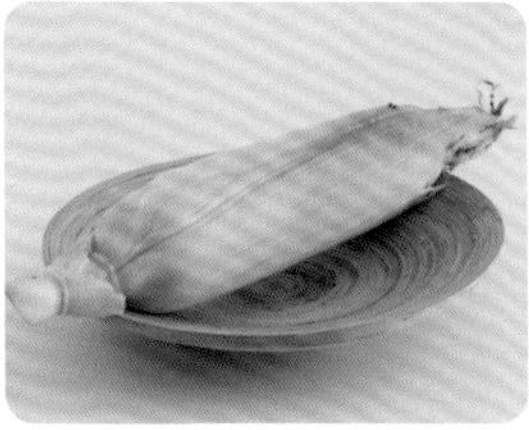

* 新鮮的帶葉玉米，陰涼處可放 3-5 天；不帶葉需冷藏，最好當天食用完畢。
* 乾燥的玉米粒放在密封罐，置於冰箱冷藏。
* 注意：應避免放在潮濕的地方，玉米受潮易產生黃麴毒素，增加致癌機率！

使用禁忌

容易胃悶脹氣、尿失禁患者不可一次食用過多。

料理前處理

* 拔除外葉、玉米鬚後，需用流動的清水大量沖洗，避免殘留農藥。
* 水煮食用，可連同外葉、鬚直接放入冷水鍋，水滾後煮約 10 分鐘內起鍋，較能保有自然甜味。

營養價值

蛋白質、醣類、膳食纖維、類胡蘿蔔素、硒、鎂、鐵、磷

選購要點

* 新鮮玉米：可輕壓玉米頭、尾，若是壓下時感覺軟軟的，表示玉米可能授粉不完全，能食用的部分較少。
* 乾燥玉米粒：挑選顆粒完整，色澤黃的才算優質。

主要的食用方式

* 新鮮玉米可煎、煮、炒、炸、拌或做成甜點。
* 製成罐頭、冷凍加工品、釀酒。
* 乾燥玉米可做成爆米花、磨碎煮粥或與麵粉混拌成煎餅。

營養師觀點 Dietician	相對白米，玉米擁有豐富的纖維素，但鉀含量高，需控制鉀離子的人，如慢性腎臟病患或洗腎患者，應注意食用量。鉀離子易溶於水，故可利用水煮，減少玉米裡鉀離子的含量。

蜂蜜玉米烙

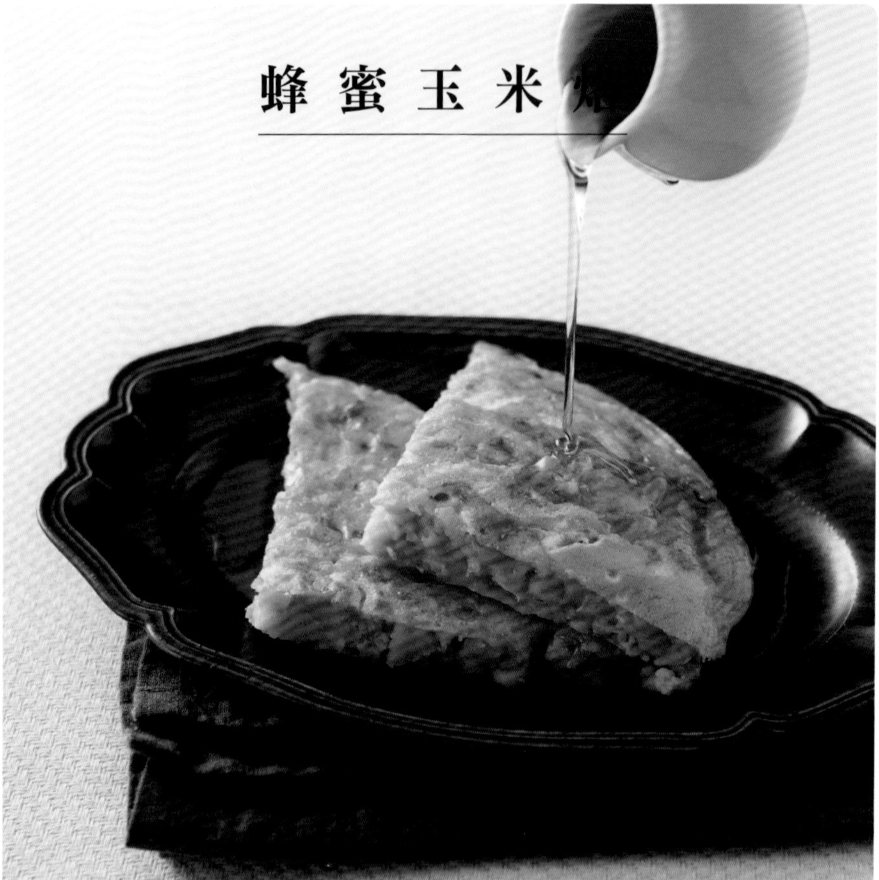

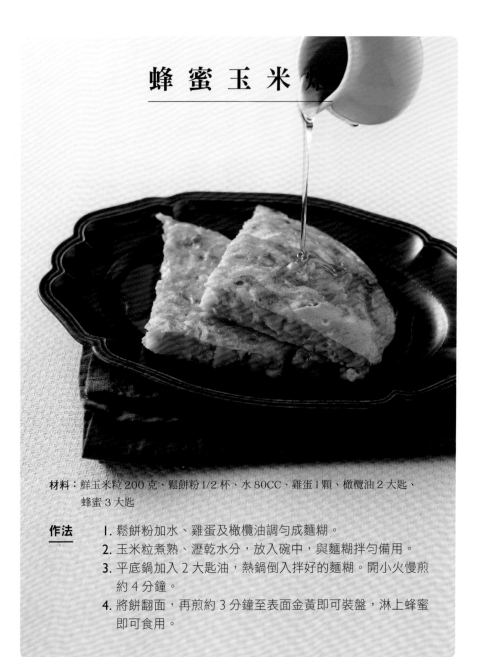

材料：鮮玉米粒 200 克、鬆餅粉 1/2 杯、水 80CC、雞蛋 1 顆、橄欖油 2 大匙、蜂蜜 3 大匙

作法

1. 鬆餅粉加水、雞蛋及橄欖油調勻成麵糊。
2. 玉米粒煮熟、瀝乾水分，放入碗中，與麵糊拌勻備用。
3. 平底鍋加入 2 大匙油，熱鍋倒入拌好的麵糊。開小火慢煎約 4 分鐘。
4. 將餅翻面，再煎約 3 分鐘至表面金黃即可裝盤，淋上蜂蜜即可食用。

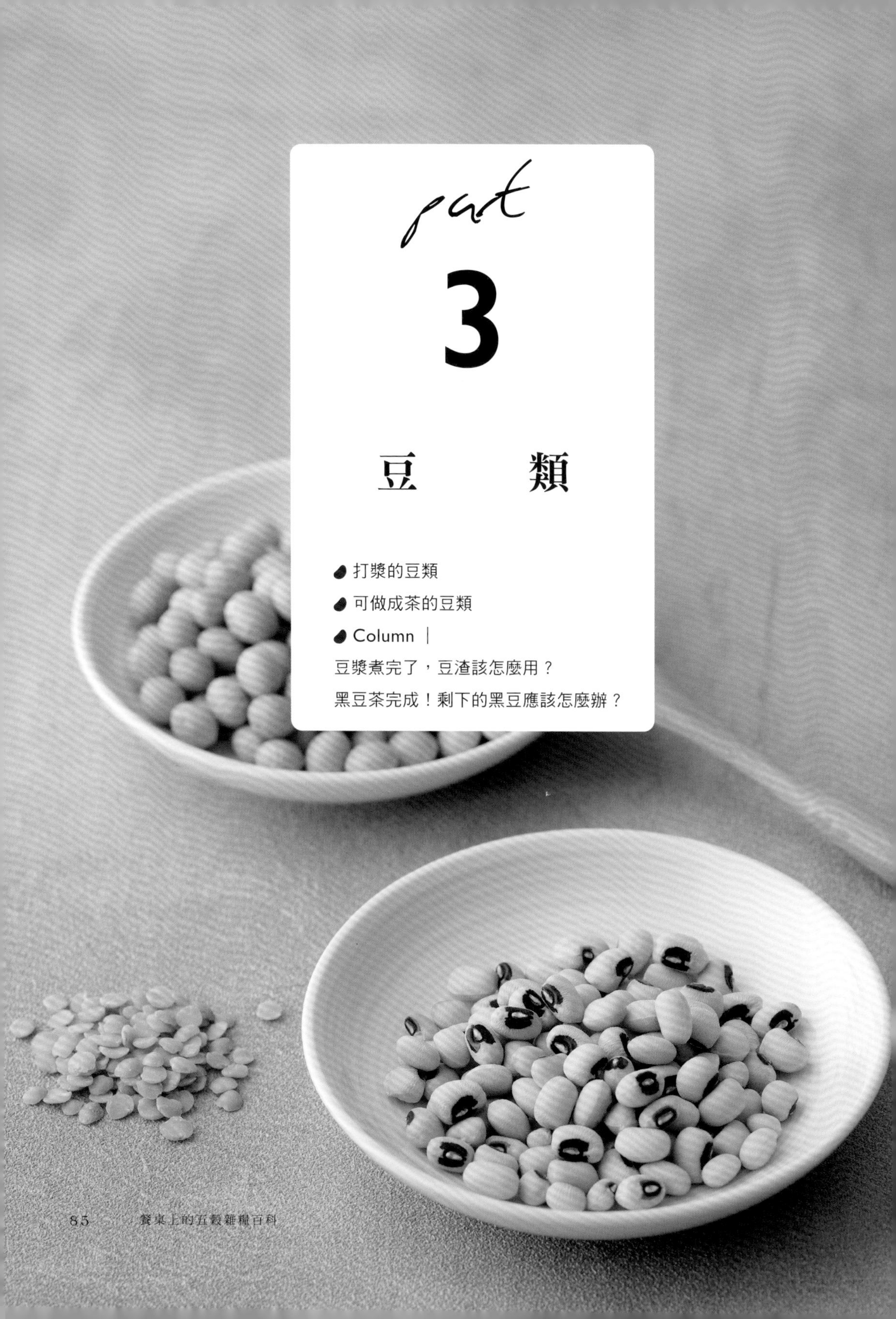

part

3

豆　　類

- 打漿的豆類
- 可做成茶的豆類
- Column ｜

豆漿煮完了，豆渣該怎麼用？

黑豆茶完成！剩下的黑豆應該怎麼辦？

打漿的豆類

豆類常用來打漿，製作豆漿，不過除了單純的黃豆漿、黑豆漿外，其實只要以這兩種食材為基底，幾乎加入什麼五穀雜糧都美味。

豆漿基底

黑豆

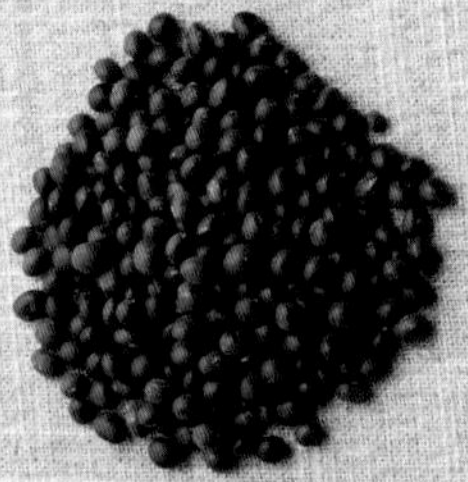

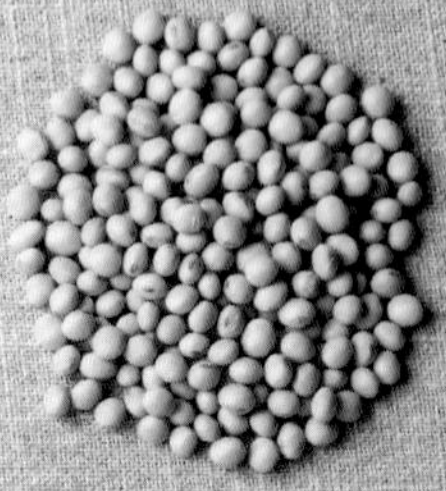

黃豆

可加入一起打漿的建議食材

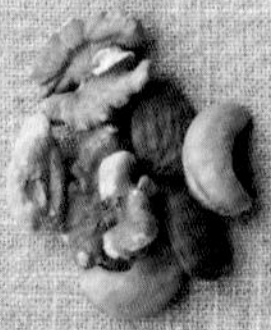

堅果

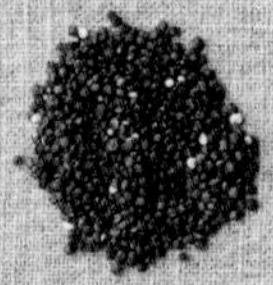

紅藜

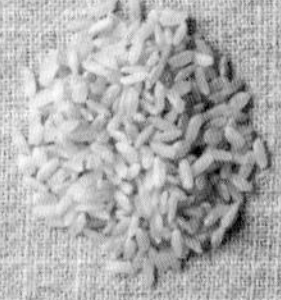

糙米

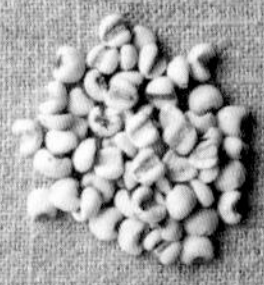

薏仁

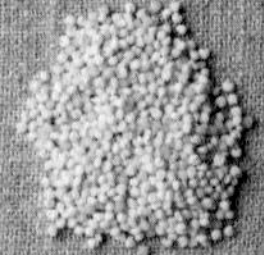

小米

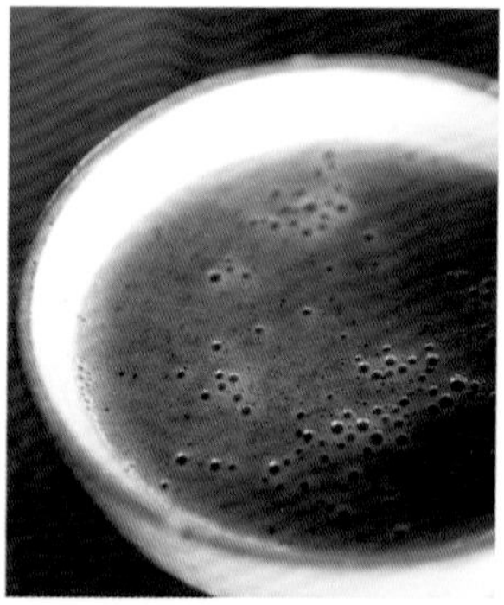

小提醒

1. 建議食材也可替換成任何喜歡吃的穀物或堅果，甚至把煮好的糙米、多穀米飯一起放入攪打也很好。
2. 煮好的糙米可以跟花生一起打成米漿。
3. 薏仁除了和豆類搭配外，也可自己打成薏仁漿（或加些堅果）也很美味。
4. 黃豆可煮熟放冷藏、黑豆可烤過放密封罐，如此即可成為常備食材，需要時隨時取用，方便又快速。（黃豆煮熟法請見 94 頁；焙炒黑豆請見 87 頁）。

可做成茶的豆類

有些豆類只要簡單的炒、烤過，即可煮成清涼解渴的茶飲。像黑豆茶即可解毒、消水腫，是很好的飲品；蕎麥茶則多用苦蕎麥製作（通常加在飯裡烹煮，容易買到的是甜蕎麥）。在此介紹三種食材容易購買、簡單上手的飲品。

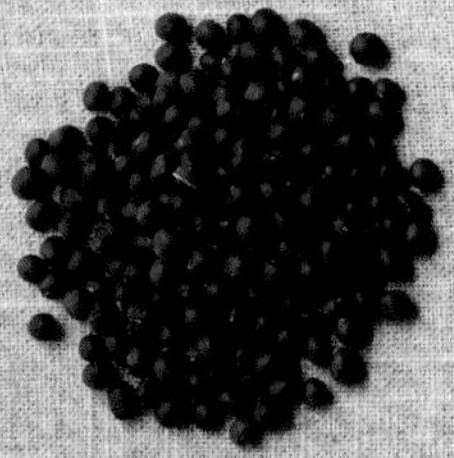

黑豆

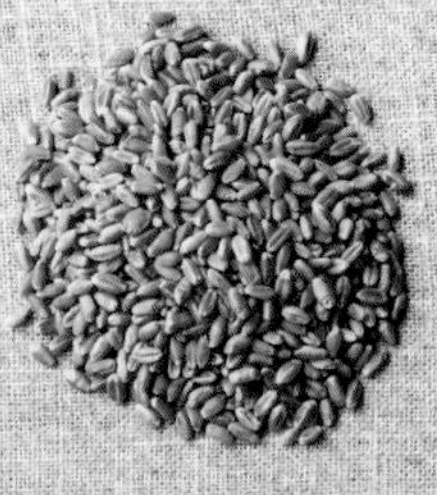

小麥

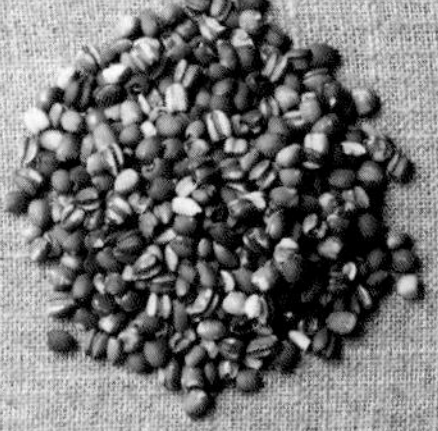

紅薏仁

how to do

只要將黑豆、小麥、紅薏仁以下列步驟製作，即可 DIY 健康又安心的黑豆茶、小麥茶和紅薏仁茶。

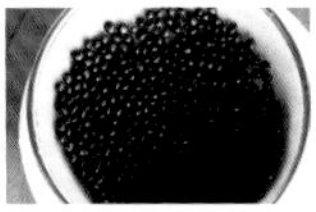

1. 以清水將黑豆洗淨，放在陰涼處攤平、風乾（也可用電風扇吹）。

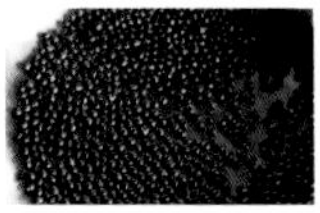

2. 待表面全乾後，再放入乾鍋內平鋪，以小火慢炒，香味會慢慢散出，8-10 分鐘左右會聽到嗶嗶剝剝的聲音。

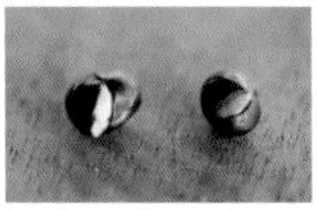

3. 綠色的豆仁逐漸變成棕色的豆仁。

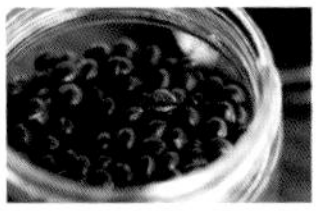

4. 放冷密封，放陰涼處可保存一個月。

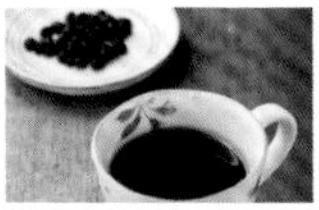

5. 將 30g 炒好的黑豆加入 1000cc 的水煮開即成黑豆茶。

＊黑豆富含花青素，清洗時會在篩網或是器具留下紫黑色的印漬，是自然現象非染色。

＊將黑豆晾乾是為了在進炒鍋時，不會有水分沾附鍋子，如此會不好刷洗。

＊也可以把黑豆放入保溫杯裡倒入熱水，燜 5 分鐘即可飲用，可回沖 2-3 次。

豆類

黃豆

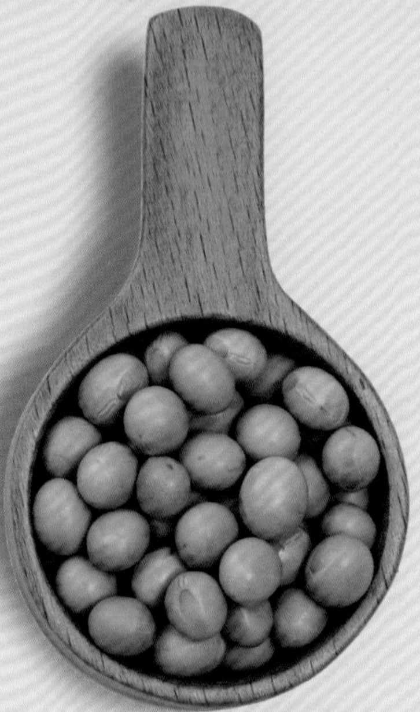

產地：美國、加拿大、中國；台灣：花蓮、高雄、台南等地

別名：大豆、黃大豆

季節：春、秋

植物肉，素食者重要的蛋白質來源

黃豆的營養成分均衡豐富，其蛋白質的胺基酸組成較接近人體需求，屬於完全蛋白質，含量與同等蛋白質份量的瘦肉、牛奶和雞蛋相比，營養價值不相上下，因而有「植物奶」的美名。可抗氧化，預防骨質疏鬆，其含有大豆卵磷脂、異黃酮素等，對更年期女性補充天然荷爾蒙頗具成效。台灣的黃豆九成多都靠進口，但近年來已有越來越多的台灣農夫以非基改、無毒的方式種植，新鮮且可溯源，雖然價格較高，但食用上更安心、健康。

營養價值

蛋白質、鐵、胺基酸、亞麻油酸、卵磷脂

保存方法

裝在密封罐裡，放陰涼、乾燥處儲存。

使用禁忌

含有高普林，患痛風、尿酸過高或肝腎功能不佳者應避免食用整顆黃豆。

主要的食用方式

* 醬油、味噌的主要原料。
* 做成豆漿、豆花、豆腐、豆皮等豆製品。
* 磨成粉，加入麵粉做黃豆饅頭、麵條。
* 可煮湯、炒菜、燉肉，或泡水發芽成黃豆芽營養蔬菜。

常聽人說「大豆」，其實指的是一種含豐富蛋白質的豆科植物的種子，泛指大顆的豆子，依形狀有橢圓形、球形。依顏色有黃、青、褐、黑等，也就是黃豆、毛豆（未成熟的食用大豆）、黑豆各色大豆的總稱，又以黃豆最為常見。

選購要點

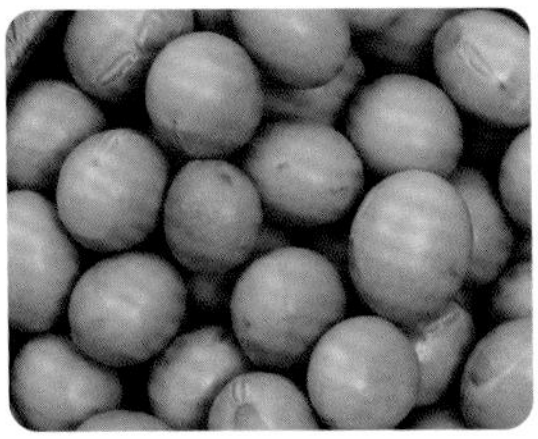

顆粒完整、飽滿、富光澤，顏色乳白或金黃，無破損及蟲蛀。

料理前處理

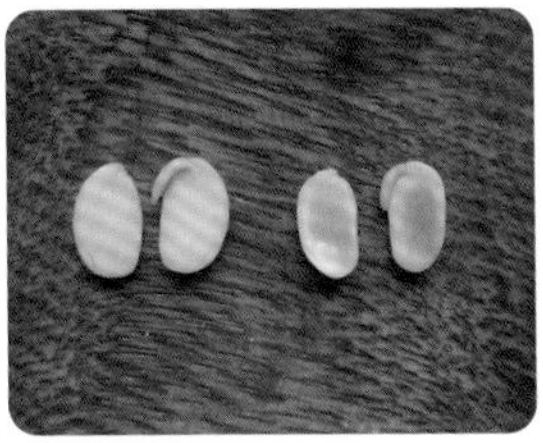

* 黃豆烹煮前一定要泡到發脹才容易煮熟，建議浸泡 6-8 小時（中間需換水），或可直接不換水放冷藏泡整夜。
* 剝開子葉，若整顆黃豆都變成如外圍般的淺乳白色（如左圖），即代表泡開了；若內外圈不同色，則表示還要再多浸泡一會兒。

營養師觀點 Dietician	素食者攝取蛋白質的優質選擇，所含油質大部分是亞麻油酸，且是大豆異黃酮的主要來源，可預防骨質疏鬆。但腎臟病患者要避免攝取過多的磷，黃豆的磷多在殼上，只要不攝取原豆，豆類製品如豆漿、豆腐、豆花含磷量低是可以食用的，屬優質植物性蛋白。

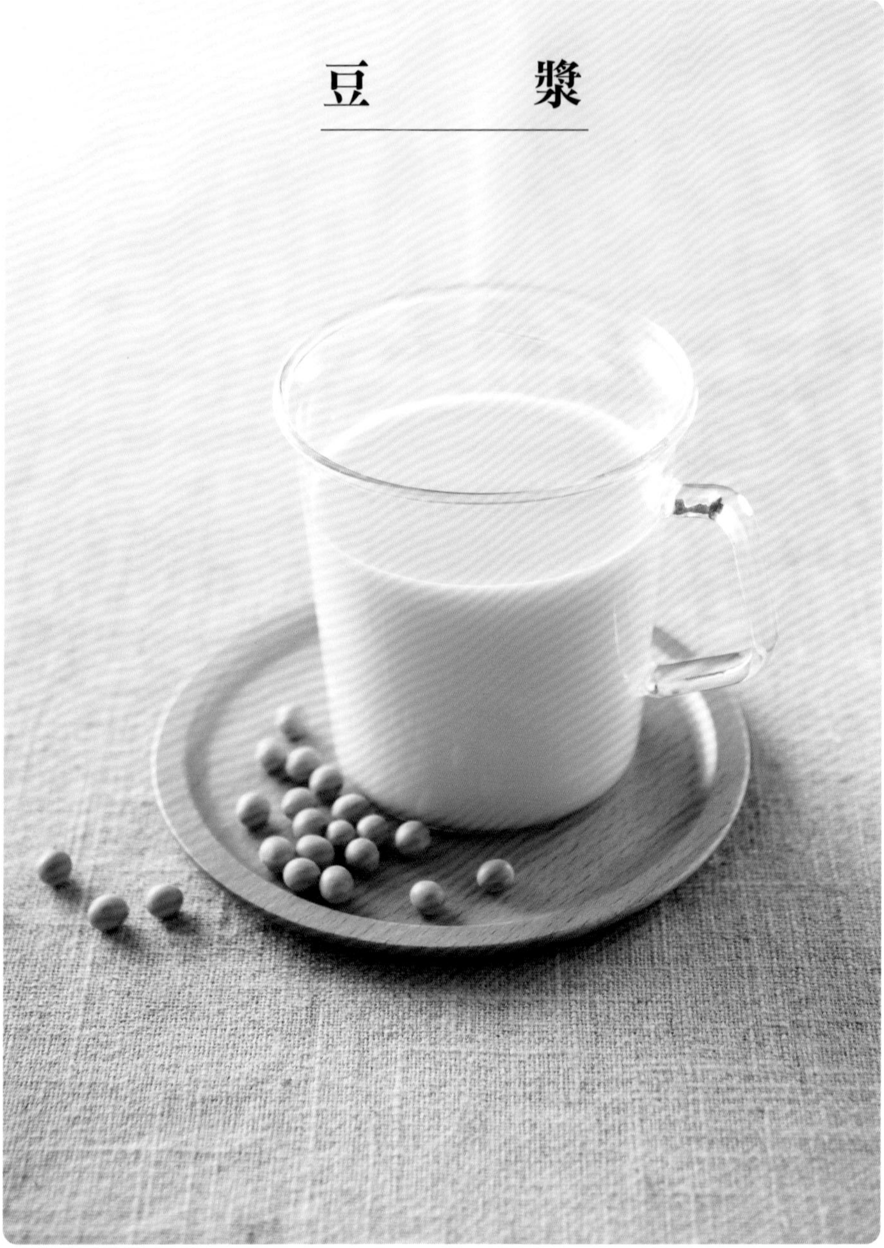

TIPS | 豆漿在煮時非常容易燒焦，過程中要不時攪拌。且豆漿煮滾時會起泡溢出，只要一滾就要立即轉極小火，並可撈除泡泡。不加糖的豆漿有天然的淡淡甜味，既健康又美味。

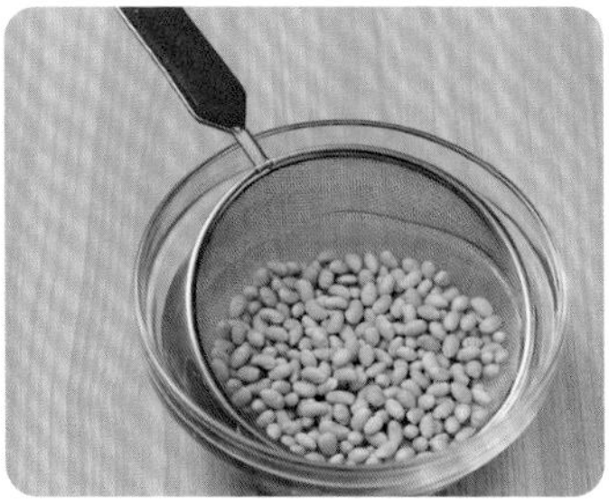

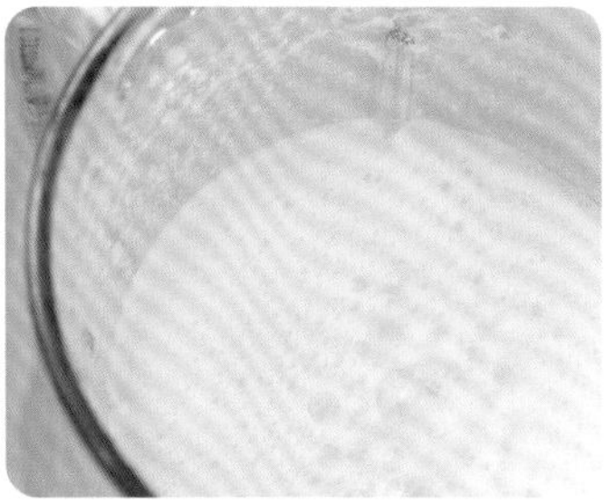

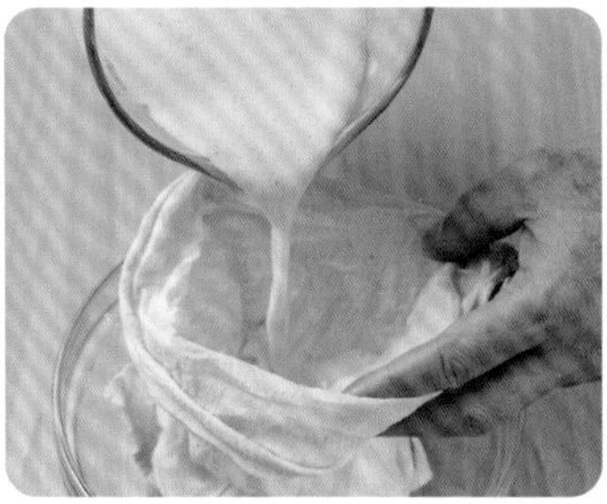

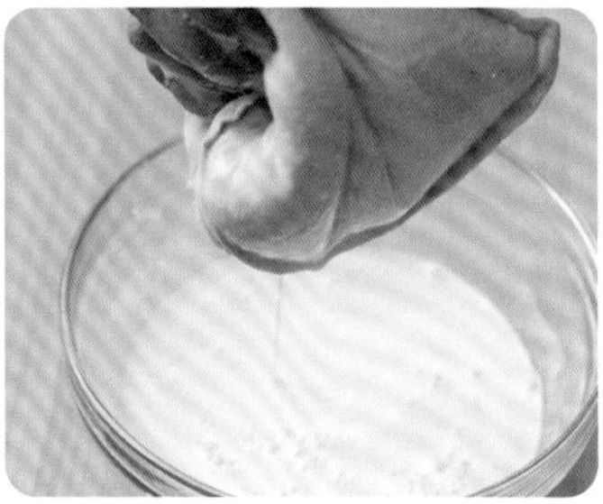

材料：黃豆 200 克、水 1200CC、細糖適量

作法

1. 黃豆洗淨後用 600CC 的水（配方外）浸泡約 8 小時至漲發，倒去水再搓洗一次後瀝乾。
2. 將黃豆及水放入果汁機中，以高速打約 2 分鐘成漿。
3. 將打好的豆漿用細棉布濾去豆渣，生豆漿放入鍋中以小火慢煮至滾沸，轉極小火續煮至保持滾沸狀約 5 分鐘即可。
4. 依喜好加入細糖調味。

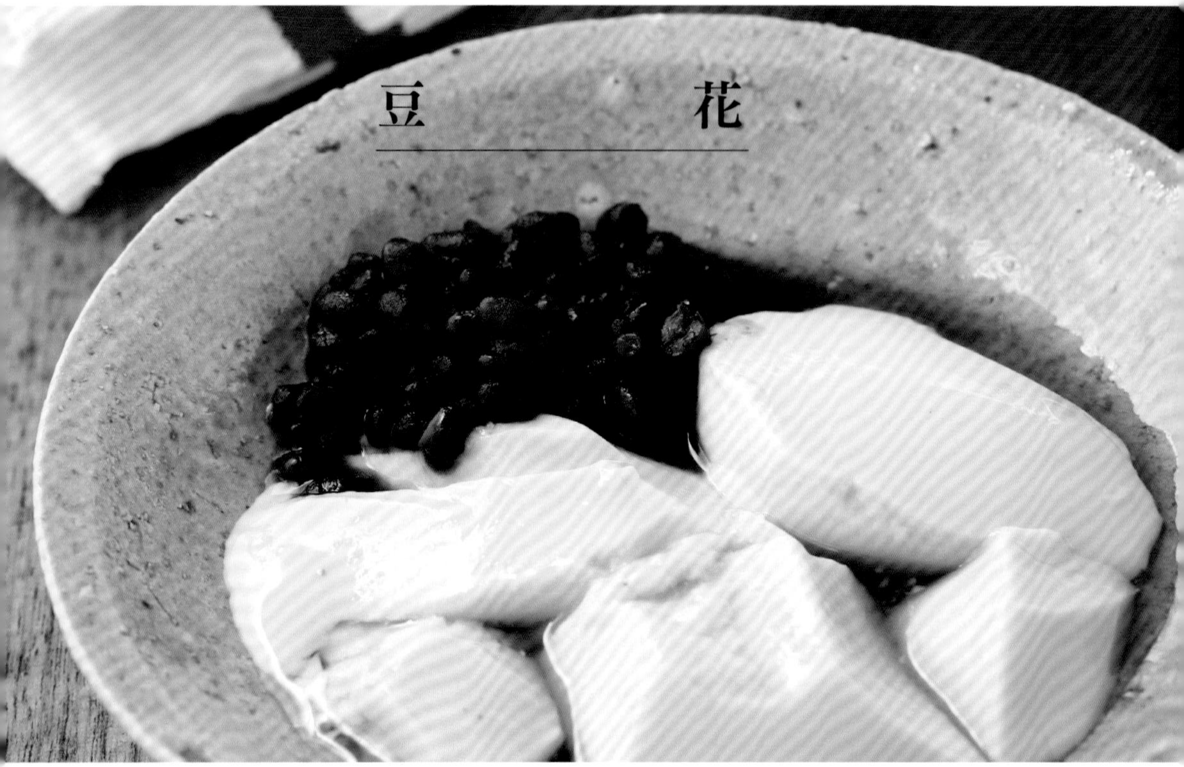

豆　　花

材料：黃豆 200 克、水 1300CC、吉利丁片（23x7 公分）4 片
配料：紅豆或花生、糖水

作法

1. 黃豆加水，在室溫浸泡 6-8 小時 , 中間換水 2 次（或不換水加蓋放入冷藏）。
2. 將浸泡完成的黃豆加入建議水量，以果汁機攪打，以豆漿袋濾出。
3. 生豆漿煮開後立即轉小火，注意不要溢出來。（若家裡有豆漿機，此步驟可以豆漿機代勞）。
4. 煮好的豆漿以量杯取出 500cc，倒進玻璃保鮮盒或是不鏽鋼餐盒裡。
5. 將吉利丁 4 片放進冰水裡泡軟（約需 5-6 分鐘），放進 500cc 煮好的豆漿裡攪勻，確認溶化後，進冰箱冷藏約 4 小時（想吃硬實口感的可冷藏隔夜），加入喜歡的配料即可。

TIPS | 1. 吉利丁很容易溶化在水裡，用冷水泡可減少此情形，可維持原有的凝固比例，通常 120cc 的豆漿會用到一片 23X7 公分的吉利丁片。2. 吉利丁的特性和豆花粉（食用石膏）不同，以吉利丁製成的豆花從冰箱取出要儘快食用，不然在室溫裡很快就溶化了。

黃豆燒排骨

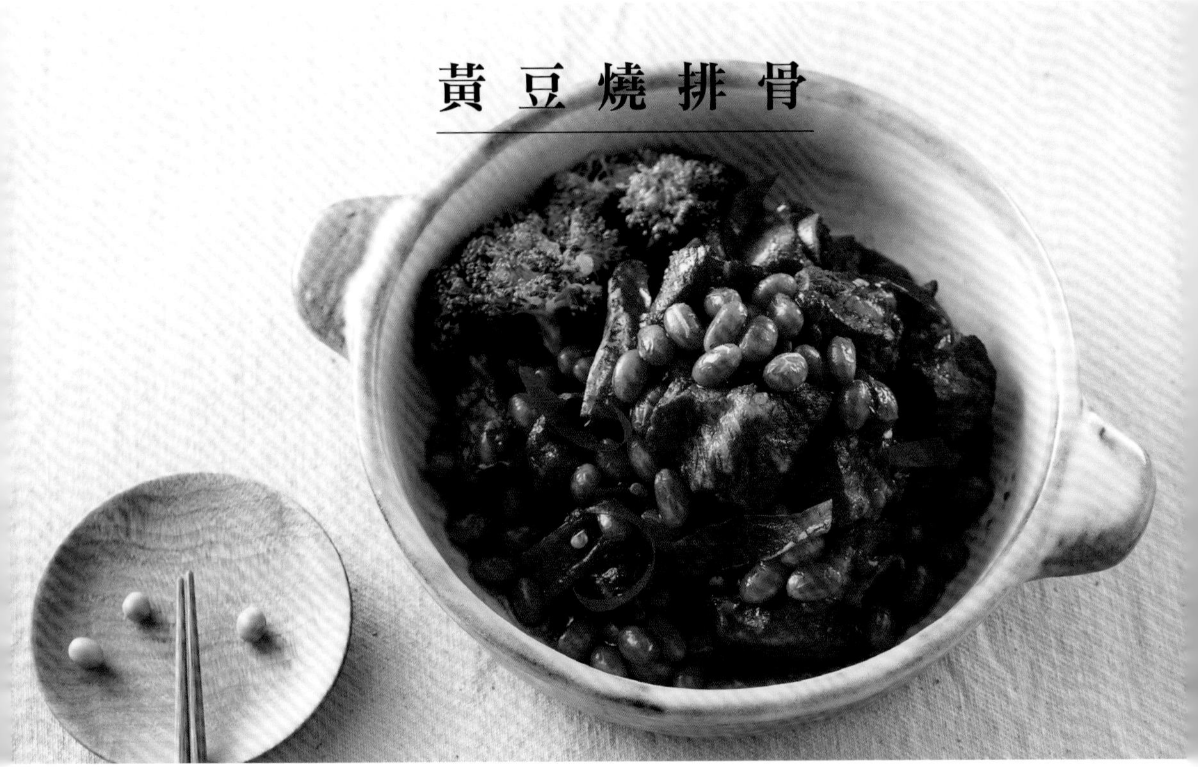

材料：黃豆100克、排骨400克、蔥段30克、辣椒片2根、薑片20克、花椰菜100克
調味料：醬油4大匙、細糖1大匙、米酒50CC、水500CC

作法

1. 排骨切小塊放入滾水中汆燙約1分鐘，洗淨瀝乾備用。
2. 黃豆洗淨泡水4小時後瀝乾。
3. 熱鍋，下約1大匙油，開小火，放入蔥段、辣片、薑片小火爆香後，放入排骨及米酒以大火炒香。
4. 加入所有調味料及作法2黃豆煮開後，蓋上鍋蓋轉小火，續煮約50分鐘至黃豆軟爛即可裝盤，花椰菜燙熟做盤飾。

TIPS｜這是台灣早期因肉品昂貴，為了幫家人多補充蛋白質的眷村媽媽們想出來的一道美味料理，排骨也能用牛肉取代。

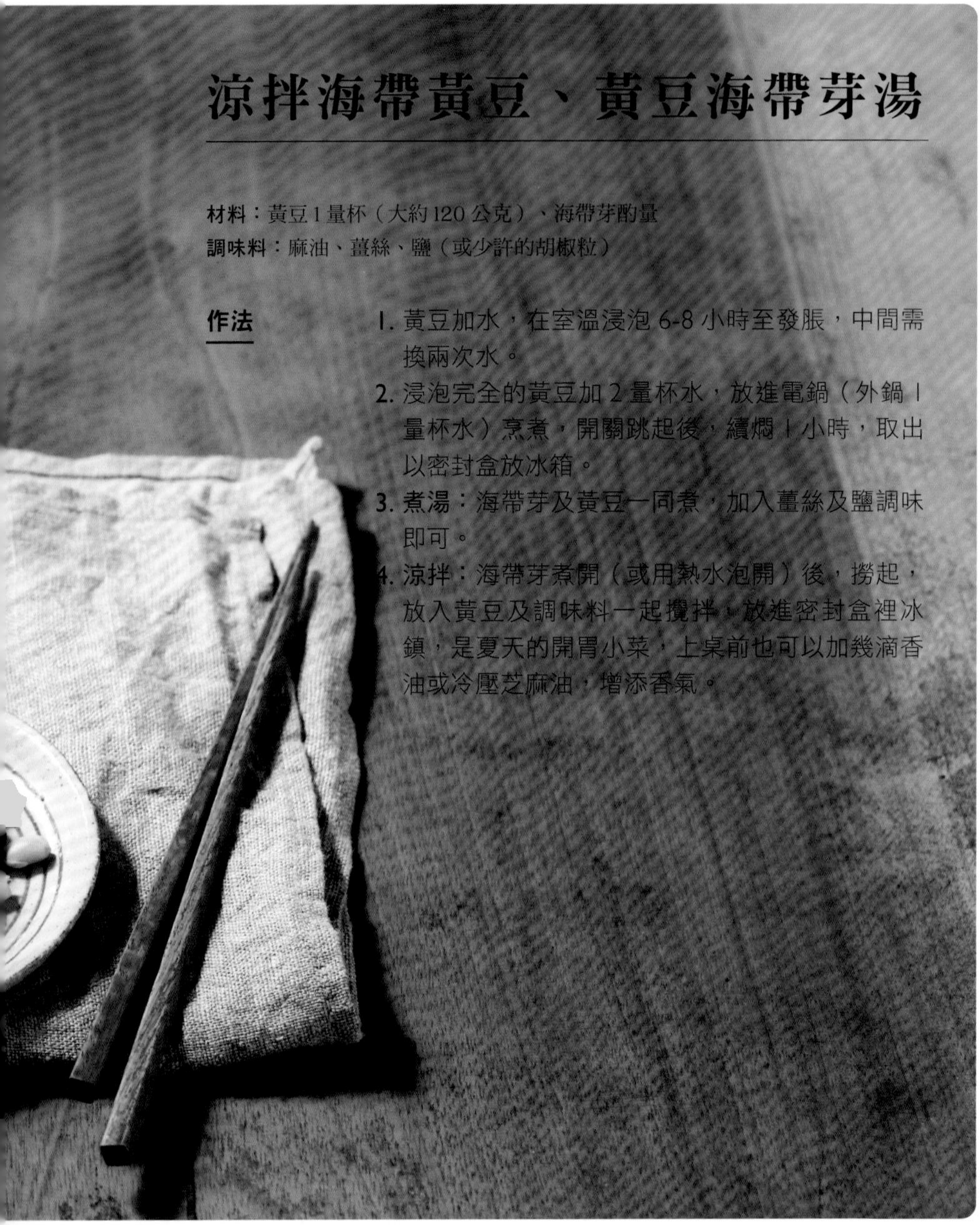

涼拌海帶黃豆、黃豆海帶芽湯

材料：黃豆1量杯（大約120公克）、海帶芽酌量

調味料：麻油、薑絲、鹽（或少許的胡椒粒）

作法

1. 黃豆加水，在室溫浸泡6-8小時至發脹，中間需換兩次水。
2. 浸泡完全的黃豆加2量杯水，放進電鍋（外鍋1量杯水）烹煮，開關跳起後，續燜1小時，取出以密封盒放冰箱。
3. 煮湯：海帶芽及黃豆一同煮，加入薑絲及鹽調味即可。
4. 涼拌：海帶芽煮開（或用熱水泡開）後，撈起，放入黃豆及調味料一起攪拌，放進密封盒裡冰鎮，是夏天的開胃小菜，上桌前也可以加幾滴香油或冷壓芝麻油，增添香氣。

TIPS | 1. 黃豆泡水後也可以加蓋直接放冰箱，如此即使12小時以上沒有換水也ok。
2. 作法2煮好的黃豆可放入冰箱做為常備菜，冷凍可放一個月，冷藏可放2-3天，隨時可和吃不完的十穀米、堅果打成多穀物豆漿。

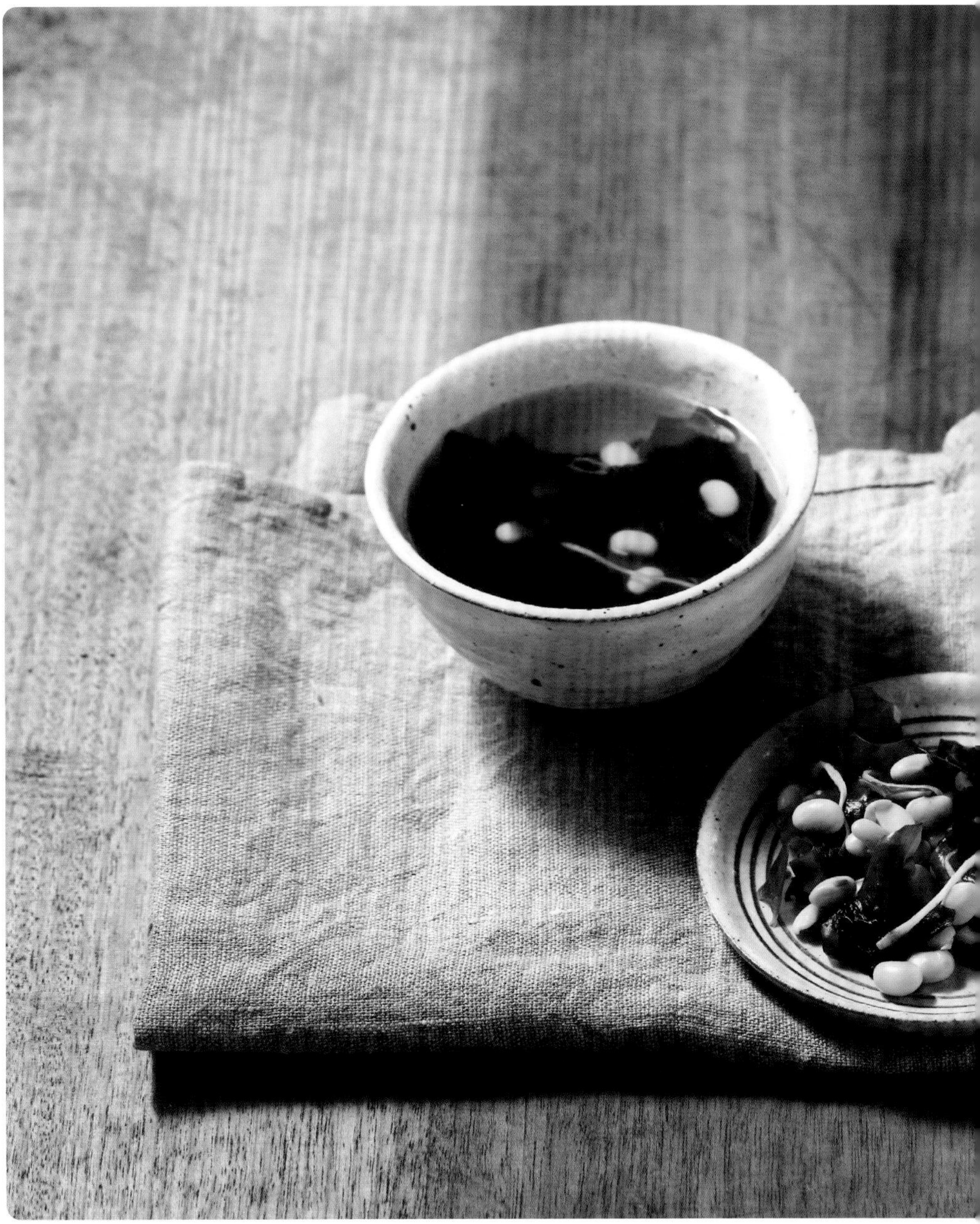

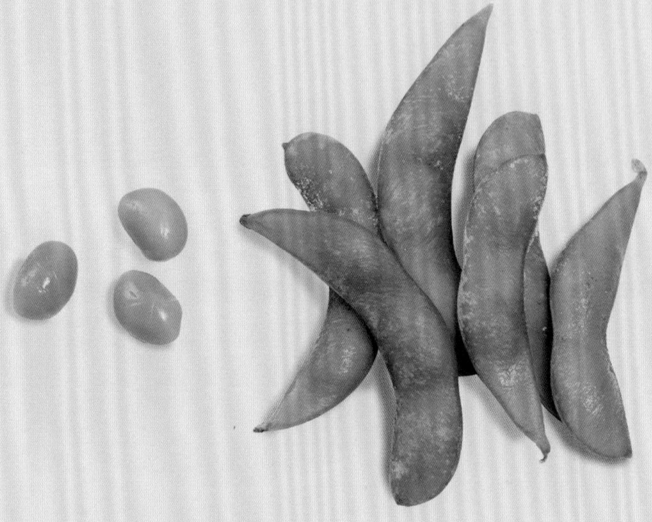

豆類

毛豆

產地：彰化、雲林、台南、屏東

別名：菜用大豆、大豆、枝豆、青皮豆

季節：夏、冬

含豐富蛋白質，有素食者的植物肉美稱

毛豆，就是未成熟連莢的黃豆，因為此時的豆莢有許多茸毛，才稱為毛豆，成熟曬乾的就是黃豆。毛豆含豐富蛋白質，品質媲美肉類，是人體生長及修補體內組織所必須的營養素，因此有「植物肉」的美稱，所含的維生素C及食物纖維不亞於柑橘類水果，可促進胃腸蠕動，減肥又美容，在日本還有「健美豆」的稱號。

營養價值

富有蛋白質、脂質、維生素、醣類、膳食纖維、鐵、鉀、鈣、磷、鎂、錳、鋅、銅

保存方法

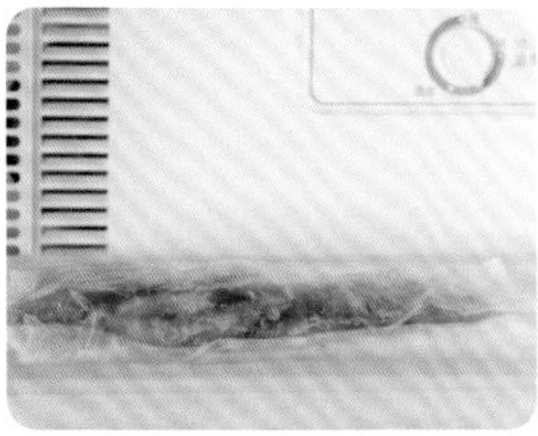

* 帶莢毛豆煮熟冷藏可保存約 2-3 日，冷凍庫可保存約 1 年。
* 新鮮毛豆若未煮熟即入冰箱冷藏，約一夜就會發酸。

使用禁忌

* 完全熟透才能食用。
* 幼兒、痛風，患有尿毒症及對黃豆有過敏體質者，不要食用。

主要的食用方式

* 帶莢毛豆：水煮後，涼拌調味成為休閒零嘴。
* 豆仁：可炒、煮、燉湯，或與米飯同煮。

選購要點

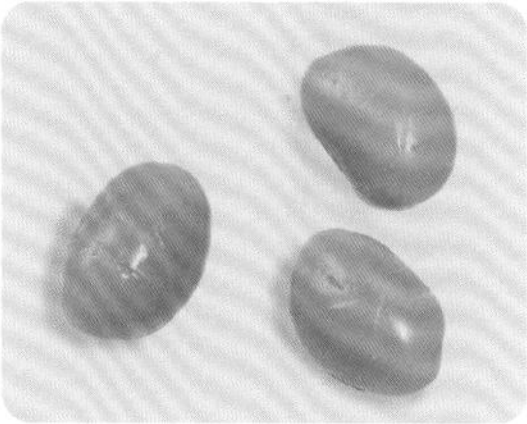

* 帶莢毛豆：飽滿青綠，豆粒部份明顯鼓起，茸毛稀疏，無蟲孔病斑。
* 豆仁：豆粒大而飽滿，不泛黃不腐爛、新鮮無泡過水。

料理前處理

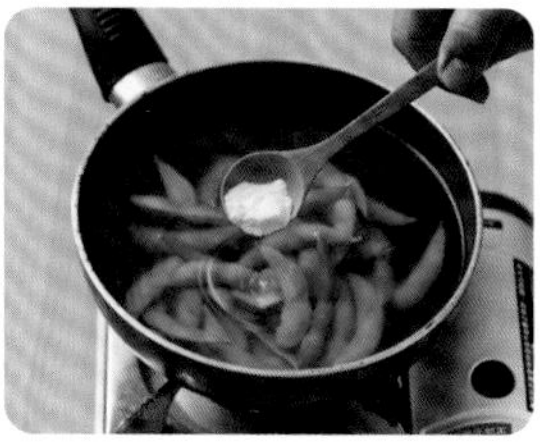

* 新鮮毛豆以加鹽的熱水煮 1 分鐘可去除澀味。
* 若要冷藏，需以滾水煮 5-8 分鐘才會熟透。

營養師觀點 Dietician	毛豆具有大多數穀類中所缺少的人體 8 種必需胺基酸，當與穀類一起食用時，對蛋白質有補缺作用及提高利用效率。其所含的醣類物質較成熟的黃豆略高，且易引起飽脹感的棉籽糖含量少，因此容易消化。毛豆維生素 B 群含量豐富。

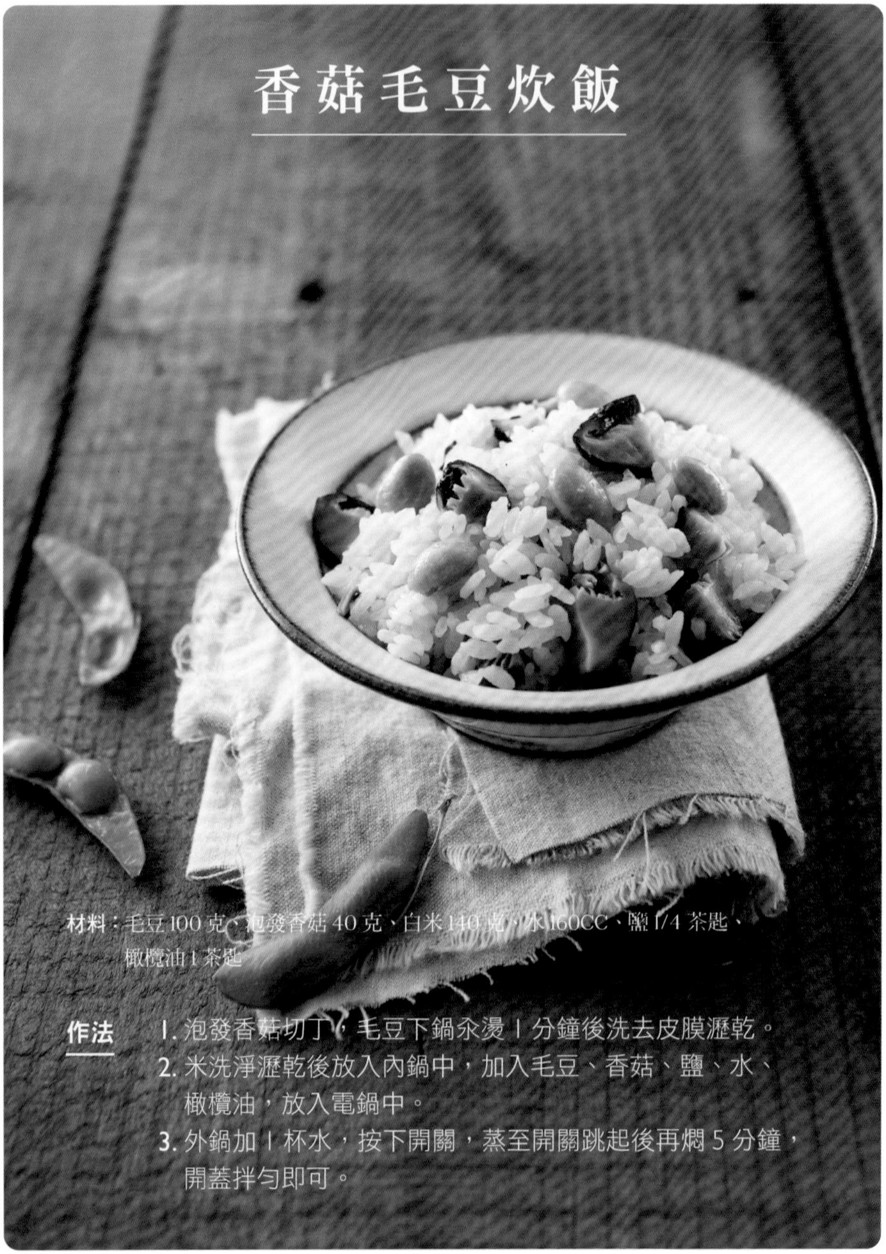

香菇毛豆炊飯

材料：毛豆 100 克、泡發香菇 40 克、白米 140 克、水 160CC、鹽 1/4 茶匙、橄欖油 1 茶匙

作法

1. 泡發香菇切丁，毛豆下鍋汆燙 1 分鐘後洗去皮膜瀝乾。
2. 米洗淨瀝乾後放入內鍋中，加入毛豆、香菇、鹽、水、橄欖油，放入電鍋中。
3. 外鍋加 1 杯水，按下開關，蒸至開關跳起後再燜 5 分鐘，開蓋拌勻即可。

TIPS | 蒸菜飯時，加少許橄欖油，會讓蔬菜吃起來更滑口，飯也比較油亮。

五 香 毛 豆 莢

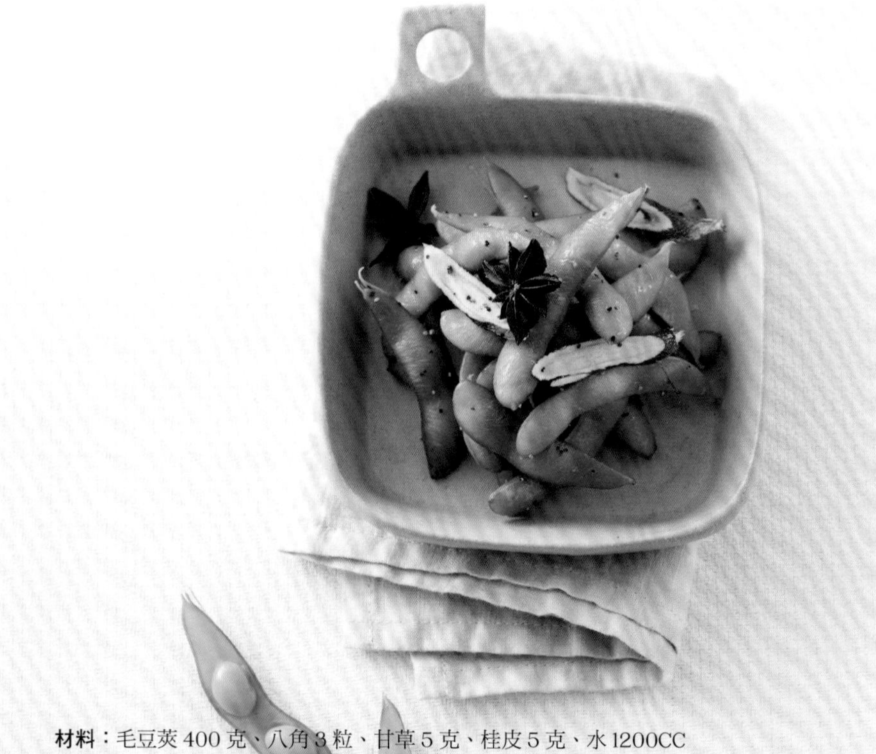

材料：毛豆莢 400 克、八角 3 粒、甘草 5 克、桂皮 5 克、水 1200CC
調味料 A：鹽 1 大匙
調味料 B：粗黑胡椒粉 1/2 茶匙、香油 1 大匙

作法
1. 取一湯鍋將水及香料、調味料 A 一起入鍋煮至滾。
2. 毛豆莢洗淨入鍋，開大火煮開後，轉中火繼續煮約 3 分鐘後關火撈出毛豆莢瀝乾。
3. 將毛豆莢與調味料 B 拌勻即可。

TIPS | 宴客時，若想使毛豆不變色，可在煮毛豆的水裡適量添加小蘇打（約1/4 茶匙），煮好後再立即以熱開水略洗去鹼味後再調味。

豆類

紅豆

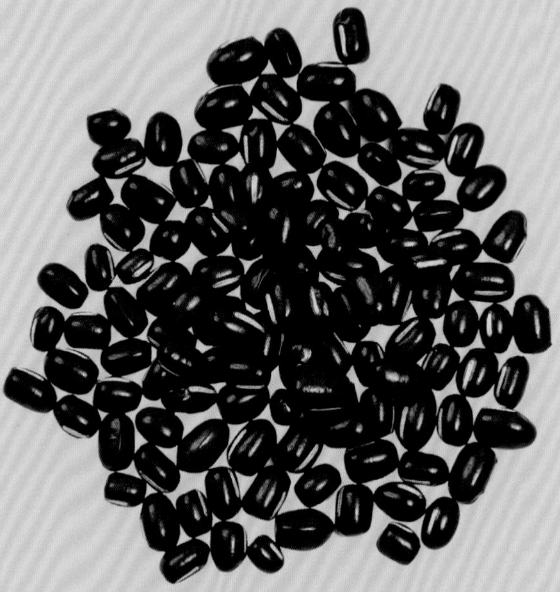

產地：屏東、嘉義、台南、高雄，尤以屏東萬丹為全國最大產地

季節：冬、春

別名：小豆、赤豆

含高量鐵質，天然補血丸

香甜的紅豆是高營養穀類食材，離胺酸及維生素B含量為豆類之冠，更含有高量鐵質，能幫助身體紅血球形成，是構成血紅素的重要成分，平民的補血聖品。

紅豆的營養價值還可以增強抵抗力，經常食用可促進血液循環，使臉色紅潤，若女生每月有經痛困擾者，經常喝溫熱的黑糖紅豆湯會有舒緩效果，對氣血虛弱者尤其有用。若不加糖的紅豆水，因紅豆本身含的石鹼酸可增加大腸蠕動，可利尿及減少便秘，有效減少下半身脂肪。

營養價值

蛋白質、醣類、維生素B群、維生素E、鉀、鈣、鐵、磷、鋅

料理前處理

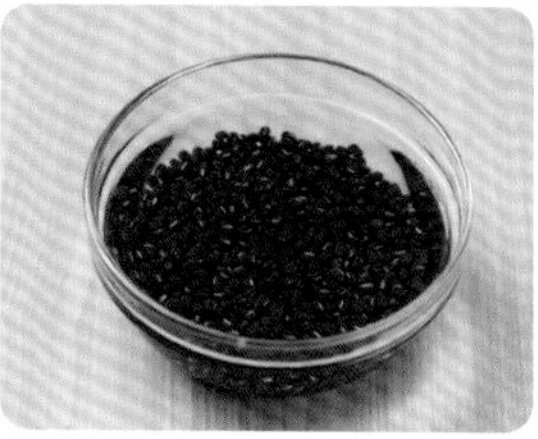

* 以冷水浸泡 4 小時以上。
* 注意不以鐵鍋煮紅豆，以免花色素與鐵結合後變成黑色。

使用禁忌

* 普林偏高，患有痛風、尿酸過高或肝腎功能不佳者應忌口。
* 屬溫熱食物又能利尿，身體燥熱與頻尿者也請少量食用。

主要的食用方式

* 煮湯、煮飯粥及做成各式甜品。
* 加工製成紅豆沙做為烘焙餡料，如紅豆麵包、紅豆餅。
* 紅豆煮水後直接飲用，只要不調味、不將外皮煮破，即有消水腫之效。

選購要點

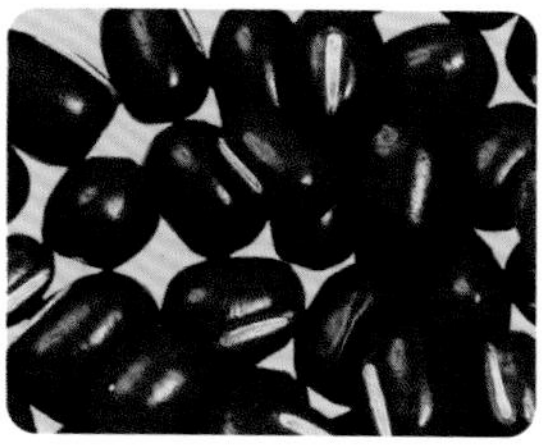

顏色鮮紅，富光澤，外皮較薄，顆粒飽滿，且外觀無破損及蟲蛀。

保存方法

裝在密封容器中，放在陰涼、乾燥處，若無馬上食用，建議放冰箱保鮮。

紅豆好搭檔

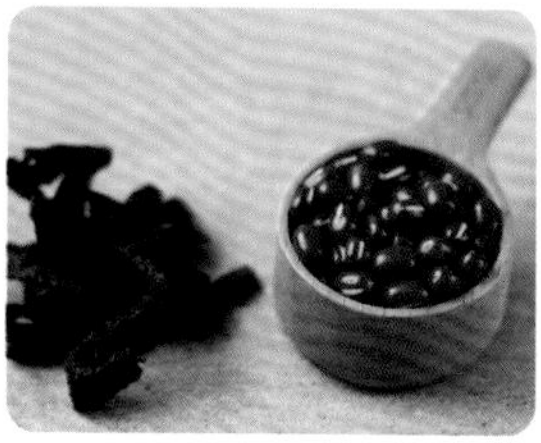

紅豆不只可搭薏仁，配著陳皮一起煮紅豆湯也適合，可吃到清香陳皮味。

營養師觀點 Dietician	含醣類、蛋白質、脂肪及多種維生素、礦物質及胺基酸。礦物元素中，以鉀含量較多也富含鐵質。另具有相當程度的膳食纖維，具潤腸通便之效。腎臟功能不佳的人，不適合吃。

紅　豆　水

材料：紅豆 300 克、水 1200CC

作法

1. 紅豆洗淨放入湯鍋中，加入 1200CC 水浸泡約 4 小時。

2. 將作法 1 紅豆直接以中火煮開，轉小火續煮至紅豆脹大（表面有略微裂痕，但未破），關火瀝出紅豆水即可。

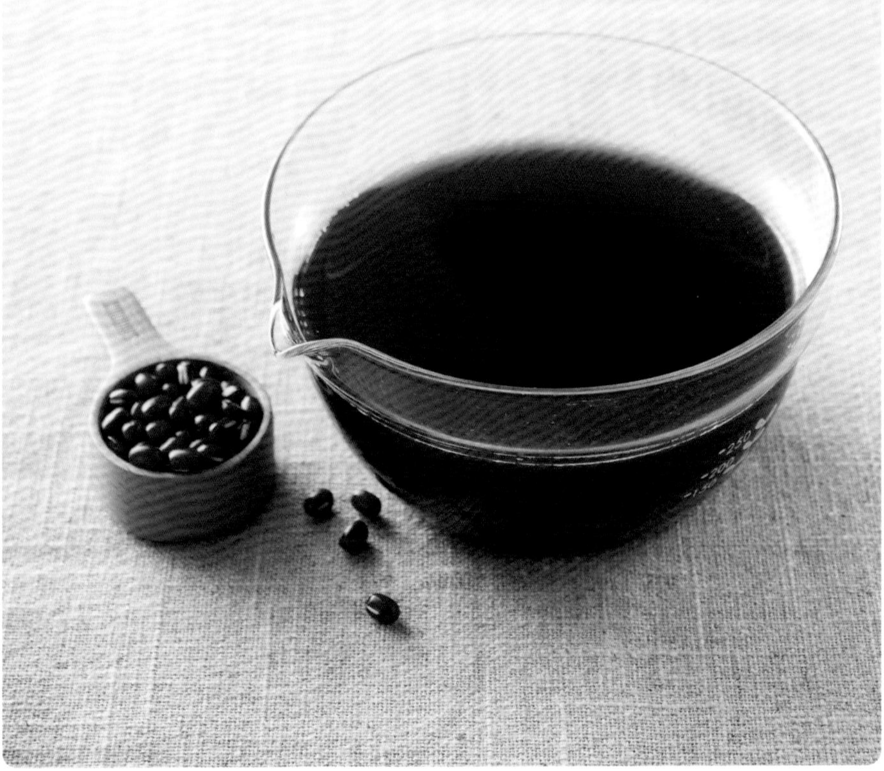

TIPS | 1. 紅豆水也可以這樣做！沒有廚房的粉領族可以改用保溫效果好的燜燒罐，將約半杯浸泡好的紅豆放入罐中，注入 100℃的滾沸熱水，蓋上蓋子燜約 3-4 小時即可。2. 煮紅豆水濾出的紅豆不要丟棄，可拿來煮陳皮紅豆沙或蜜棗紅豆煲牛肉！

陳皮紅豆沙

材料：紅豆 150 公克、陳皮 3 公克、水 600CC、細糖適量（約 150 公克）、奶水 50CC、玉米粉水 3 大匙

作法

1. 紅豆洗淨後放入湯鍋中，加入 600CC 水浸泡約 4 小時。
2. 開火將作法 1 紅豆加入陳皮煮開，撈去浮沫，轉小火煮約 40 分鐘。
3. 煮至紅豆表面有略微爆開後關火略放涼，再倒入調理機中打成糊狀。
4. 將紅豆糊倒回湯鍋中，加入細糖煮開，以玉米粉水勾薄芡，最後再加入奶水拌勻即可。

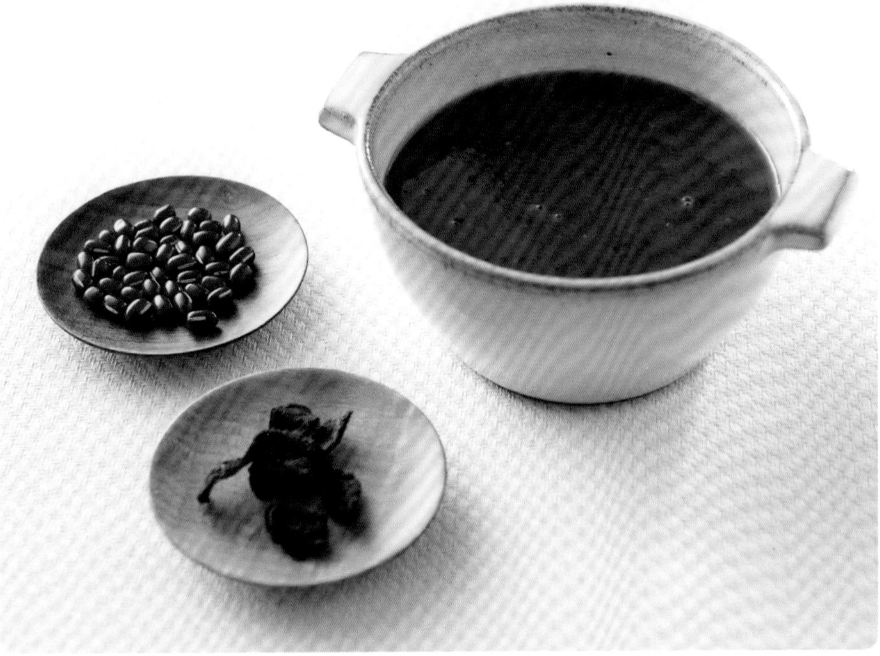

TIPS ｜豆類含有蛋白質，在烹煮過程中容易產生浮沫，要邊煮邊撈除口感才好。

紅豆蜜棗煲牛肉

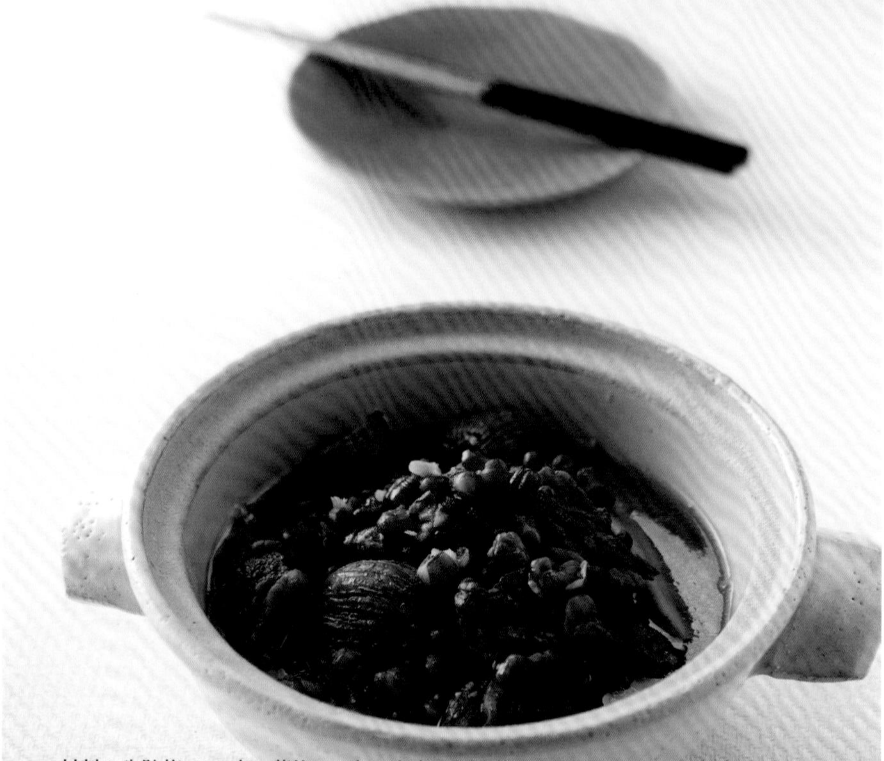

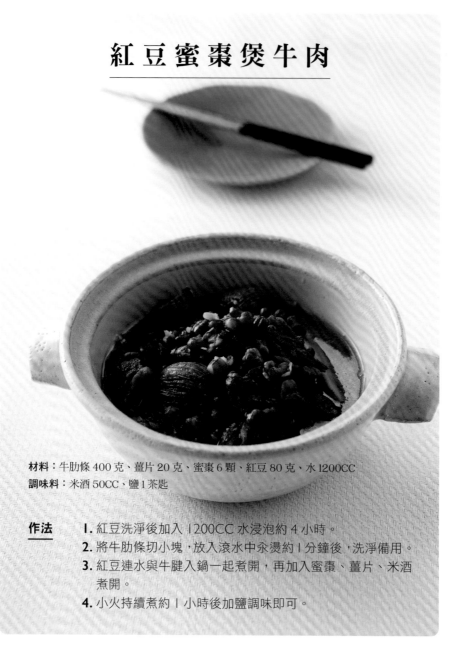

材料：牛肋條400克、薑片20克、蜜棗6顆、紅豆80克、水1200CC

調味料：米酒50CC、鹽1茶匙

作法

1. 紅豆洗淨後加入1200CC水浸泡約4小時。
2. 將牛肋條切小塊，放入滾水中汆燙約1分鐘後，洗淨備用。
3. 紅豆連水與牛腱入鍋一起煮開，再加入蜜棗、薑片、米酒煮開。
4. 小火持續煮約1小時後加鹽調味即可。

TIPS ｜以紅豆的自然甜增加料理的香甜滋味，只需簡單鹽、酒調味就很好吃。

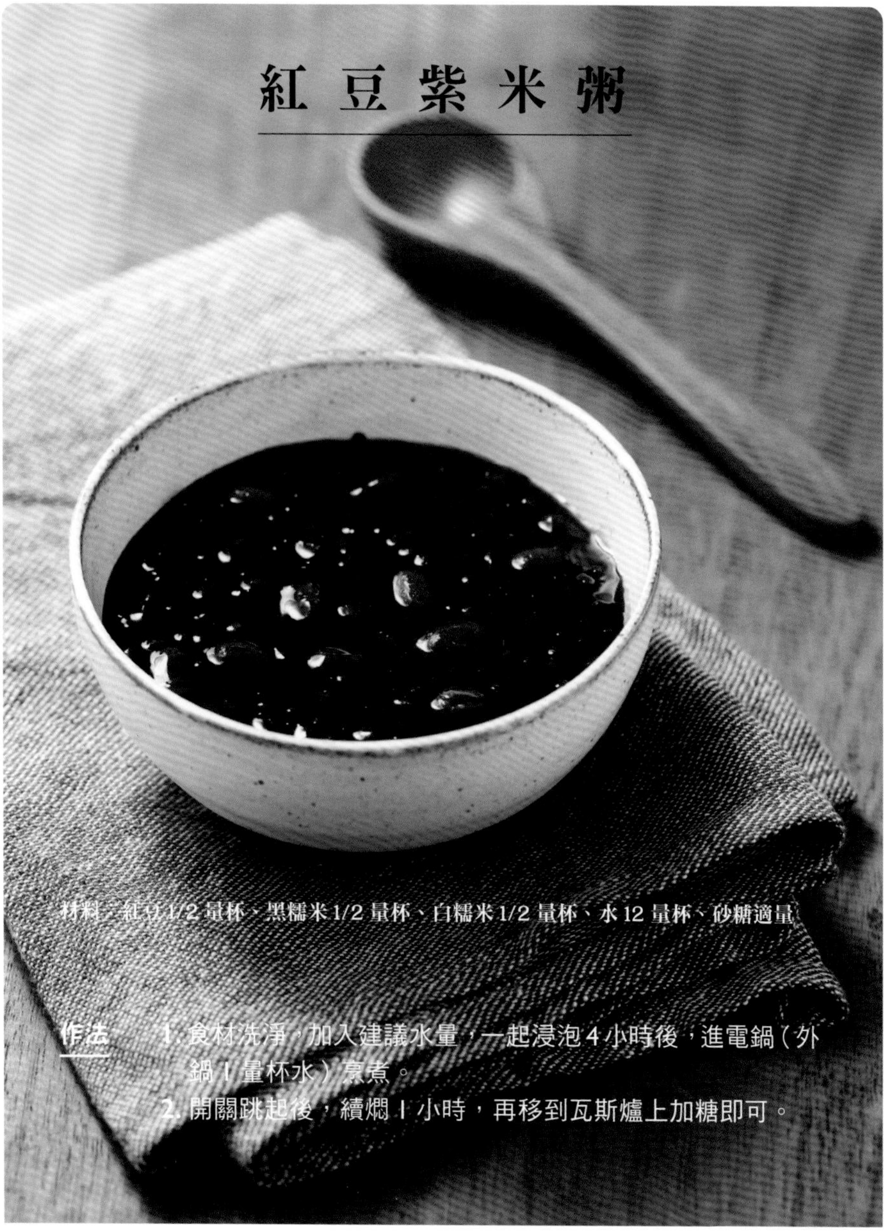

紅豆紫米粥

材料：紅豆1/2量杯、黑糯米1/2量杯、白糯米1/2量杯、水12量杯、砂糖適量

作法：
1. 食材洗淨，加入建議水量，一起浸泡4小時後，進電鍋（外鍋1量杯水）烹煮。
2. 開關跳起後，續燜1小時，再移到瓦斯爐上加糖即可。

TIPS | 1. 若是秋天，可用龍眼乾替代砂糖，將龍眼乾一起加入烹煮，秋食的味道。2. 可將紫米紅豆粥放入冰箱冷藏，冰涼的紅豆粥可加入少許的鮮奶（或椰奶）同食，非常對味。

豆類

綠豆

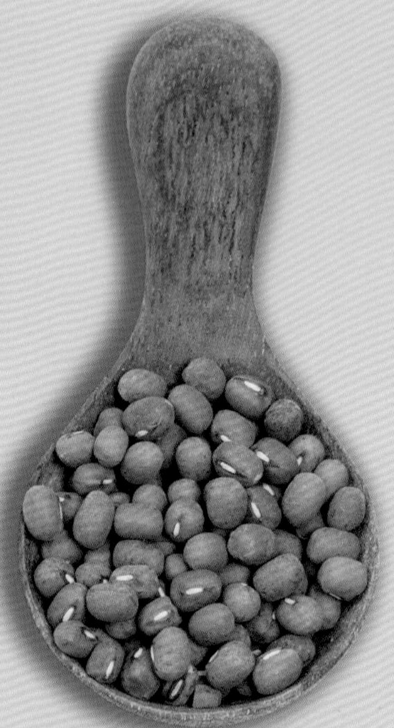

產地：印尼、泰國。台灣在嘉南平原種植，以台南栽植面積最廣，更是嘉義縣朴子的特產。

別名：青小豆、菉豆

季節：夏、秋

清熱營養助消化，最天然的消暑劑

台灣常見毛綠豆、油綠豆兩種，皆清熱去火，在夏天以帶皮綠豆煮粥或湯，是最好的天然消暑聖品。綠豆含有植物性蛋白質、澱粉質、維生素B群和礦物質等，其中維生素B1有助於碳水化合物的分解，能幫助消化，還有綠豆所含植物甾醇可替代膽固醇使其不被人體吸收，也具降低膽固醇的功效。

營養價值

蛋白質、碳水化合物、維生素A、維生素B1、維生素B2、維生素E、膳食纖維、鈣、鐵、鋅

料理前處理

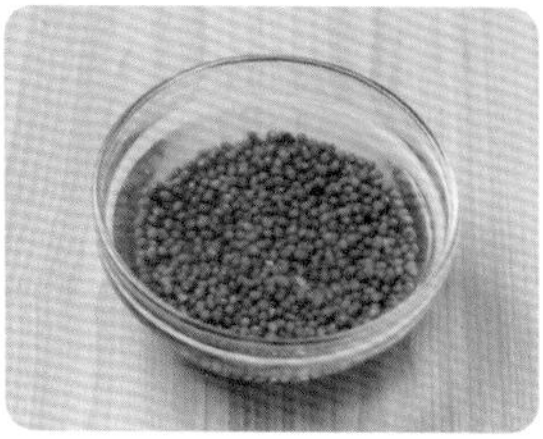

以冷水浸泡 30-60 分鐘。

使用禁忌

* 性涼，不能與中藥同服。
* 身體虛弱、女性月事來潮時不要食用。
* 空腹時盡量不要喝，對腸胃不好。

選購要點

顏色鮮豔不偏黃，富光澤，顆粒大小均勻，飽滿，完整無碎裂及蟲蛀。

保存方法

裝在乾燥的容器中，放在陰涼、乾燥處。

主要的食用方式

* 煮湯、煮飯粥，或做成綠豆沙、綠豆蒜等清涼冰品。
* 磨粉後，可製成各式甜品，如綠豆糕、綠豆椪。
* 提煉出來的澱粉，可製成冬粉、涼皮。
* 泡水發芽的綠豆芽含豐富維生素 C，營養更勝綠豆。

營養師觀點 Dietician	綠豆為豆科植物綠豆的種籽，是全穀根莖類的食物。富含醣類、植物性蛋白質、鈣、磷、鐵、維生素 B1、維生素 B2、維生素 E、膳食纖維、胡蘿蔔素等營養素。綠豆富含膳食纖維，有助於腸胃蠕動及促進排便；此外，含有維生素 B 群、E 的綠豆，對於抗老化及養顏美容多有助益。不過因屬涼性食物，容易手腳冰冷、體質虛弱、血壓較低者，不宜多食。

椰汁綠豆爽

材料：綠豆 200 克、水 1000CC
調味料：椰漿 100CC、細糖適量

作法

1. 綠豆洗淨後，以 1000CC 水浸泡約 1 小時。
2. 作法 1 的綠豆直接開火煮開至滾沸，撈去浮沫，轉小火蓋上鍋蓋，續煮約 40 分鐘。
3. 煮至綠豆表面有略微爆開，再依個人喜好加入適量的細糖，略拌勻後加入椰漿，關火燜約 10 分鐘即可。

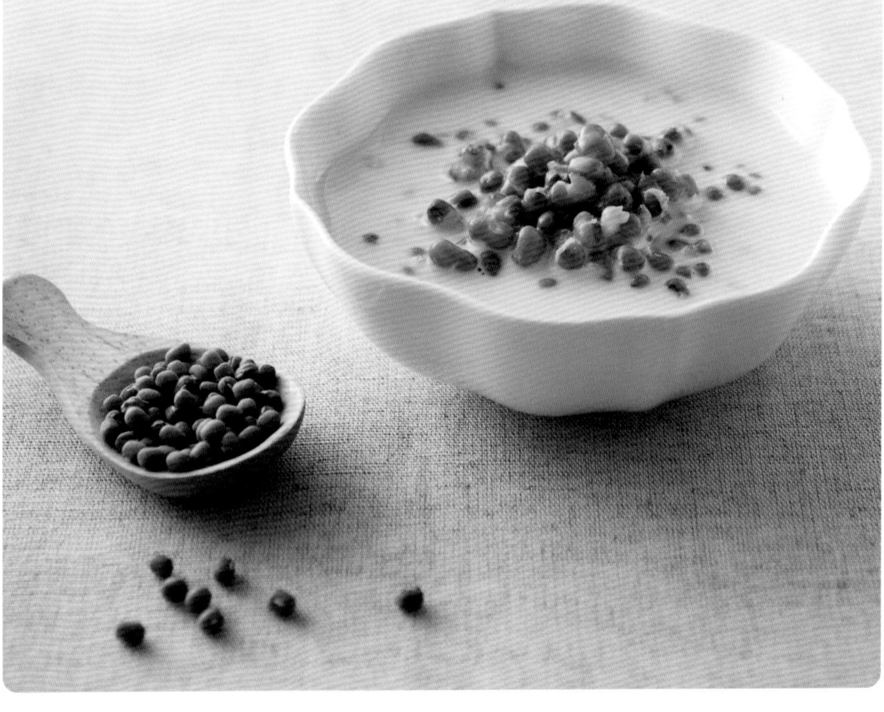

TIPS | 椰漿加熱過久，色澤及風味會變淡，加入的最好時機是綠豆煮好後再倒入風味較佳。

綠豆海帶排骨湯

材料：綠豆 50 克、排骨 300 克、海帶結 100 克、胡蘿蔔塊 80 克、薑片 10 克、水 1000CC

調味料：鹽 1 茶匙、米酒 2 大匙

作法

1. 綠豆洗淨泡水（配方外）1 小時後瀝乾備用。
2. 排骨剁小塊，放入滾水中汆燙約 1 分鐘，撈起放入鍋中。
3. 將海帶結、胡蘿蔔、薑片、水及作法 1 的綠豆加入作法 2 的鍋中。
4. 開火煮至滾沸後，轉小火使湯保持在微滾動的狀態下煮約 50 分鐘，最後放入調味料調味即可。

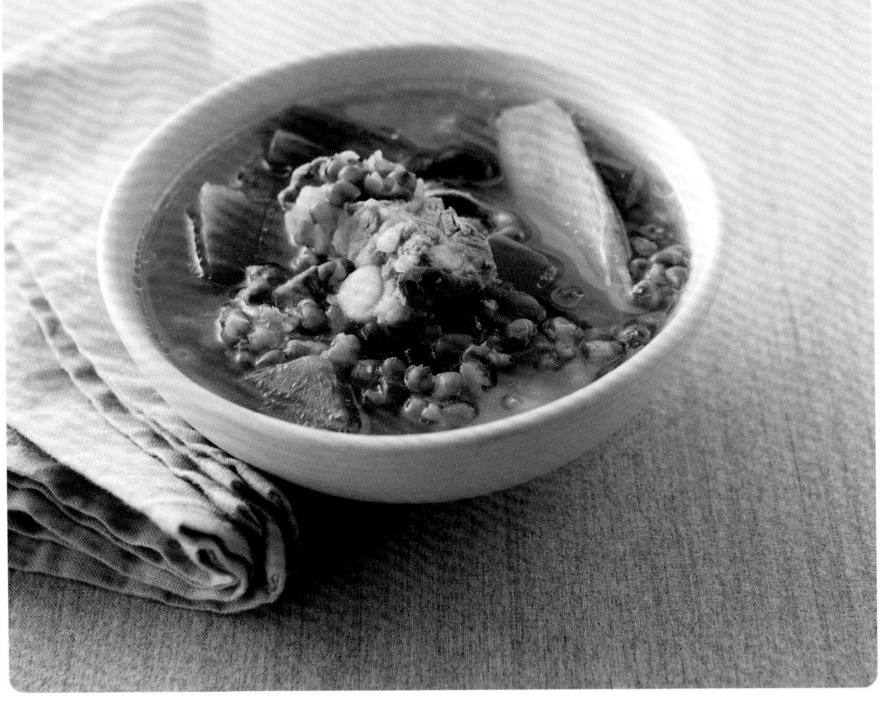

TIPS ｜綠豆一定要等到煮熟後再調味，不然容易出現煮不透的狀況。

豆類

黑豆

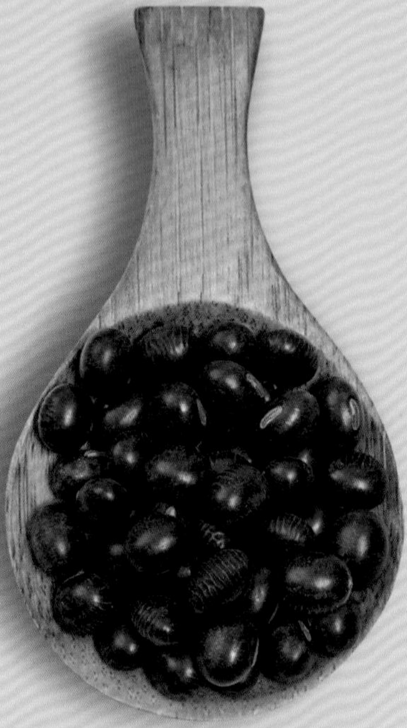

產地：雲林、嘉義、台南、屏東、花蓮，雲林等地

季節：冬、春

別名：烏豆、枝仔豆、黑大豆

高蛋白、低熱量的田中之肉

自古黑豆就有補腎強身、養顏美容的效果，主要是黑豆含有豐富的植物性蛋白質，尤其維生素A、E含量遠勝於黃豆，因此有「田中之肉」、「綠色的牛乳」美稱。加上黑豆皮含有花青素，是很好的抗氧化劑來源，能清除體內自由基，常保青春，經常食用還可烏髮、調整體質，幫助骨骼維持健康。

在台灣，黑豆有青仁及黃仁，青仁黑豆因香氣較足，多用於豆漿；黃仁黑豆顆粒較大，如做料理主角（如煮蜜黑豆時），即可選用黃仁黑豆。

營養價值

蛋白質、脂肪、維生素A、維生素E、鉀、鈣、鎂、鐵、碳水化合物、纖維質

保存方法

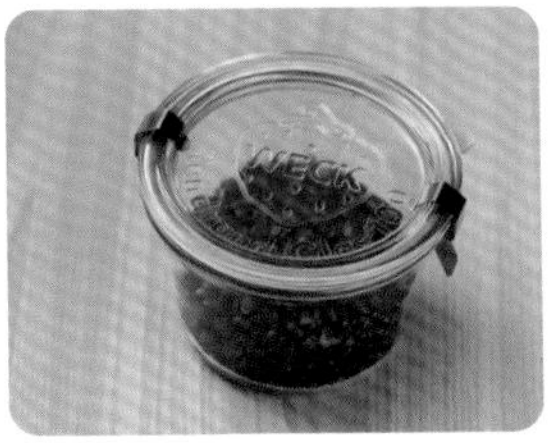

裝在密閉的容器中，放在陰涼、乾燥處；若無法盡快食用完畢，建議放入冰箱冷藏。

使用禁忌

豆類食用後易脹氣，腸胃消化不好或原本就易脹氣者應少量食用。

主要的食用方式

* 煮湯、做豆漿、以滾水略煮後當成茶水飲用。
* 蜜煮放涼後當小菜、乾鍋炒可當零嘴。
* 磨成粉可製成饅頭、泡酒可養生保健。
* 釀造黑豆醬油的主要原料，發酵後也能做成豆豉。

選購要點

色黑有光澤，顆粒均勻，飽滿，完整無碎裂及蟲蛀。

料理前處理

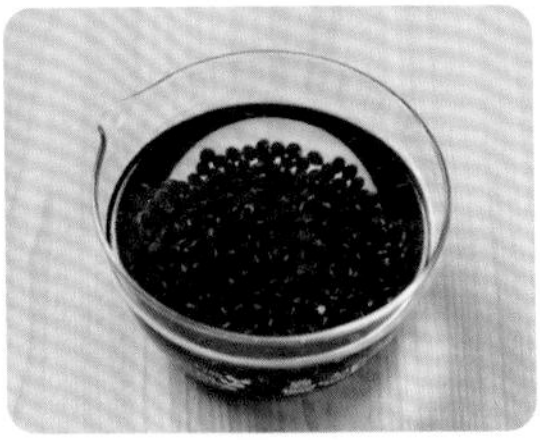

↓

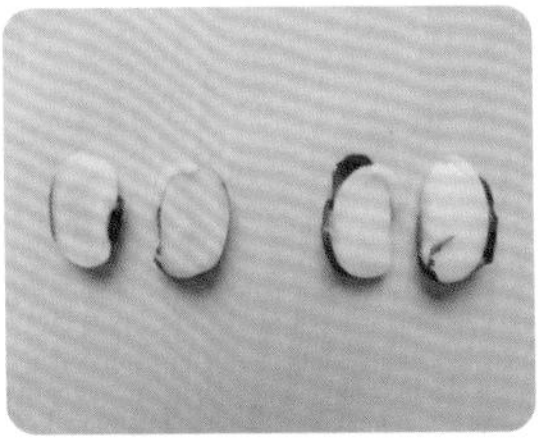

* 以冷水浸泡 6-8 小時；或洗過曬乾直接以小火炒 / 烤過，放冷入密封罐，料理時隨時取用（如 87、114 頁）。
* 浸泡黑豆時，剝開兩片子葉，當整片顏色一致時（如圖右），就是泡開了。

營養師觀點 Dietician	蛋白質佔 34-40%，是高品質的植物蛋白，易於人體消化吸收。油脂佔 15%，主要是不飽和脂肪酸（油酸、亞麻油酸）。黑豆所含的植物性固醇，可與其他食物中的膽固醇類相互競爭吸收，可降低血中膽固醇。此外，黑豆也富含維生素 E、花青素及異黃酮，這些成分具抗氧化能力，搭配牛奶，做成黑豆牛奶或黑豆豆漿都是不錯的選擇，也可選擇烘烤的黑豆。

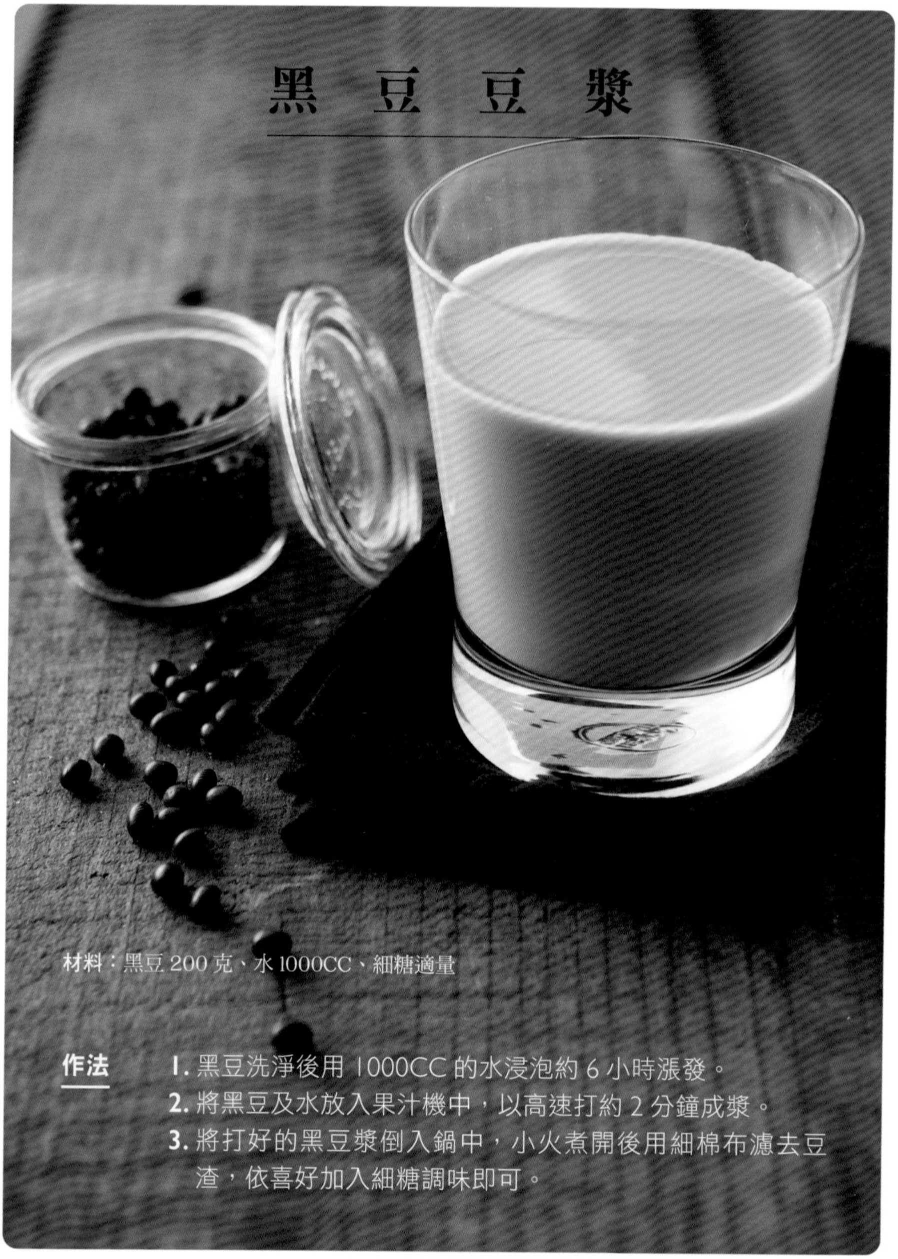

黑豆豆漿

材料：黑豆 200 克、水 1000CC、細糖適量

作法

1. 黑豆洗淨後用 1000CC 的水浸泡約 6 小時漲發。
2. 將黑豆及水放入果汁機中，以高速打約 2 分鐘成漿。
3. 將打好的黑豆漿倒入鍋中，小火煮開後用細棉布濾去豆渣，依喜好加入細糖調味即可。

TIPS ｜黑豆泡水後花青素會釋出，水可不用倒掉，直接與黑豆一起打成漿。

麥芽蜜黑豆

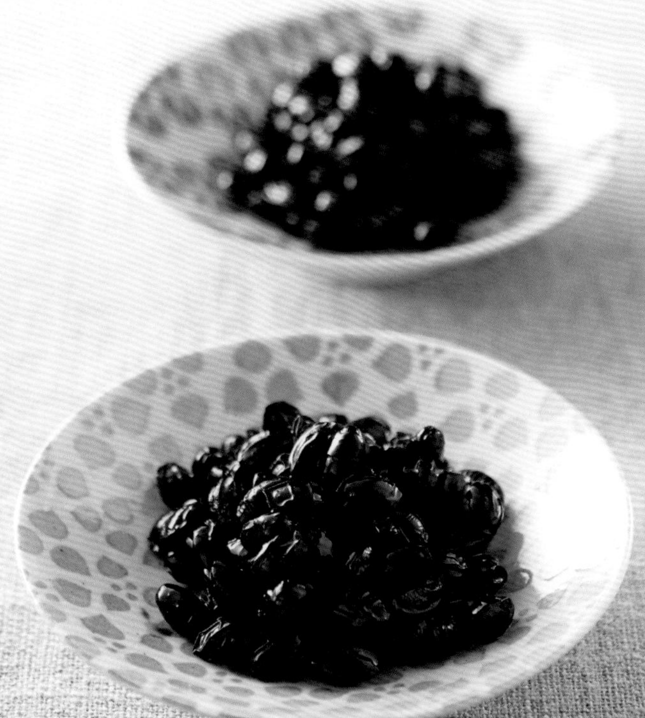

材料：黑豆 200 克、水 500CC、醬油 3 大匙、米酒 2 大匙、細糖 5 大匙、麥芽 50 克

作法

1. 黑豆洗淨後放入湯鍋，用 500CC 的水浸泡約 6 小時漲發。
2. 將作法 1 的鍋移至瓦斯爐上，加入醬油、米酒、細糖，開火煮滾後蓋上鍋蓋，以小火煮約 40 分鐘。
3. 加入麥芽，持續燜煮至湯汁黏稠，關火再燜 20 分鐘即可。

黑　豆　茶

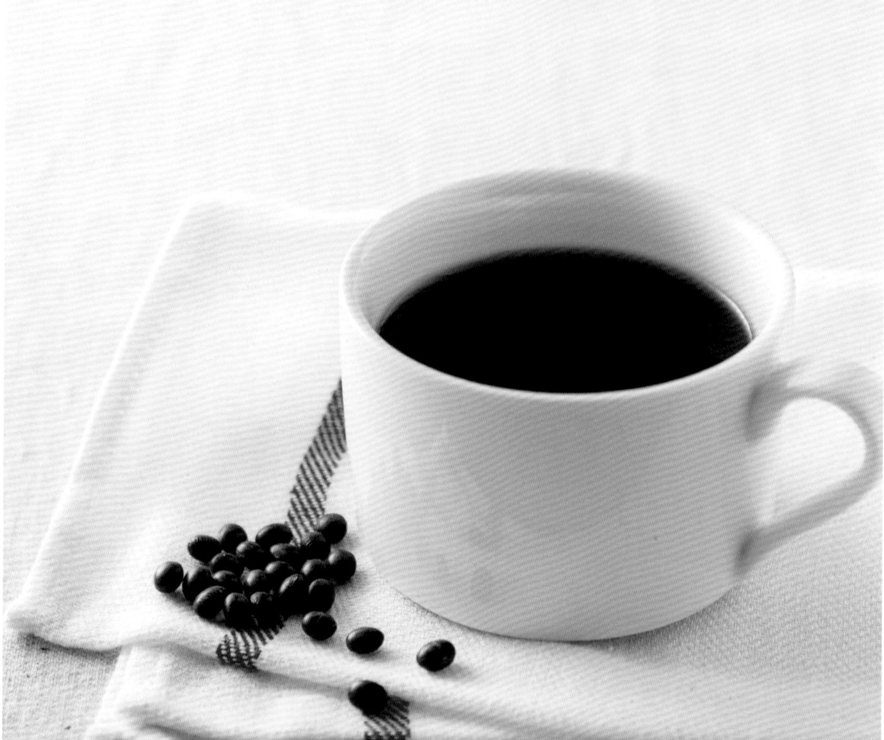

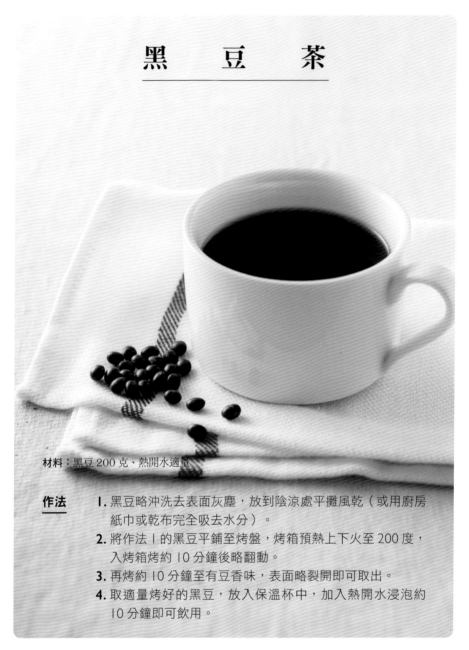

材料：黑豆 200 克、熱開水適量

作法

1. 黑豆略沖洗去表面灰塵，放到陰涼處平攤風乾（或用廚房紙巾或乾布完全吸去水分）。
2. 將作法 1 的黑豆平鋪至烤盤，烤箱預熱上下火至 200 度，入烤箱烤約 10 分鐘後略翻動。
3. 再烤約 10 分鐘至有豆香味，表面略裂開即可取出。
4. 取適量烤好的黑豆，放入保溫杯中，加入熱開水浸泡約 10 分鐘即可飲用。

TIPS | 1. 黑豆洗時略過水即可，切勿浸泡過久，以免花青素流失。2. 要烤到黑豆表面略裂開，一次可多烤些，放涼後裝在密封罐中，約可保存一個月。3. 烤過的黑豆煮飯時可加一些，或和雞肉一起熬煮成黑豆雞湯。

黑豆雞湯

材料：炒焙或烤過的黑豆 50 克、雞腿一隻切塊（也可用排骨替代）、枸杞少許（大約 20 顆）、水 2500CC、薑 4 片、鹽適量

作法

1. 將雞腿肉切塊汆燙。
2. 所有食材放入，以電鍋烹煮（外鍋 2 量杯水），煮好後續燜 1 小時，調味即可。

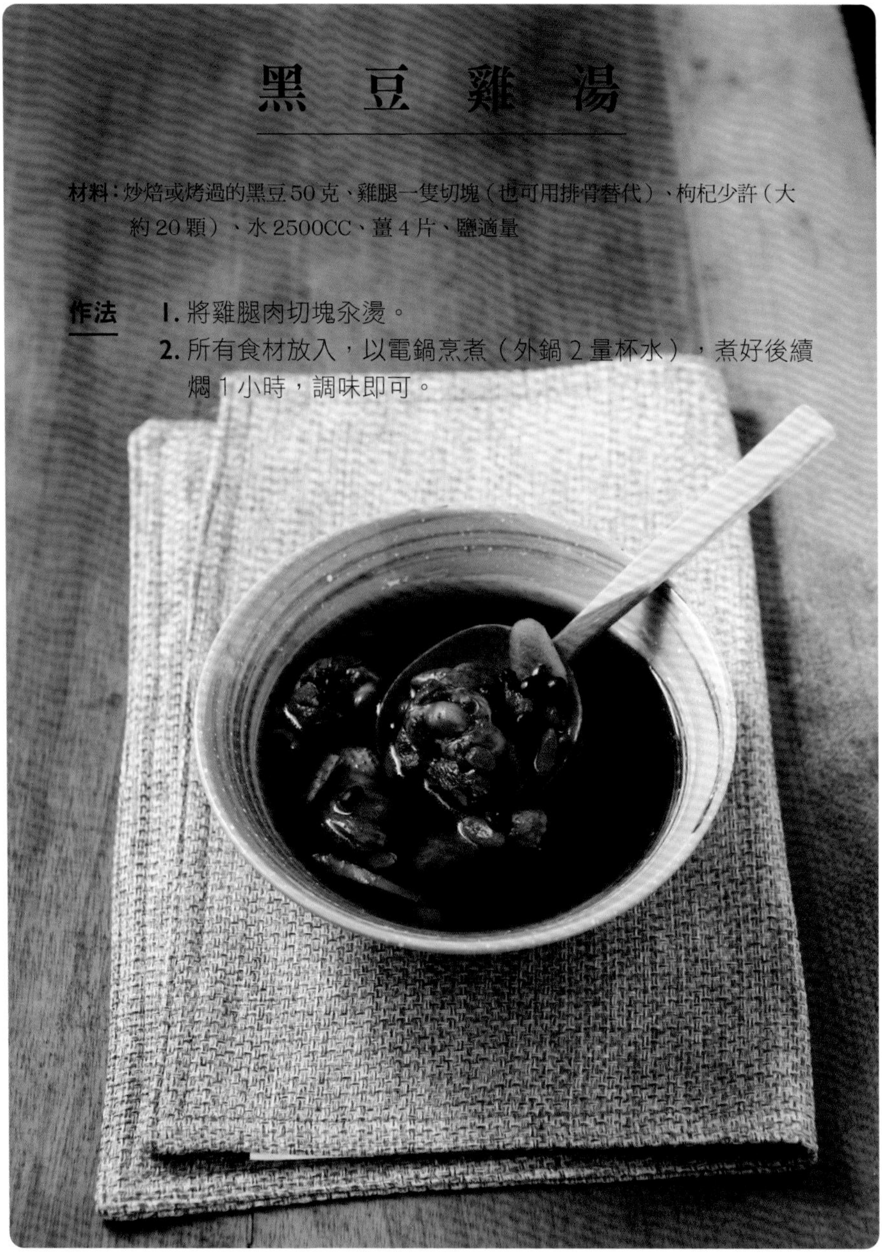

TIPS ｜烤過的黑豆會有股濃濃的豆焦香，一起烹煮，使雞湯的味道更迷人。

豆類

花豆

產地：雲林、屏東

別名：花柳豆、赤花菜豆、腎豆、花仔豆、紅花菜豆

季節：冬、春

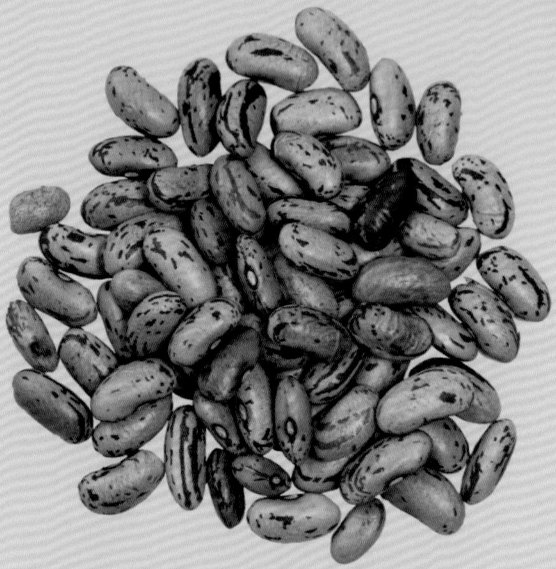

營養豐富自然甜，最健康的零嘴

花豆依花色有不同品種，外觀因形狀規則有如腎臟，有人稱之為「腎豆」，又因全身布滿紅色斑紋而得名。富含豐富的蛋白質，可提供身體製造肌肉和血液等組織養分，只是澱粉及醣類含量亦高，屬高熱量食物，少量食用可以強身健體、倍增力量。

營養價值

蛋白質、碳水化合物、醣類、維生素B群、磷、鐵、鈣、鉀

保存方法

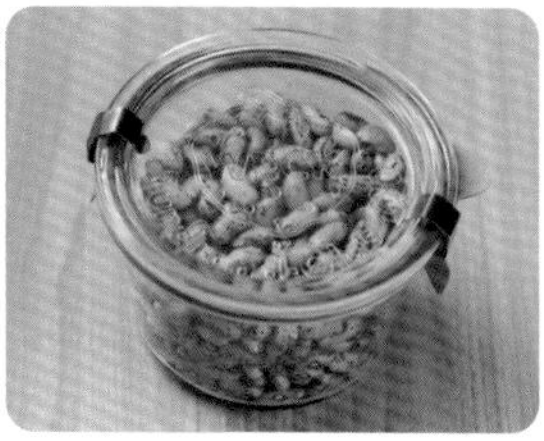

裝在乾燥的容器中，放在陰涼、乾燥處；或直接放入冰箱冷藏。

選購要點

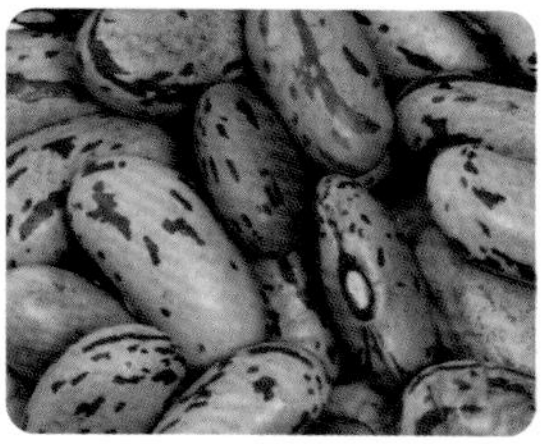

豆大飽滿，摸來堅硬結實，表皮有光澤，帶有白色或紅斑花色的為佳。

主要的食用方式

* 煮湯、煮八寶粥或五穀雜糧飯。
* 煮成蜜汁處理，做為豆花、剉冰、無糖豆漿或糕餅的配料。

料理前處理

以冷水浸泡 4 小時。

使用禁忌

* 普林含量不低，患有痛風、尿酸過高或肝腎功能不佳者應酌量食用。
* 鉀元素較多，盡可能不與鈉含量高的食物一起食用，以免鉀流失。
* 甜度及澱粉含量高，減肥者不適合拿來食用。

營養師觀點 Dietician	含有醣類、蛋白質、膳食纖維、維生素 B1、維生素 B2、磷、鐵、鈣等營養素。且富含膳食纖維，可促進消化，預防並改善便祕。不過鉀元素含量高，因腎臟病患不宜攝取過多的鉀，食用量需小心控制。

蜜　花　豆

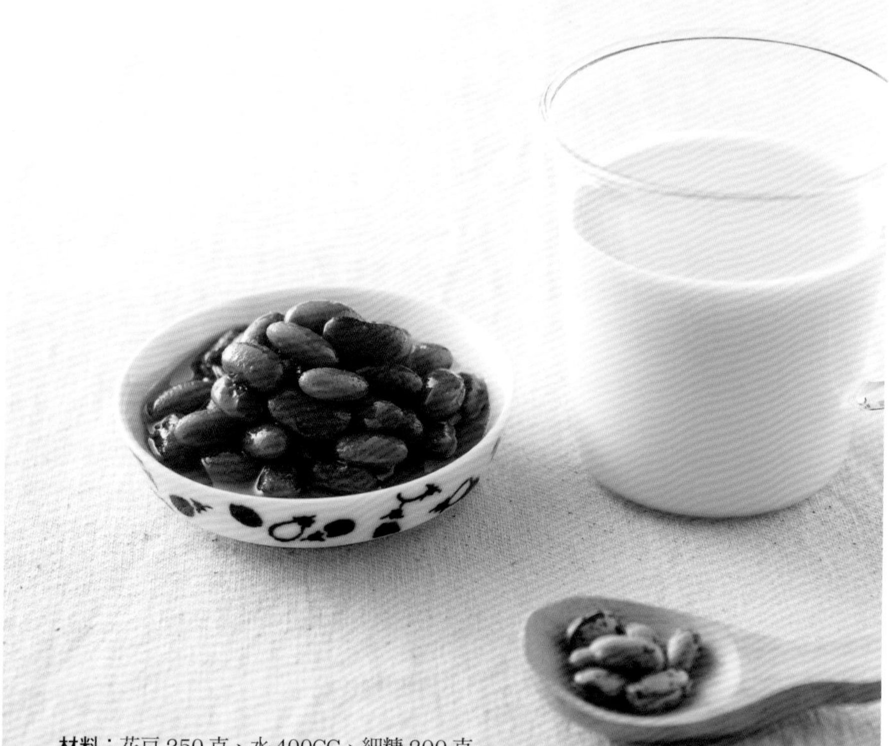

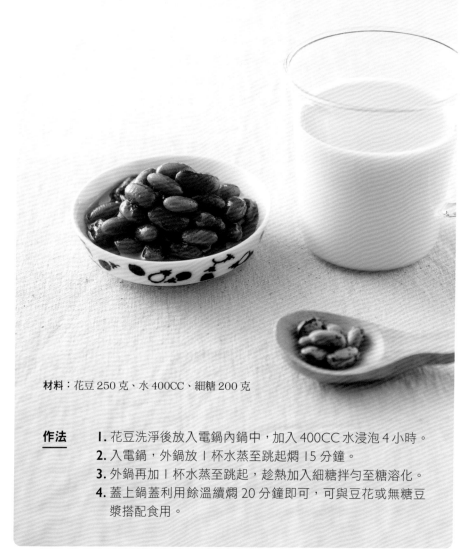

材料：花豆250克、水400CC、細糖200克

作法

1. 花豆洗淨後放入電鍋內鍋中，加入400CC水浸泡4小時。
2. 入電鍋，外鍋放1杯水蒸至跳起燜15分鐘。
3. 外鍋再加1杯水蒸至跳起，趁熱加入細糖拌勻至糖溶化。
4. 蓋上鍋蓋利用餘溫續燜20分鐘即可，可與豆花或無糖豆漿搭配食用。

TIPS | 蜜漬豆類時，若用火直接煮，火候不易控制，容易有爆開情形，用電鍋燜煮或蒸籠蒸，較能維持外觀完整不破。

花豆火腿湯

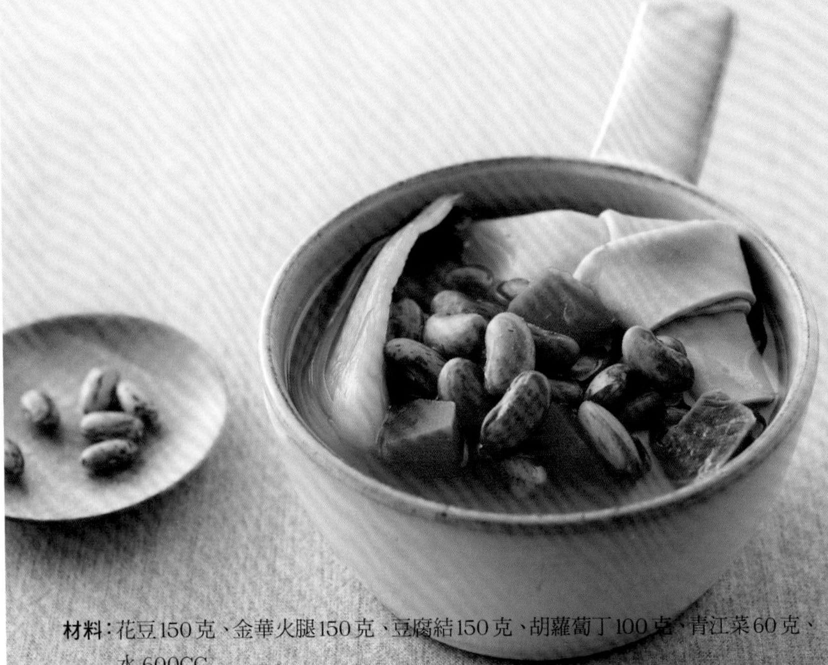

材料：花豆150克、金華火腿150克、豆腐結150克、胡蘿蔔丁100克、青江菜60克、水600CC

調味料：鹽1/2茶匙、紹興酒1大匙、糖1/4茶匙

作法

1. 花豆洗淨泡水4小時後瀝乾。
2. 火腿洗淨後切小塊，放入滾水汆燙後，用冷水沖涼備用。
3. 青江菜切絲，備用。
4. 將除青江菜以外的所有食材一起放入鍋中，再倒入水、酒。
5. 開火煮至滾沸後轉微火，使湯保持在微滾動的狀態下，約煮1小時後放鹽調味，再加入青江菜絲即可。

豆類

米豆

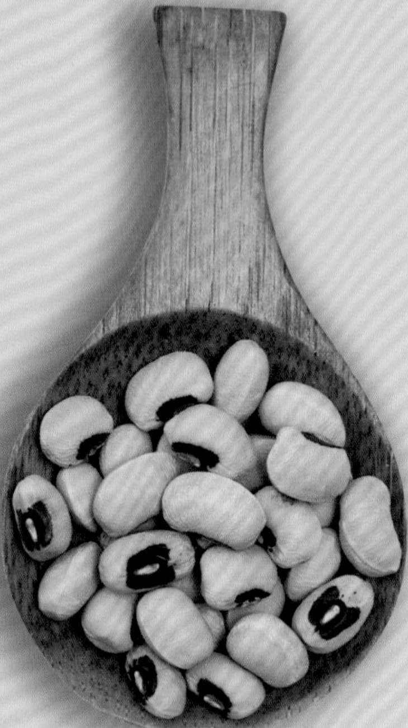

產地：美國、緬甸；台灣：雲林、嘉義、台南、台東等地

別名：飯豆、飯豇豆、甘豆、眉豆、蛋白豆、赤山豆

季節：冬、春

能代替米飯的蛋白質，嬰幼兒副食品第一名

營養成分豐富的米豆，因含易於消化吸收的植物性蛋白質，常與稻米同煮成粥或飯，因可代替米飯，才被俗稱為米豆或飯豆。其鈣質、鐵質、葉酸含量皆高於其他豆類，還含有比其他五穀類更豐富的離胺酸和色胺酸，是很好的營養補給來源，因盛產於南方，在南方客家人的餐桌上算是很普遍的家常食材。

營養價值

蛋白質、維生素A、維生素B群、維生素C、維生素E、葉酸、鉀、鈣、鎂、磷、鐵、鋅、膳食纖維

保存方法

裝在乾燥的容器中，放在陰涼、乾燥處；或直接放入冰箱冷藏。

使用禁忌

食用過多，易導致脹氣。

主要的食用方式

* 煮粥飯、湯、包粽子或與肉類同燒煮。
* 煮熟壓成泥，是很棒的嬰幼童副食品。
* 加工製成豆簽。

美味混搭

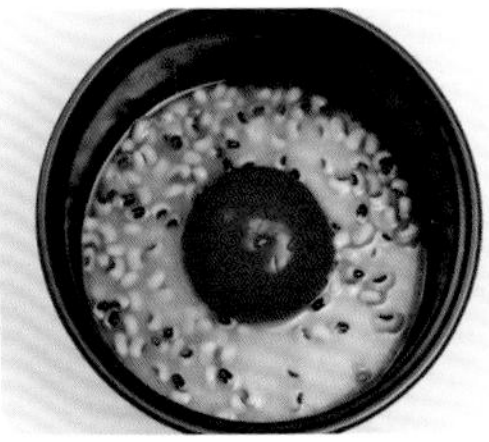

米豆很適合和米飯一起食用。牛番茄便是增加香氣味道的祕密武器。將整顆番茄、米豆與白米一起入電鍋，等等好味就上桌！

選購要點

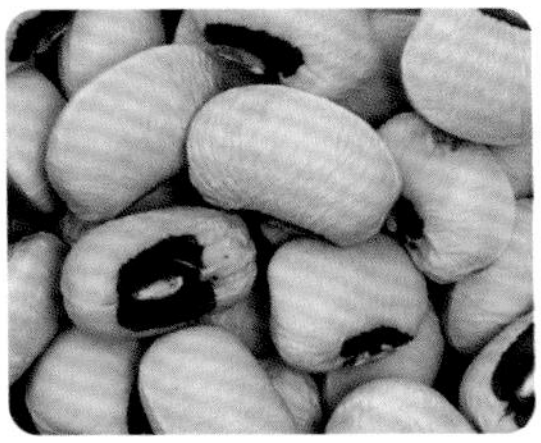

顏色淡黃、有光澤，顆粒大、飽滿，表面無皺紋及蟲蛀。

料理前處理

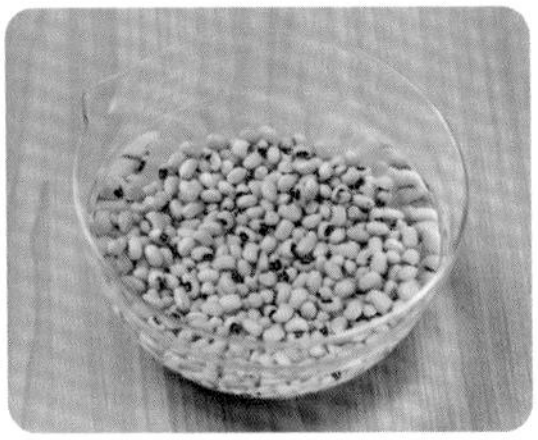

以冷水浸泡 1-2 小時，或用沸水稍燙後，再開始料理。

營養師觀點 Dietician	米豆衣的 B 族維生素含量特別豐富，米豆則是提供了易於消化吸收的優質蛋白，營養價值很高，因含有比其他五穀類更豐富的離胺酸和色胺酸，因此米豆可添加在其他五穀類中做為胺基酸互補。但米豆也易造成脹氣，建議可搭配米飯一起食用。

米豆香菇鳳爪湯

材料：米豆 100 克、雞腳 300 克、泡發香菇 50 克、薑片 15 克、水 800CC
調味料：米酒 50CC、鹽 1/2 茶匙

作法

1. 米豆洗淨泡水 2 小時後瀝乾，備用。
2. 雞腳剁去腳趾，去掉脛骨後汆燙洗淨瀝乾，備用。
3. 將水加入湯鍋，煮開後放入作法 1、2 的材料及泡發香菇、薑片、米酒。
4. 蓋鍋蓋，煮開後轉小火燉煮約 30 分鐘後，加鹽調味即可。

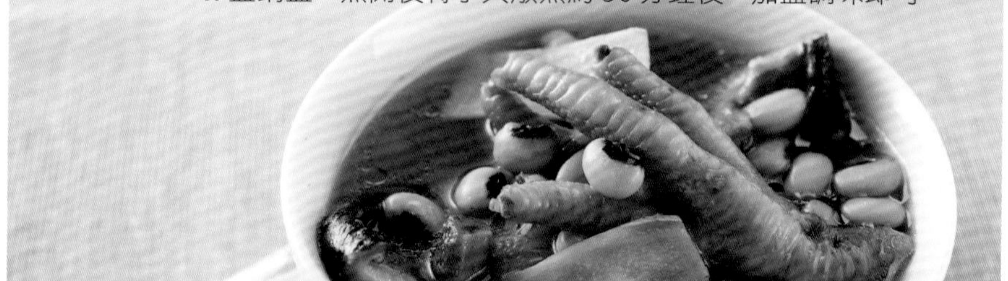

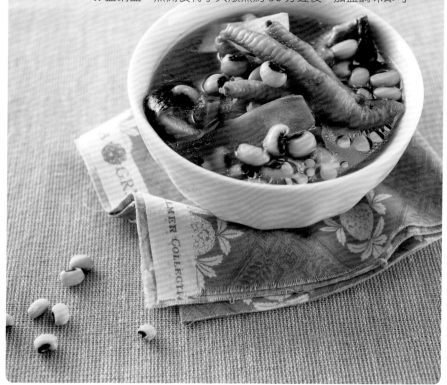

番茄米豆炊飯

材料：米豆100克、番茄150克、白米140克、水150CC、鹽1/4茶匙、橄欖油1茶匙

作法

1. 米豆洗淨泡水2小時後瀝乾、番茄洗淨去蒂頭。
2. 米洗淨瀝乾後放入內鍋中，加入米豆、整顆番茄、鹽、水，橄欖油，放入電鍋中。
3. 外鍋加1杯水，按下開關，蒸至跳起後再燜5分鐘，取出後先挑去番茄皮，拌勻即可。

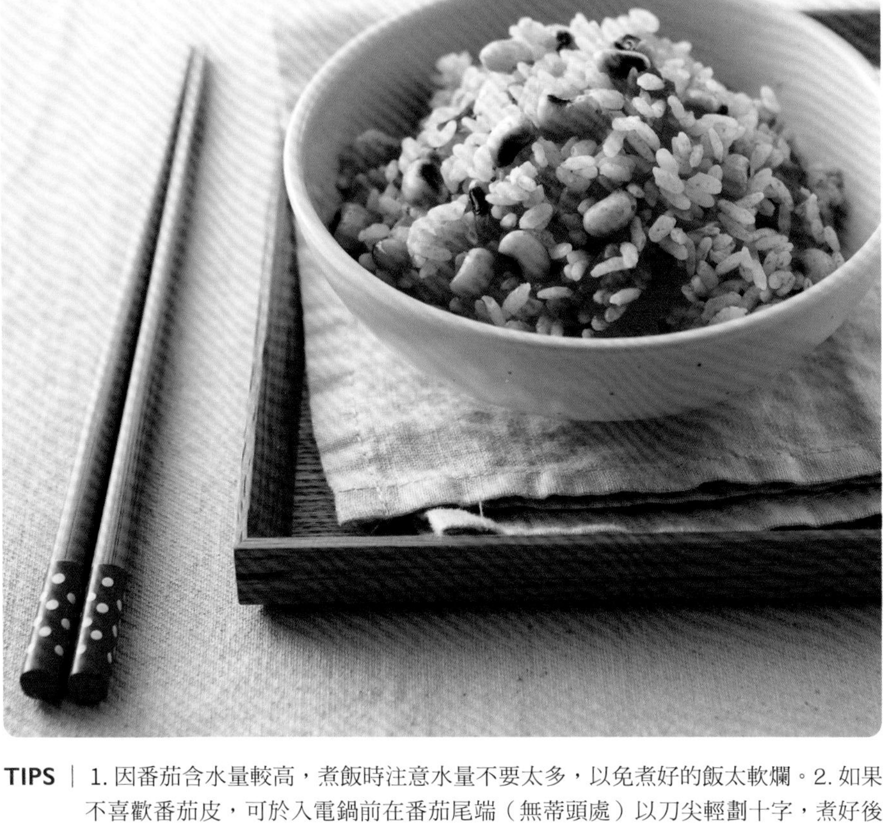

TIPS | 1. 因番茄含水量較高，煮飯時注意水量不要太多，以免煮好的飯太軟爛。2. 如果不喜歡番茄皮，可於入電鍋前在番茄尾端（無蒂頭處）以刀尖輕劃十字，煮好後即可輕鬆去皮。

豆類

紅扁豆

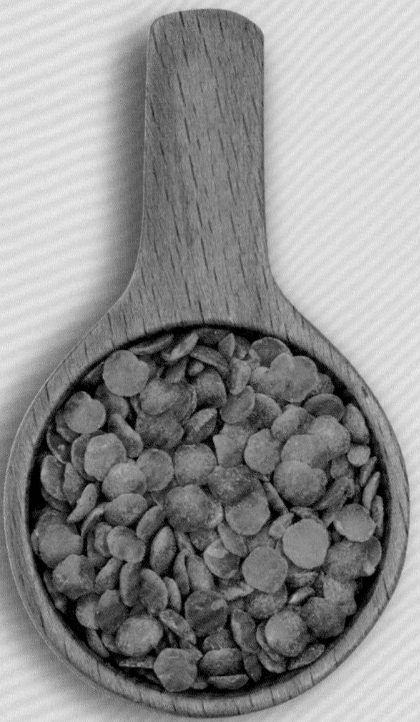

產地：以加拿大、土耳其為大宗

別名：橙扁豆、肉豆、紅肉豆、火鐮扁豆、峨眉豆、扁豆子、紫花鵲豆、茶豆

季節：秋、冬

維生素B最高，讓人充滿活力

扁豆的成熟種子，常見有兩種，開白花的叫白扁豆，豆肉厚、半月形，多為藥用；開紅花的叫紅扁豆，豆肉薄，色偏橙色，煮熟後微甜且豆香十足，含有各種豐富的維生素B群、C及鐵等營養，尤其扁豆衣的維生素B特別豐富，其中維生素B2為構成輔（酶）的一種成分，能參與能量代謝，而紅扁豆還可以緩和眼部疲勞、消炎傷口，更有清肝解毒、抗老防衰等，是天然好吸收的維他命丸。

營養價值

蛋白質、脂肪、醣類、維生素A、維生素B群、維生素C、生物鹼、酪氨酸酶、鈣、磷、鐵、食物纖維

保存方法

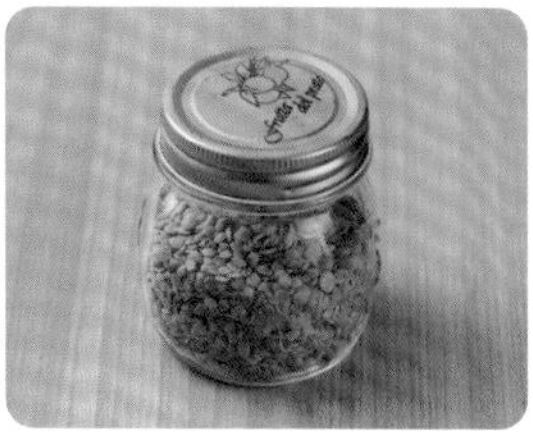

密封裝好，置放於陰涼、通風處，或放冰箱冷藏保存更好。

選購要點

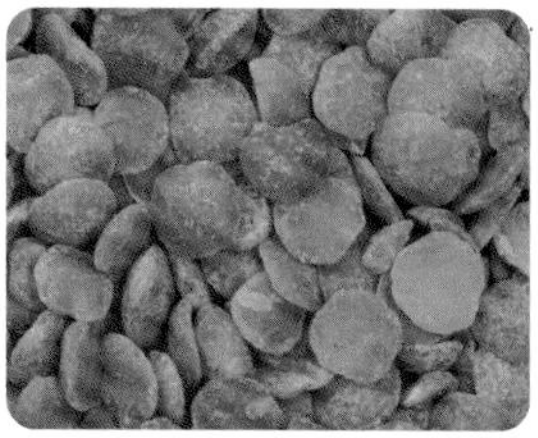

色橘粉紅，外形完整，無破碎雜質的最好。

使用禁忌

不可生食！因生扁豆含有皂素和血凝素兩種毒素，必須靠高溫才能被破壞，若不小心誤食，會破壞體內紅血球細胞的建立，刺激腸胃黏膜，影響身體健康。

煮熟前 VS. 煮熟後

雖然叫做紅扁豆，但煮熟後就變成黃色了！可別以為自己買錯囉。

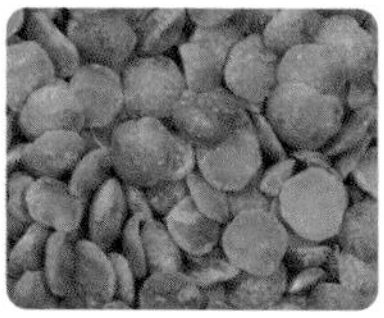

煮熟前

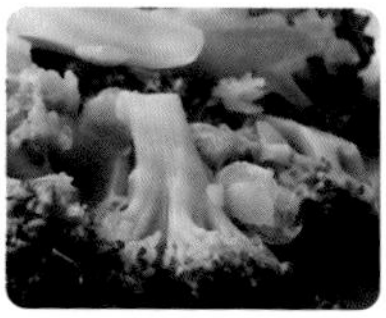

煮熟後

料理前處理

顆粒狀的紅扁豆需泡水 1 小時；片狀的則不用浸泡。

主要的食用方式

* 本身沒有太多的味道，與白米一起煮，很香卻不搶味。
* 蒸熟後當成餡料與生菜沙拉拌著吃。
* 可與其他的五穀雜糧一起打成好喝的精力湯。

營養師觀點 Dietician	營養豐富，包括蛋白質、醣類、脂肪、鈣、磷、鐵及膳食纖維，微生素 B1、B2、C 和泛酸等。可煮飯或搭配沙拉食用。

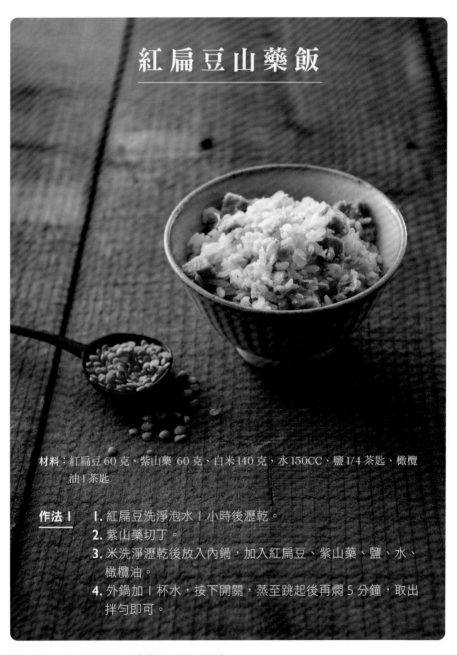

紅扁豆山藥飯

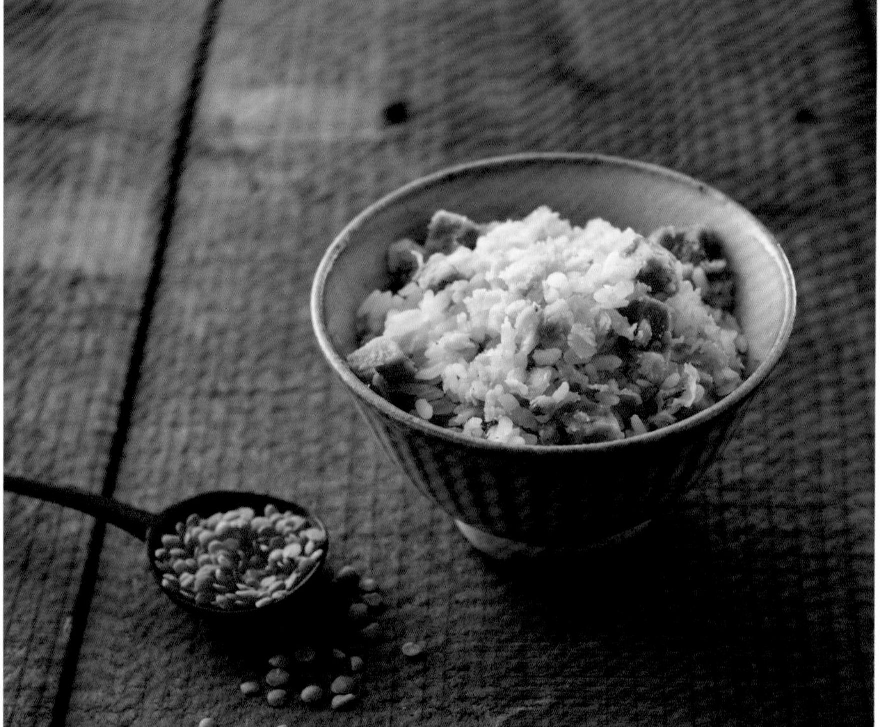

材料：紅扁豆 60 克、紫山藥 60 克、白米 140 克、水 150CC、鹽 1/4 茶匙、橄欖油 1 茶匙

作法 |

1. 紅扁豆洗淨泡水 1 小時後瀝乾。
2. 紫山藥切丁。
3. 米洗淨瀝乾後放入內鍋，加入紅扁豆、紫山藥、鹽、水、橄欖油。
4. 外鍋加 1 杯水，按下開關，蒸至跳起後再燜 5 分鐘，取出拌勻即可。

TIPS | 紅扁豆煮熟後會變成黃色，屬自然現象。

紅扁豆花椰菜

材料：紅扁豆1茶匙、綠花椰菜1顆、蒜頭3瓣、鹽巴適量

作法

1. 先將紅扁豆浸泡1小時，瀝乾備用。
2. 熱鍋加少許油將蒜頭煸香，加入花椰菜同炒，再放進瀝乾後的紅扁豆。
3. 加點水燜炒，直到花椰菜跟紅扁豆煮熟後（紅扁豆呈黃色），即可盛盤。

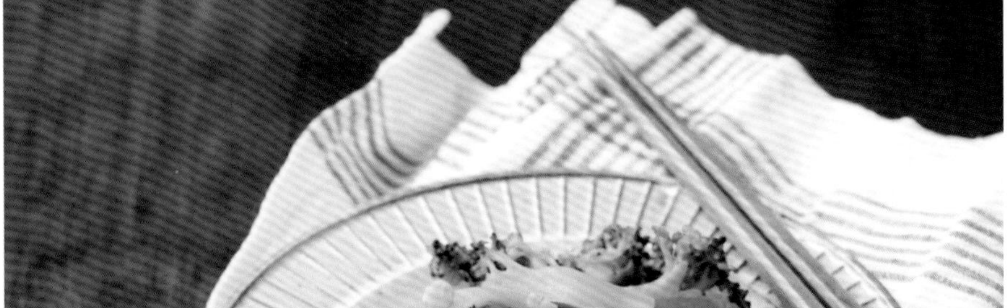

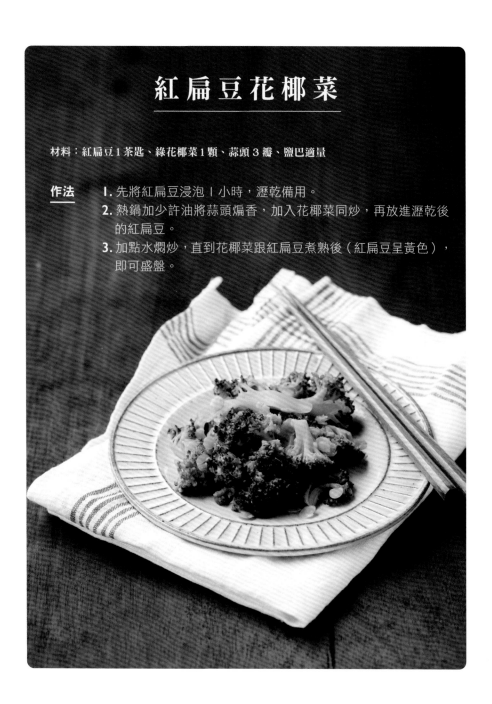

豆類

蠶豆

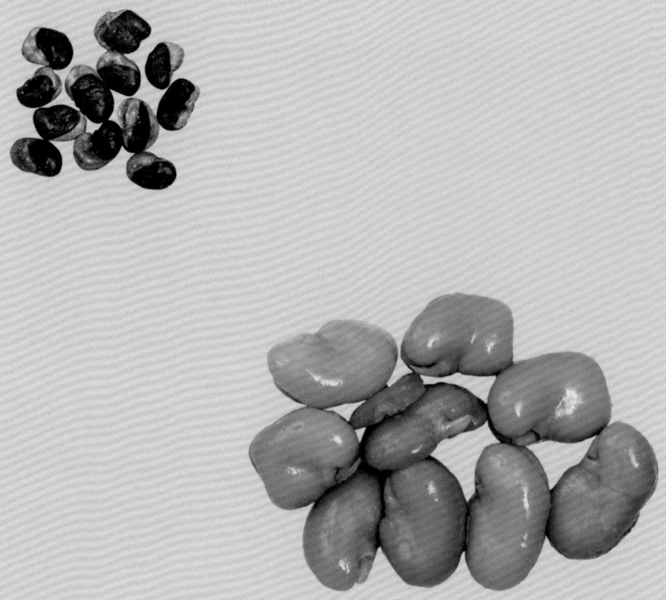

由上至下為炸蠶豆、鮮蠶豆

產地：雲林

別名：夏豆、胡豆、佛豆、川豆、倭豆、羅漢豆

季節：春、夏

8種必需胺基酸，營養補腦好吸收

中國蠶豆相傳為西漢張騫自西域引入，因李時珍說：「豆莢形似老蠶，故名蠶豆。」它不只營養豐富，還含有8種必需胺基酸，是能當蔬菜、藥材、飼料、綠肥的多元雜糧。

新鮮的蠶豆入菜口感類似皇帝豆，含有磷脂、膽鹼，有增強記憶、健腦的作用，另也含鉀，能提高人體的水分代謝，特別適合想減肥及用腦過度者食用。

營養價值

蛋白質、鉀、鈉、鈣、鋅、鎂、錳、鐵、磷脂、維生素C&E、碳水化合物

保存方法

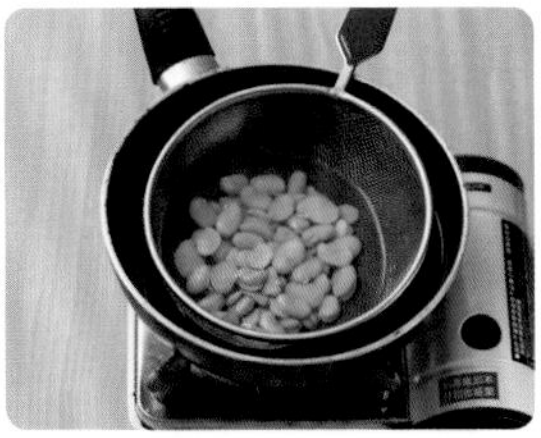

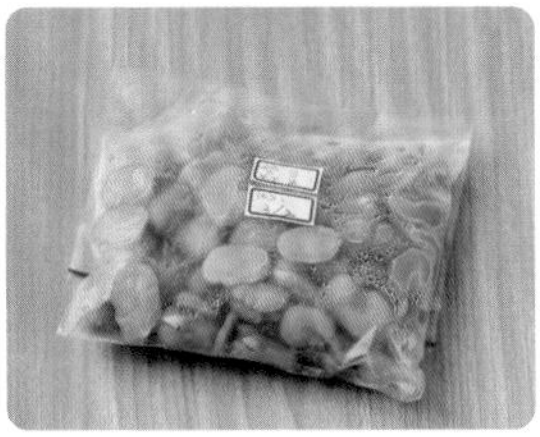

鮮蠶豆可用開水燙熟，放涼後瀝乾，包好放入冰箱冷凍，可保存約 1 個月。

使用禁忌

* 蠶豆過敏者及患有蠶豆症者忌食。
* 罹患痔瘡出血、消化不良、慢性結腸炎、尿毒症等病人不宜食用。

選購要點

* 未成熟的豆莢：肥厚鮮綠，莢內有絲絨狀的茸毛，豆子扁平，翠綠。
* 成熟的豆莢：深咖啡色或黑色。

料理前處理

剝去外皮後炒菜，口感較佳。（一般汆燙後的蠶豆會自動脫殼，屬自然現象。）

主要的食用方式

* 新鮮豆粒：煮湯、炒菜或泡水發芽可當成蔬菜。
* 乾燥的豆粒：可油炸調味成蠶豆酥。
* 加工製成豆瓣醬。

在台灣鮮蠶豆不易買到，酥炸蠶豆較常見，可直接食用或入菜。不過每年清明左右市場上會出現少量的鮮蠶豆，可別誤以為是皇帝豆喔。

營養師觀點 Dietician	含多種營養物質，蛋白質含量僅次於大豆，蠶豆中也含有磷脂、膽鹼，有助於記憶和健腦的功能。所含的鉀能提高水分代謝。但蠶豆含有致敏物質，過敏體質的人吃了會產生不同程度的過敏或急性溶血等中毒症狀，即俗稱的蠶豆症。

蠶豆玉米羹

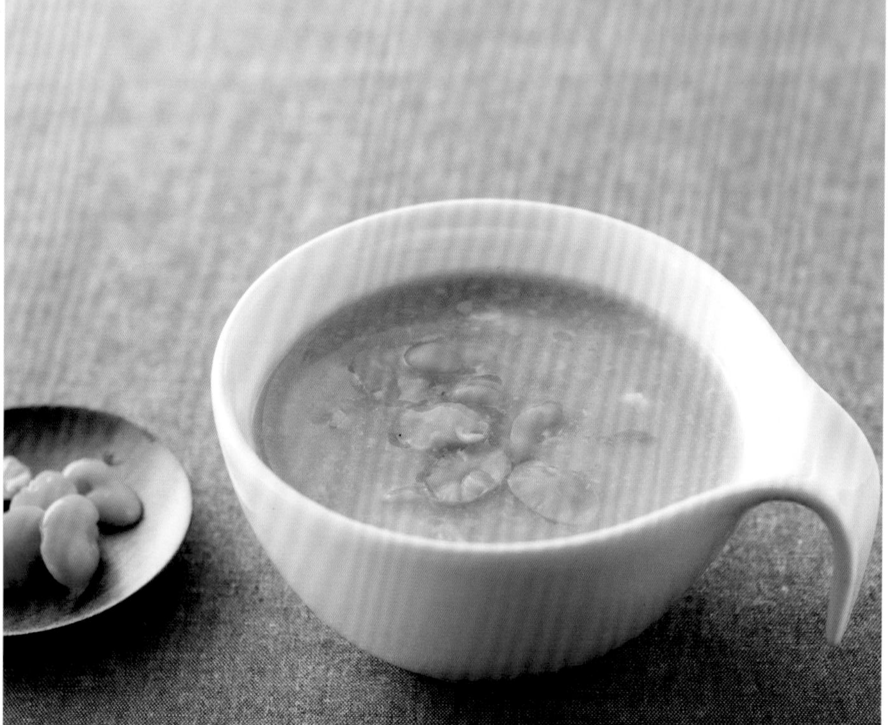

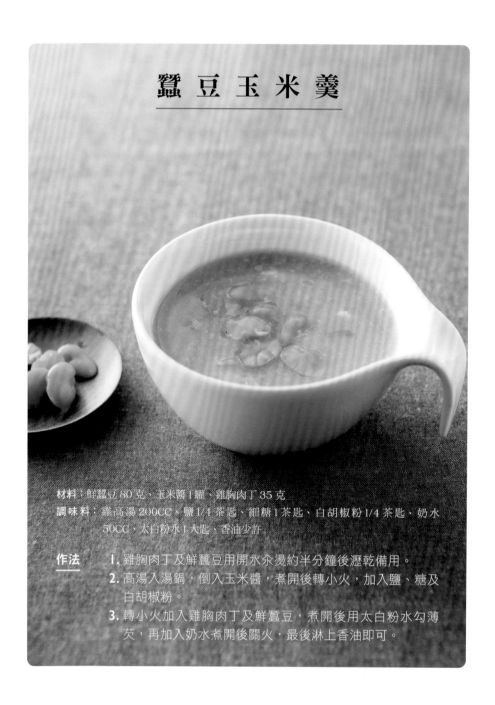

材料：鮮蠶豆80克、玉米醬1罐、雞胸肉丁35克

調味料：雞高湯200CC、鹽1/4茶匙、細糖1茶匙、白胡椒粉1/4茶匙、奶水50CC、太白粉水1大匙、香油少許

作法

1. 雞胸肉丁及鮮蠶豆用開水汆燙約半分鐘後瀝乾備用。
2. 高湯入湯鍋，倒入玉米醬，煮開後轉小火，加入鹽、糖及白胡椒粉。
3. 轉小火加入雞胸肉丁及鮮蠶豆，煮開後用太白粉水勾薄芡，再加入奶水煮開後關火，最後淋上香油即可。

香酥蠶豆雞丁

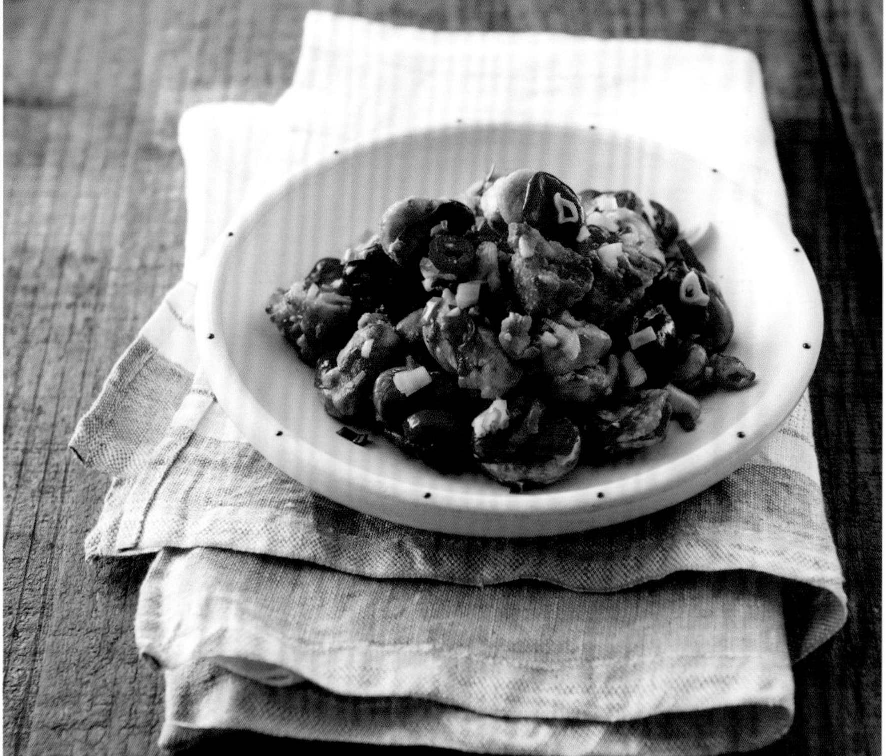

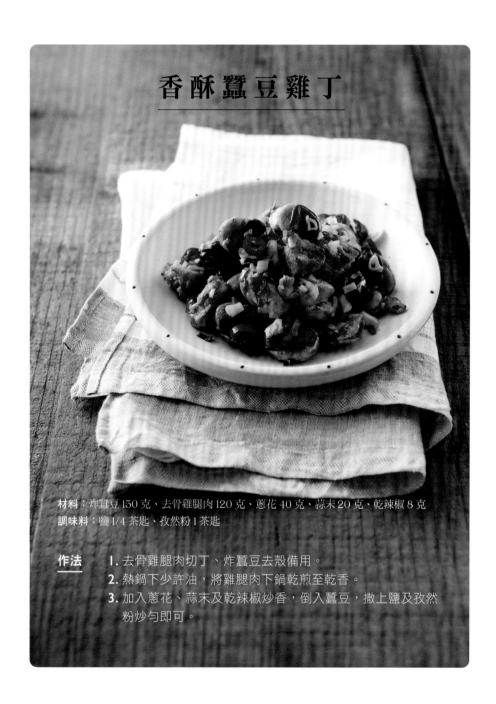

材料：炸蠶豆 150 克、去骨雞腿肉 120 克、蔥花 40 克、蒜末 20 克、乾辣椒 8 克
調味料：鹽 1/4 茶匙、孜然粉 1 茶匙

作法
1. 去骨雞腿肉切丁、炸蠶豆去殼備用。
2. 熱鍋下少許油，將雞腿肉下鍋乾煎至乾香。
3. 加入蔥花、蒜末及乾辣椒炒香，倒入蠶豆，撒上鹽及孜然粉炒勻即可。

豆類

豌豆仁

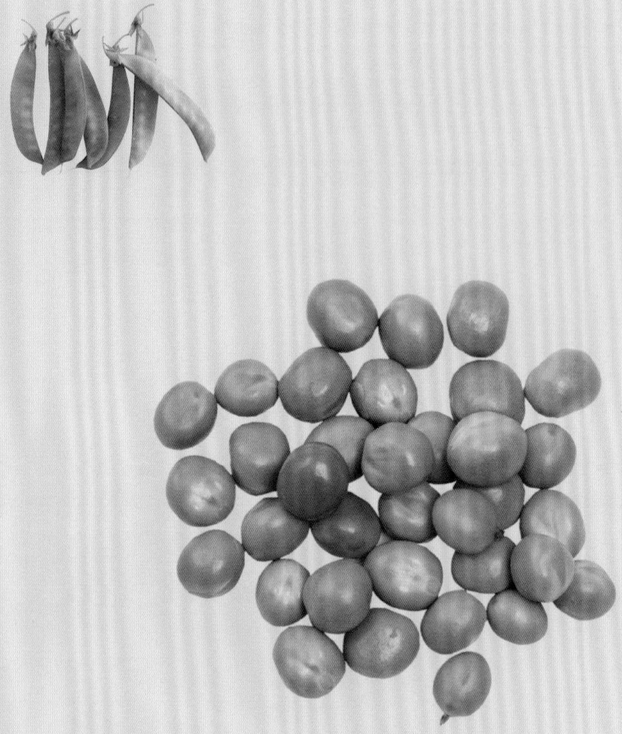

由上至下為豌豆、豌豆仁

產地：台中、彰化，尤以彰化福興鄉為主要產地

別名：小寒豆、淮豆、麻豆、青小豆、青豆、豌豆仁

季節：夏、秋

維生素B群最完整，抗疲勞助代謝

豌豆味道鮮甜，依豆莢形狀，扁的稱為青豆或荷蘭豆，豆莢軟可一起炒食；圓的又稱蜜糖豆或蜜豆，豆莢硬。若只取其種子，俗稱豌豆仁。新鮮豌豆含維生素B群最完整，可增強體力，還有維生素C、β胡蘿蔔素、膳食纖維、鉀等，最厲害的是所含的止權酸、赤黴素、植物凝素等物質，可抗菌消炎、增強新陳代謝。

營養價值

蛋白質、醣、維生素B群、維生素C、維生素E、鈣、鐵、鎂、磷、鉀、鋅

保存方法

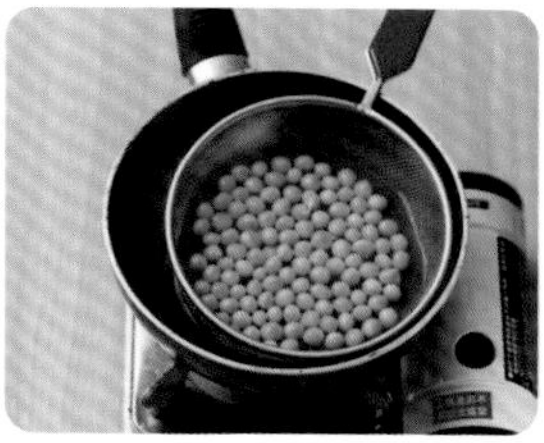

* 豌豆仁燙熟後，分裝在小保鮮盒中，冷凍保存。
* 若是連豆莢的豌豆可置於冰箱冷藏，需盡快食用完畢。

使用禁忌

* 食用過多會造成脹氣。
* 沒有完全熟透，易產生中毒現象。

選購要點

* 連莢豌豆：豆莢扁平，青翠鮮嫩，且無皺縮萎軟。
* 豌豆仁：色澤鮮綠，顆粒飽滿，未泡過水為佳。

料理前處理

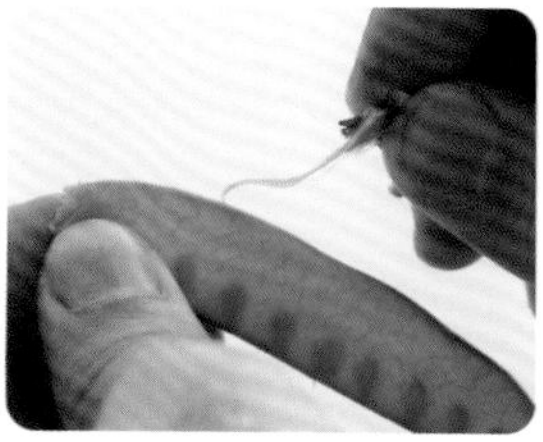

連莢料理的豌豆，需先去蒂及粗纖維後再煮食；冷凍的豌豆仁，無需解凍，可以直接烹煮。

主要的食用方式

* 可單獨煮食，也能和其他食材一起炒、燒、燉、湯等。
* 豌豆泥能製成各式糕餅，如：豌豆糕。
* 以種子孵育的豌豆苗（豌豆嬰），是生熟食皆可的綠色蔬菜。
* 加工成罐頭。

營養師觀點 Dietician	除了醣類、蛋白質、膳食纖維、維生素等，豌豆仁中還富含皀角甘、蛋白酶抑制劑、異黃酮、鉬、硒等多種營養。不過與大多數豆類一樣，豌豆吃太多會發生腹脹，建議一次以 80 公克左右為宜。

豌豆玉米飯

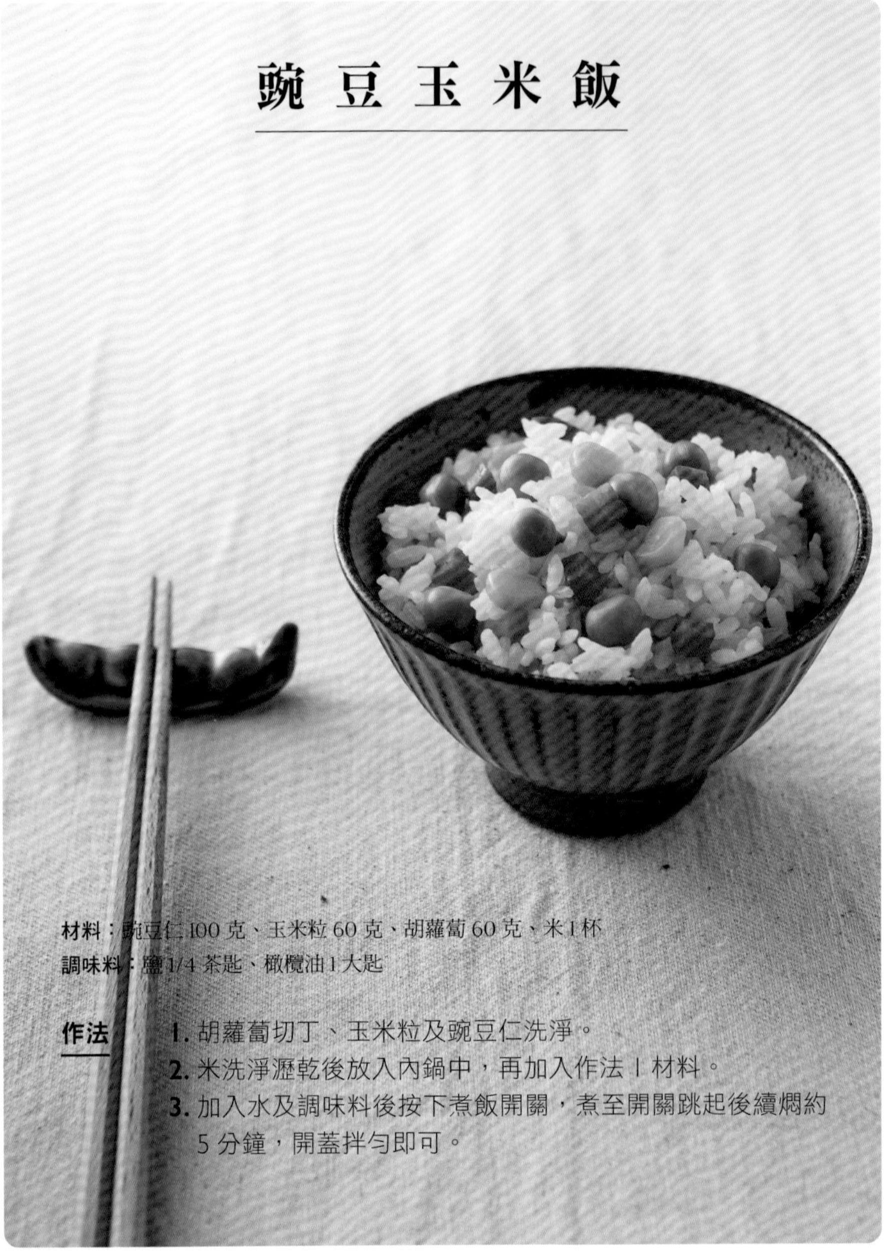

材料：豌豆仁100克、玉米粒60克、胡蘿蔔60克、米1杯

調味料：鹽1/4茶匙、橄欖油1大匙

作法

1. 胡蘿蔔切丁、玉米粒及豌豆仁洗淨。
2. 米洗淨瀝乾後放入內鍋中，再加入作法1材料。
3. 加入水及調味料後按下煮飯開關，煮至開關跳起後續燜約5分鐘，開蓋拌勻即可。

TIPS | 先放米，再放蔬菜等材料，以避免米泡不到水，不容易煮透。

蘑菇鮮蝦豆泥湯

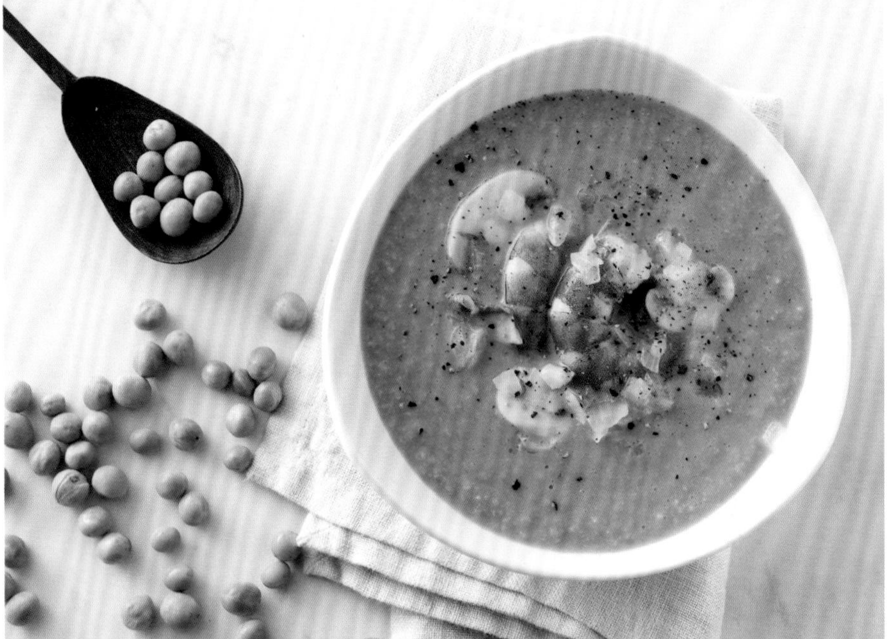

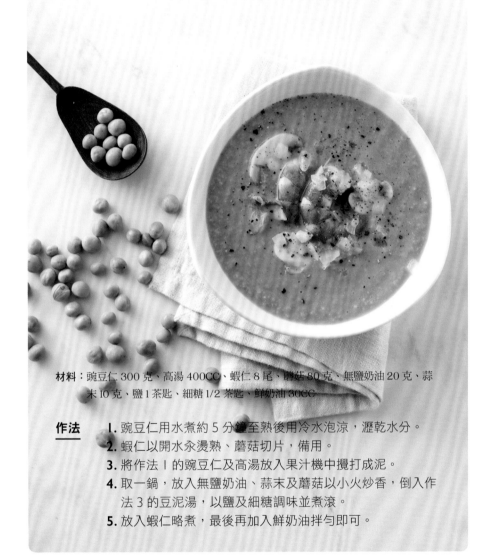

材料：豌豆仁 300 克、高湯 400CC、蝦仁 8 尾、蘑菇 80 克、無鹽奶油 20 克、蒜末 10 克、鹽 1 茶匙、細糖 1/2 茶匙、鮮奶油 30CC

作法

1. 豌豆仁用水煮約 5 分鐘至熟後用冷水泡涼，瀝乾水分。
2. 蝦仁以開水汆燙熟、蘑菇切片，備用。
3. 將作法 1 的豌豆仁及高湯放入果汁機中攪打成泥。
4. 取一鍋，放入無鹽奶油、蒜末及蘑菇以小火炒香，倒入作法 3 的豆泥湯，以鹽及細糖調味並煮滾。
5. 放入蝦仁略煮，最後再加入鮮奶油拌勻即可。

材料不浪費

豆漿煮完了，豆渣該怎麼用？

製作豆漿後，剩餘的豆渣可千萬不要丟掉。善用巧思，把豆渣簡單炒一下，就是一道美味惜福的好料理。

* 豆渣煎蛋

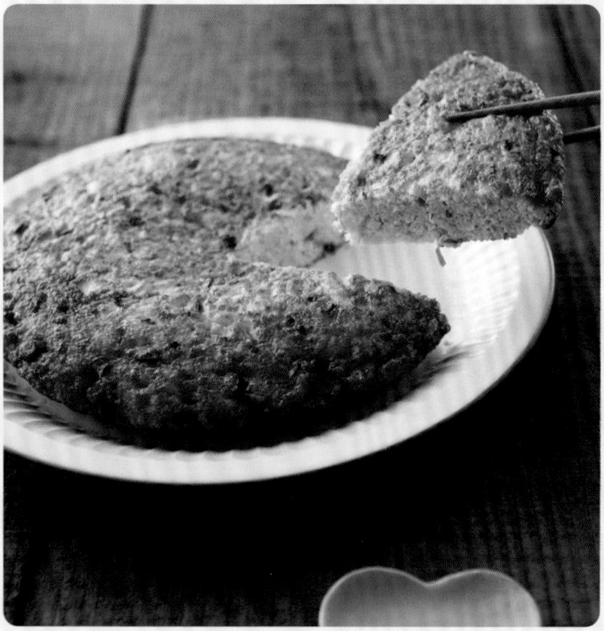

材料：黃豆渣 200 克、雞蛋 4 顆、蔥花 20 克
調味料：鹽 1/2 茶匙

作法

1. 熱鍋下 2 大匙沙拉油，下黃豆渣，小火煎炒至黃豆渣乾爽微焦香後取出。
2. 雞蛋打入碗中加入蔥花、炒香的豆渣、鹽，打散備用。
3. 另熱鍋，下 3 大匙沙拉油，將作法 2 蛋液下鍋，以小火煎至兩面金黃即可。

TIPS | 1. 豆渣腥味重，先將豆渣炒香後再與其他食材結合，口味就很棒！ 2. 喜歡清爽口味的，油量可減半。

＊ 豆渣素香鬆

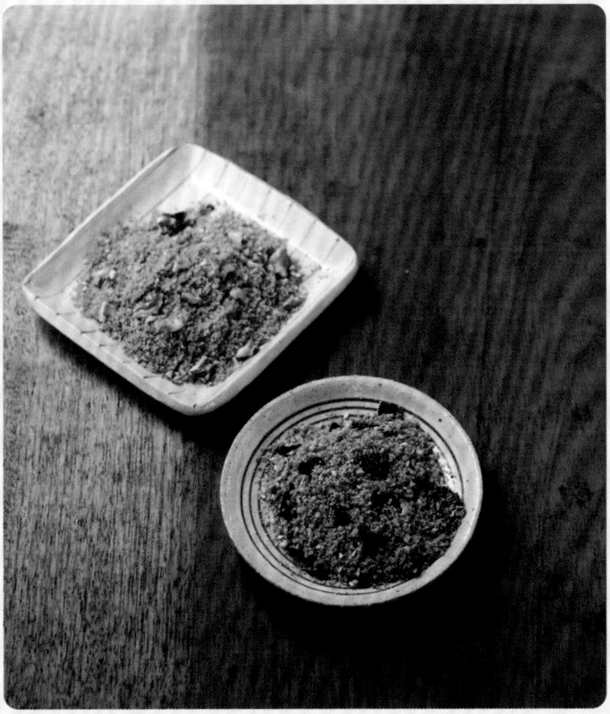

材料：黃豆渣適量、植物油少許、熟芝麻、海苔或烘焙過的原味核桃適量
調味料：醬油適量、糖適量

作法

1. 熱鍋放入植物油，將豆渣放進炒鍋內，小火拌炒至微乾（約 20 分鐘）。拌炒時要時常翻動，不然容易焦鍋。
2. 豆渣炒到乾鬆狀態，加入少許的糖及醬油，繼續拌炒至香氣飄出，加入熟芝麻。
3. 待豆渣冷卻後，放入撕成小片的海苔或烘焙過的原味碎核桃即可。

TIPS | 1. 炒豆渣時，豆渣要盡量擰乾，拌炒時會較省時省力。2. 海苔或烘焙過的原味核桃，要等到香鬆放涼後再加入，不然海苔或者核桃會失去脆度。

材料不浪費

黑豆茶完成！剩下的黑豆應該怎麼辦？

自製黑豆茶，得先把新鮮的黑豆炒過，再加水煮開，為了方便，常會多炒一些。然而，炒過的黑豆除了做黑豆茶，還可以做什麼？喝完的黑豆水，杯裡剩下的黑豆又可以怎麼用？

＊ 炒好的黑豆

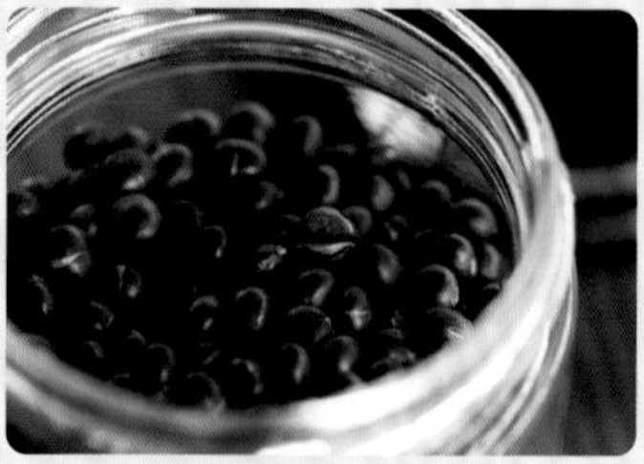

自製黑豆茶，都會一次烘烤或炒焙較多的量，除了煮成茶外，還可以：

1. 直接當零食吃，營養又健康。
2. 煮成黑豆飯：很多人煮黑豆飯都用生黑豆，但內行的都知道，用炒過的黑豆煮香氣更濃郁。
3. 黑豆雞湯：用炒過的黑豆煮雞湯，有淡淡的甘苦味，（食譜可參考 115 頁）。建議每次炒黑豆時可多炒點，放涼後，置於密封罐內放在陰涼處，約可保存一個月，做為烹調時的秘密武器。

＊ 煮完茶後，鍋裡剩下的黑豆

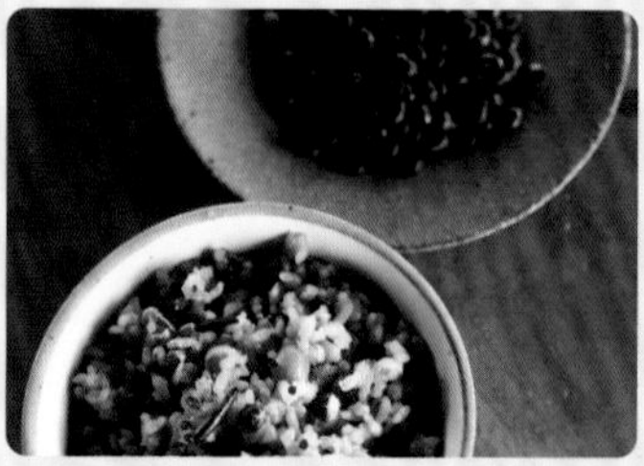

黑豆富含豐富的營養素，當然要多次利用！煮過黑豆茶的黑豆可以：

1. 加牛奶、堅果打成黑豆漿。
2. 跟吃不完的多穀米一同打成米漿。
3. 放入飯裡煮，煮成黑豆飯或多穀米飯。

part

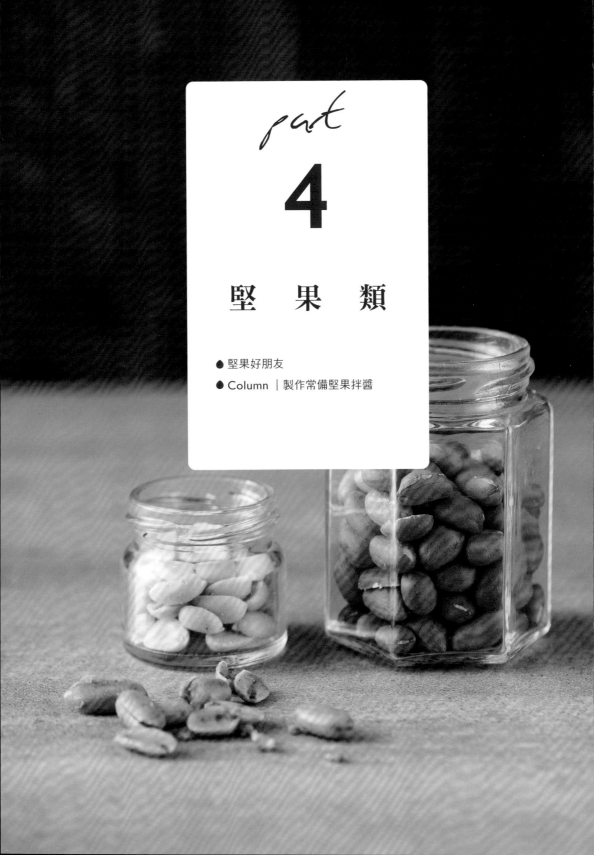

4

堅　果　類

- 堅果好朋友
- Column ｜製作常備堅果拌醬

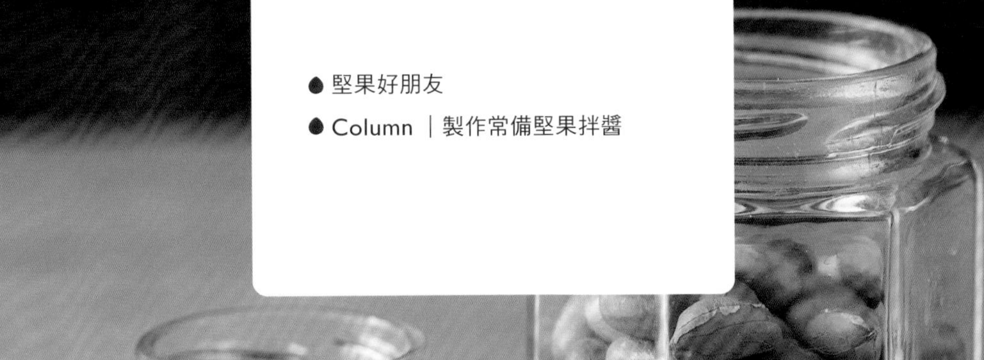

堅果好朋友

堅果富含不飽和脂肪酸，衛福部建議每人每天可以吃1份的堅果有益健康（如腰果10公克或花生13公克等。因堅果營養成分不同，每種的1份克數略有差異，可上衛福部網站查詢），且因堅果有油脂，容易有飽足感，也可延緩胃排空的時間。

不過要選烘烤過後，不加味的堅果才好。建議可把堅果像芝麻一樣搗碎撒在飯上，或細嚼慢嚥單吃。

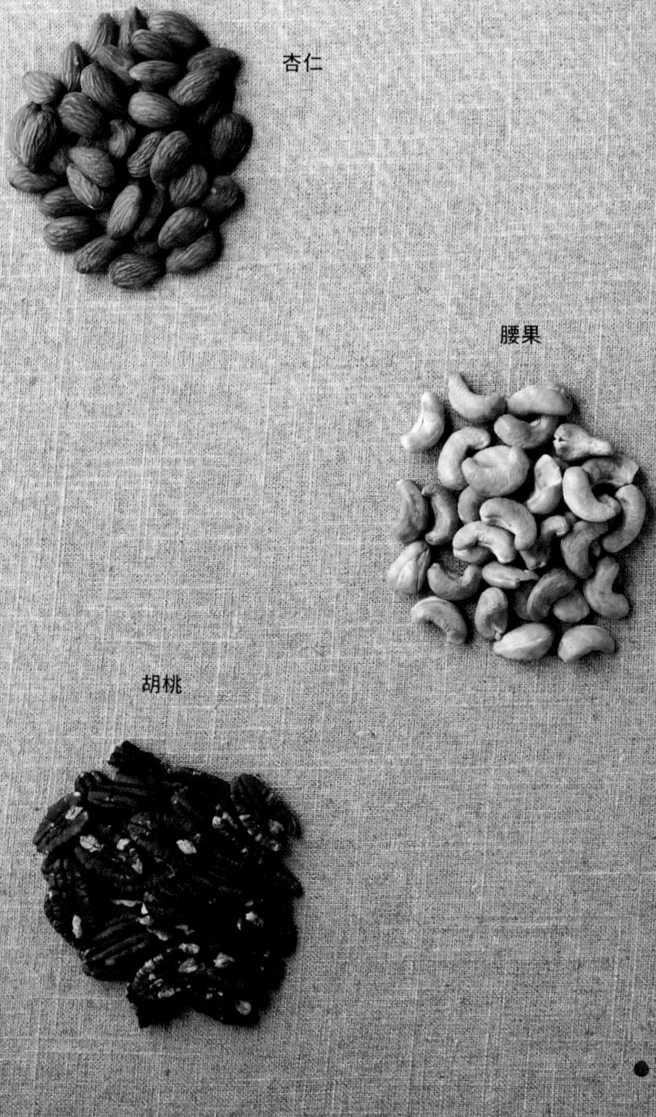

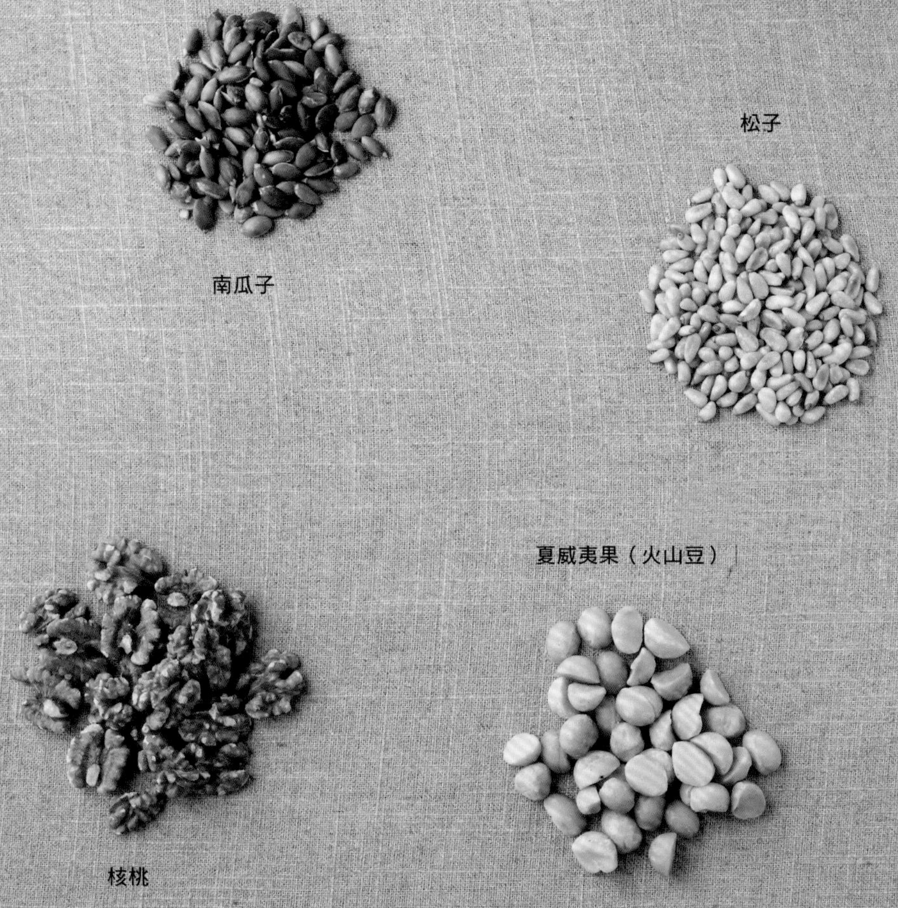

用堅果做天然勾芡！

用堅果做勾芡，營養又健康。其中又以腰果最適合。可以把腰果跟水加在果汁機裡打成奶狀後，即可簡單做成濃湯底（詳見 144 頁）。

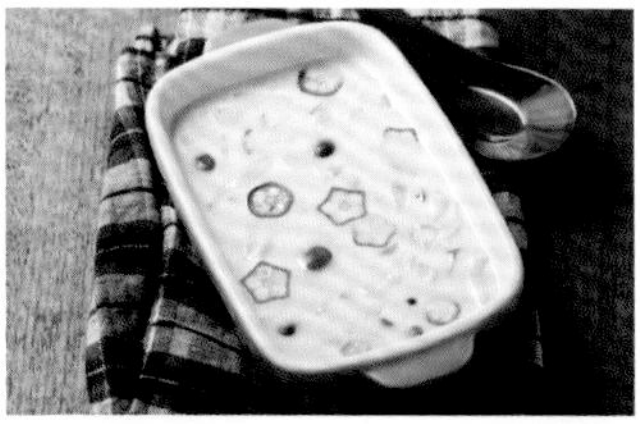

堅果類

腰果

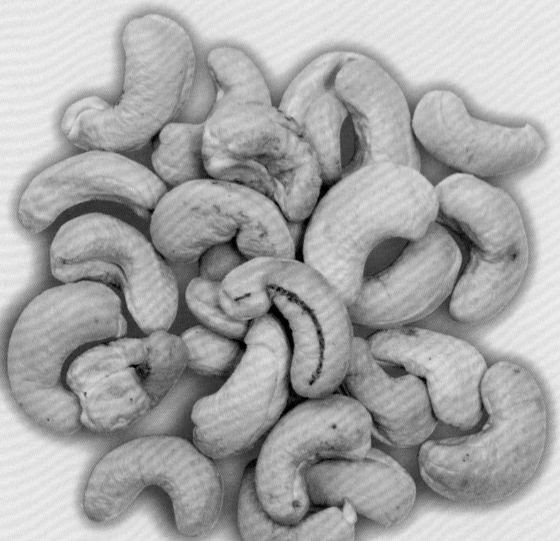

產地：原產南美洲。目前以越南、奈及利亞、印度、巴西及中國海南與雲南為主生產地

別名：雞腰果、介壽果、樹花生

季節：年產一次，採收因地域有別，全年皆可食用得到

擁有兩種好油脂，完整補充身體能量

腰果營養豐富均衡，果實核仁形狀很像人的腎臟，台語稱為腰子，因此台灣人稱為腰果。最難得的是同時含有兩種好油脂—亞麻油酸和不飽和脂肪酸，適當攝入可以預防動脈硬化及心血管疾病，還可以促進腸胃蠕動，讓排便順利，對於容易維生素攝取不足和少吃肉的人，每天吃幾粒就能補充一天所需能量，只是腰果熱量高，一粒就有９大卡，大約５粒就是一茶匙食用油的熱量，就算有益健康，也要酌量食用，多吃會發胖。

保存方法

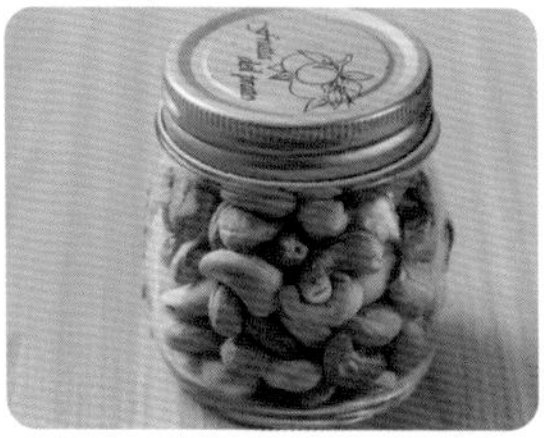

放入密封罐內，置於陰涼、通風處，最好置於冰箱冷藏，以免發霉受潮，並建議在短時間食用完畢。

使用禁忌

* 含有部分成分容易引發哮喘病的過敏，要謹慎食用。
* 40% 以上是油脂，油脂含量高，腸胃發炎、腹瀉者請不要食用。

主要的食用方式

* 烘烤後以糖、鹽調味，或不加味食用。
* 煮粥、入菜，如：腰果蝦仁。
* 可與其他五穀雜糧一起打成精力湯。

營養價值

脂肪、蛋白質、豐富的維他命 A、B1、B2、B6 及單元不飽和脂肪酸、鈣、鎂、鐵、鉀等多種礦物質

選購要點

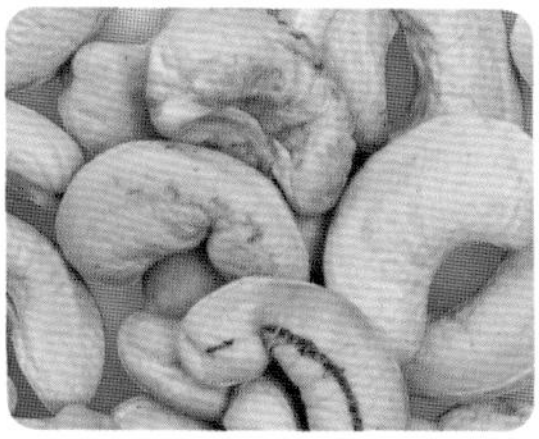

外觀完整，飽滿紮實，顏色白且光澤、氣味香郁，無蟲蛀及斑點。

料理前處理

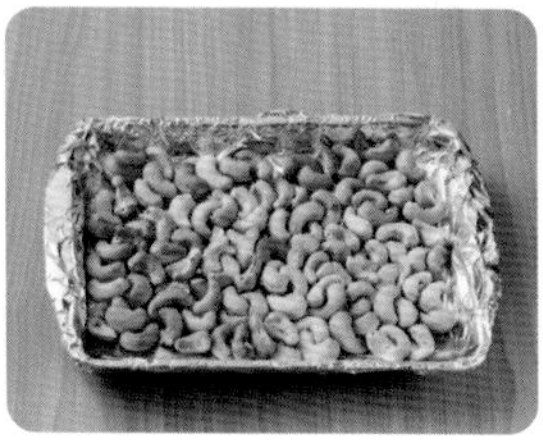

生腰果要先烘烤或以乾鍋炒上色。

營養師觀點 Dietician	內含百分之四十五左右的脂肪，熱量高，攝取時需與油脂做代換。另有醫學專家指出，腰果內所含的蛋白質可能成為過敏體質者的過敏原，過敏者宜注意。

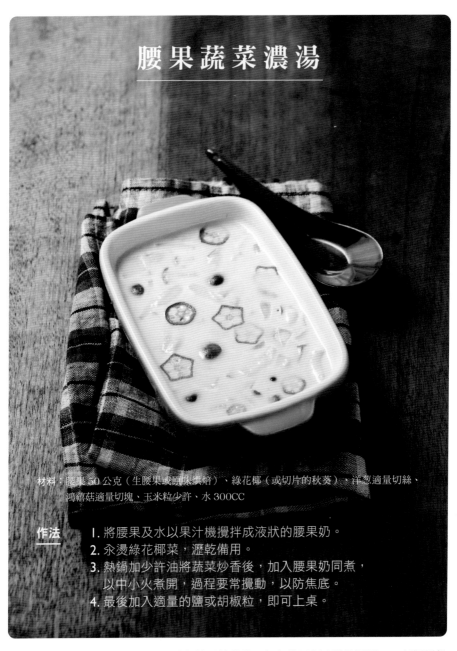

腰果蔬菜濃湯

材料：腰果 50 公克（生腰果或原味烘焙）、綠花椰（或切片的秋葵）、洋蔥適量切絲、鴻禧菇適量切塊、玉米粒少許、水 300CC

作法

1. 將腰果及水以果汁機攪拌成液狀的腰果奶。
2. 汆燙綠花椰菜，瀝乾備用。
3. 熱鍋加少許油將蔬菜炒香後，加入腰果奶同煮，以中小火煮開，過程要常攪動，以防焦底。
4. 最後加入適量的鹽或胡椒粒，即可上桌。

TIPS | 1. 若買不到生腰果可以原味烘焙過的替代，切勿使用調味過的腰果。2. 以腰果奶做勾芡，健康營養超美味，可取代市面上添加不少化學品的玉米濃湯。

腰 果 蝦 仁

材料：蝦仁 180 克、烤腰果 200 克、蔥段 20 克、辣椒片 10 克、薑片 5 克
調味料 A：蛋白 1 茶匙、太白粉 1 茶匙、鹽 1/8 茶匙
調味料 B：鹽 1/4 茶匙、細糖 1/4 茶匙、米酒 1 大匙、水 2 大匙、太白粉水 1 茶匙、香油 1 茶匙

作法

1. 蝦仁開背後洗淨瀝乾，以調味料 A 抓勻備用。
2. 熱鍋加入少許沙拉油，放入蔥段、辣椒片、薑片及蝦仁以中火炒約 10 秒後，再加入鹽、細糖、米酒、水，以中火炒約 10 秒。
3. 用太白粉水勾芡，加上腰果及香油即可起鍋。

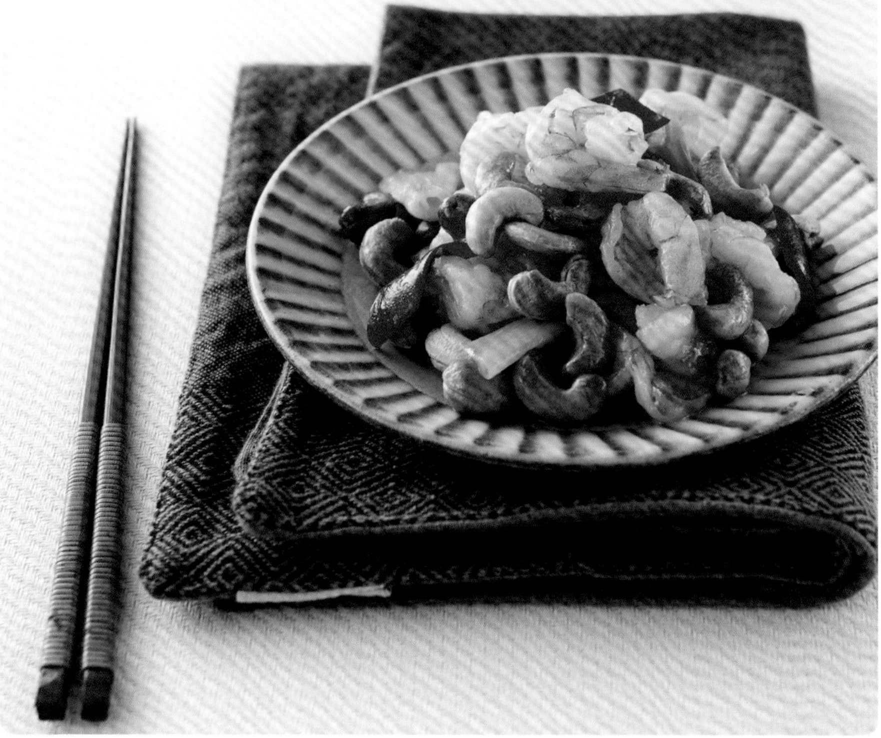

TIPS | 要保持腰果口感酥脆，起鍋前才可下腰果，且拌勻即可裝盤，太早下或翻炒太久，都會讓腰果吸收太多水分，軟化不脆。

堅果類

鷹嘴豆

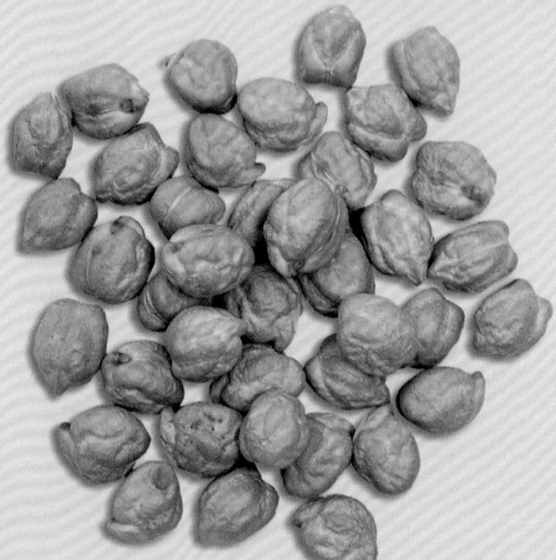

產地：最早種植於中東兩河流域，後來傳到地中海沿岸及印度半島；新疆、美國產量豐

別名：雪蓮子、桃爾豆、雞豆、雞心、埃及豆

季節：冬

高膳食纖維，有珍珠果仁美名

鷹嘴豆的外形尖如鷹嘴而得名，在台灣俗稱雪蓮子。因含有大量皂苷，所以生食有苦味，煮熟的口感鬆軟如花生，是中東和印度料理裡常見的食材。鷹嘴豆富含植物蛋白及人體必需的8種胺基酸，且含量比燕麥高出2倍，也含有能降膽固醇的水溶性纖維及果寡醣，即使是糖尿病、高血壓患者，只要不過量都能安心吃。

營養價值

蛋白質、醣類、維他命A、維他命B群、磷+、鐵、鈣、鋅、鉀、葉酸、膳食纖維

保存方法

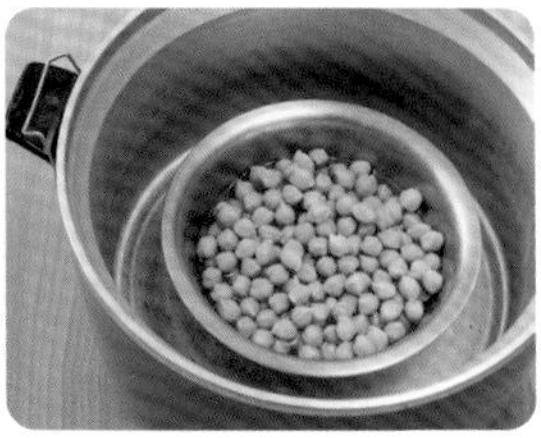

* 乾燥的鷹嘴豆可用密封罐盛裝，置於陰涼通風處。
* 或泡水、蒸熟後，冷凍保存，約可保存一個月。

使用禁忌

因熱量不低，減肥瘦身者要酌量食用。

主要的食用方式

* 可涼拌、蒸、煮、炒、炸。
* 加工製作成罐頭或蜜餞。
* 直接水煮至軟，搗成泥可做為幼童、老人的營養食品。

選購要點

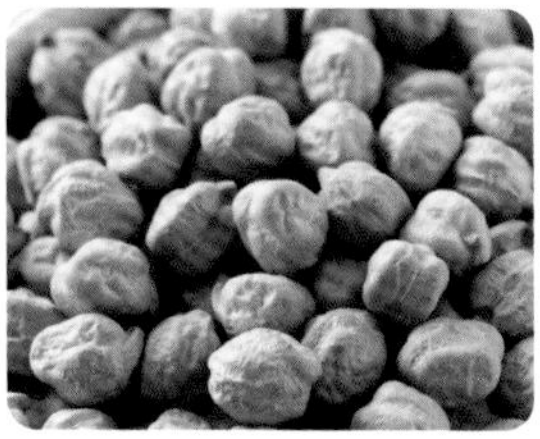

豆粒大，飽滿，顏色呈淡黃，且具有堅果香氣。

料理前處理

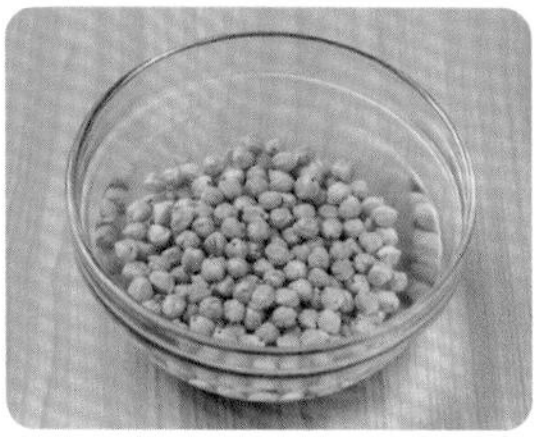

浸泡 2 小時，至顆顆飽滿、膨脹。若冷凍，食用時取出略燙即可。

營養師觀點 Dietician	含豐富的營養素如醣類、蛋白質、纖維質、皂苷、異黃酮、鐵、鋅、葉酸等。也含有能降膽固醇的水溶性纖維及果寡醣。膳食纖維量高可促進腸道蠕動，增加飽足感，助排便。

鷹嘴豆零食、鷹嘴豆

材料：鷹嘴豆1量杯、水3量杯

調味料：乾燥的義式香料適量、七味唐辛子適量、海鹽適量

作法

1. 將鷹嘴豆浸泡2小時後，加入建議的水量，
   1量杯水）烹煮，開關跳起後，續燜1小時。
2. 將煮好的鷹嘴豆放進果汁機攪打成泥，加少許鹽調味，就是一道很適合小寶寶的副食品－鷹嘴豆泥。
3. 將作法1煮好的鷹嘴豆拌入調味料，以玻璃保鮮盒冷藏約4小時，使其入味，便是一道好吃的夏日開胃小菜，可配著生菜一起吃。

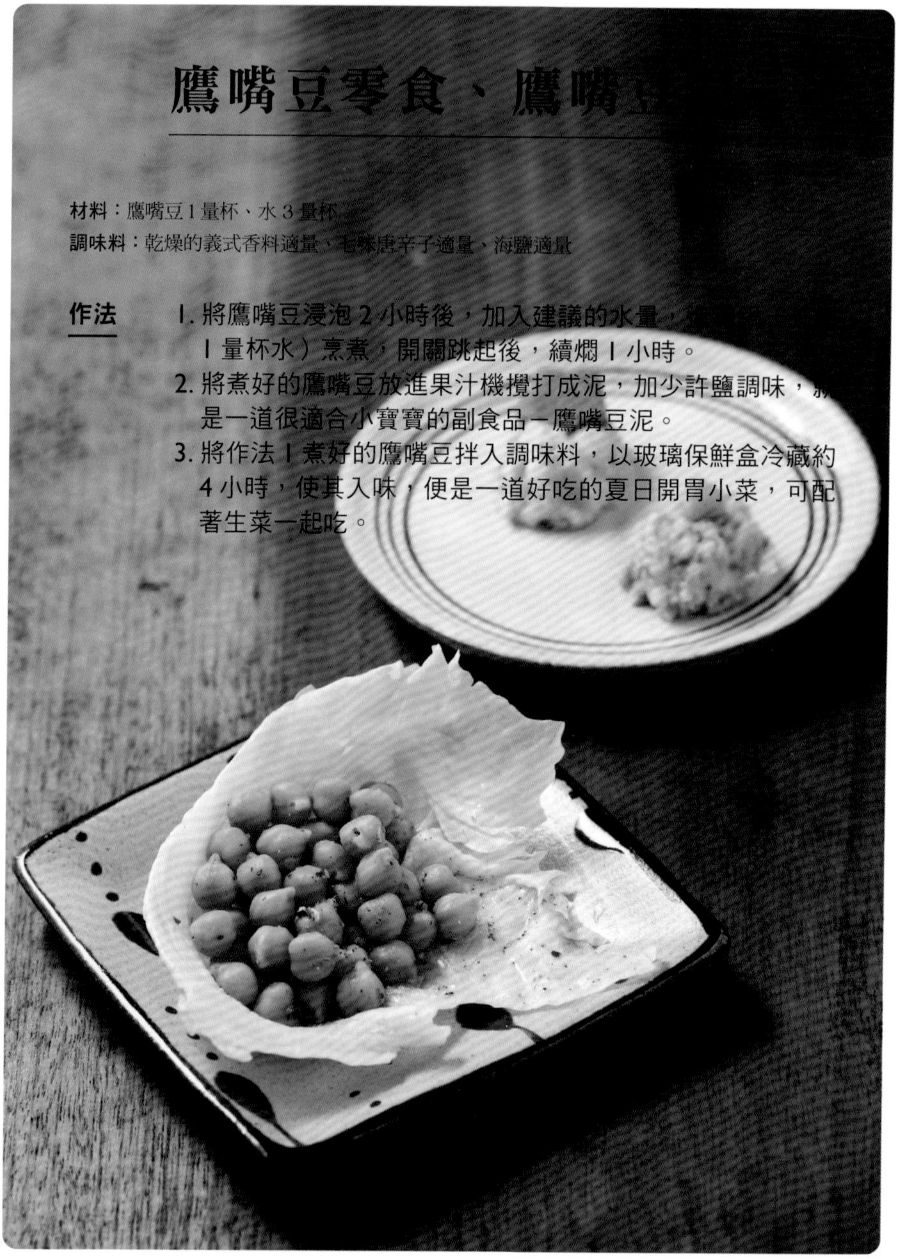

TIPS｜鷹嘴豆的前處理較麻煩，買回來後建議可用作法1的方式蒸熟，取出放涼後再分裝入冷凍，要用時取出適當份量略燙即可。

鷹嘴豆雞肉沙拉

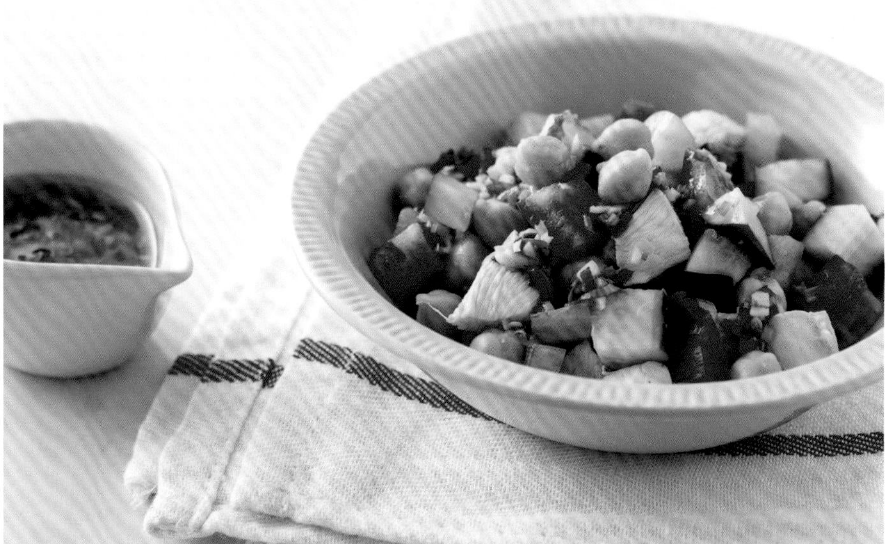

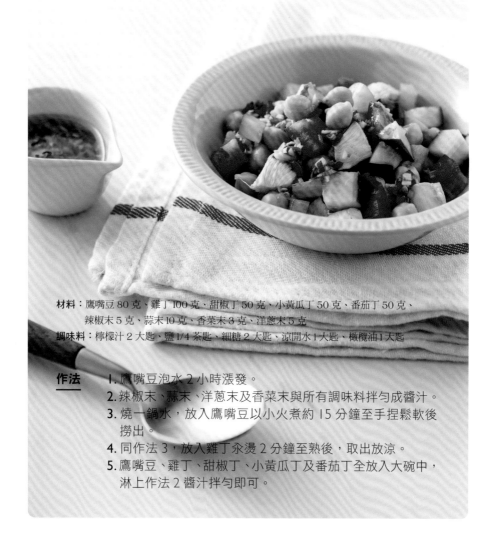

材料：鷹嘴豆 80 克、雞丁 100 克、甜椒丁 50 克、小黃瓜丁 50 克、番茄丁 50 克、辣椒末 5 克、蒜末 10 克、香菜末 3 克、洋蔥末 5 克

調味料：檸檬汁 2 大匙、鹽 1/4 茶匙、細糖 2 大匙、涼開水 1 大匙、橄欖油 1 大匙

作法

1. 鷹嘴豆泡水 2 小時漲發。
2. 辣椒末、蒜末、洋蔥末及香菜末與所有調味料拌勻成醬汁。
3. 燒一鍋水，放入鷹嘴豆以小火煮約 15 分鐘至手捏鬆軟後撈出。
4. 同作法 3，放入雞丁汆燙 2 分鐘至熟後，取出放涼。
5. 鷹嘴豆、雞丁、甜椒丁、小黃瓜丁及番茄丁全放入大碗中，淋上作法 2 醬汁拌勻即可。

堅果類

蓮子

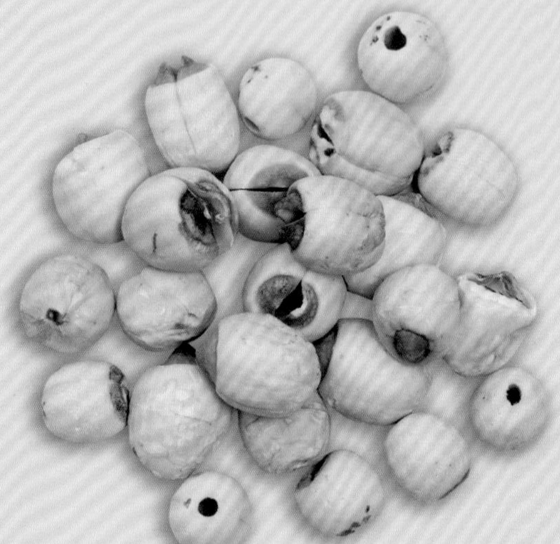

產地：桃園、嘉義、台南，以台南白河鄉為全國最大產地

別名：藕子、藕實、蓮米、蓮實、蓮蓬子、蓮仁、蓮肉、荷子、荷實、芙蓉子、水芝子

季節：夏、秋

清心安神，能維持身體酸鹼平衡

蓮子含有鈣、鐵、鉀，不只是構成骨骼和牙齒的成分，也可促進凝血，使某些酶活化，以維持心臟、肌肉正常收縮及神經的感應性，也就是中醫說的清心安神。其中所含的磷是細胞核蛋白的主要組成部分，能幫助蛋白質、脂肪、醣類代謝，維持身體酸鹼平衡。

營養價值

蛋白質、維生素 B2、維生素 E、食物纖維、棉子糖、脂肪、鈣、磷、鐵、良質澱粉

保存方法

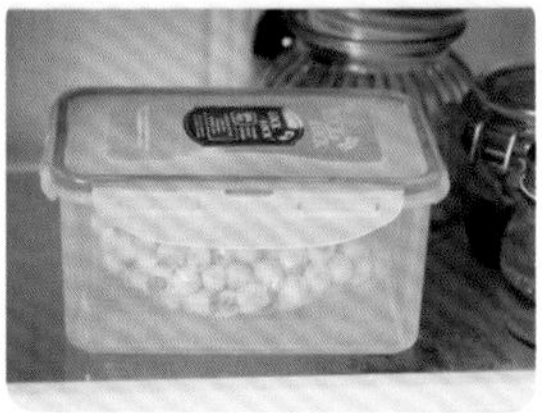

* 乾蓮子密封裝好以冷藏保存為佳，亦可冷凍保存，可延長保鮮期限。
* 新鮮蓮子應先汆燙熟後再冷凍保存。

使用禁忌

腸燥症、便秘者不要食用。

主要的食用方式

* 煮粥、入菜、燉湯，蓮子心味苦性涼，一般做為中藥材。
* 與紅棗、白木耳同煮成甜湯，或做成冰糖蓮子、蜜餞蓮等甜點。

選購要點

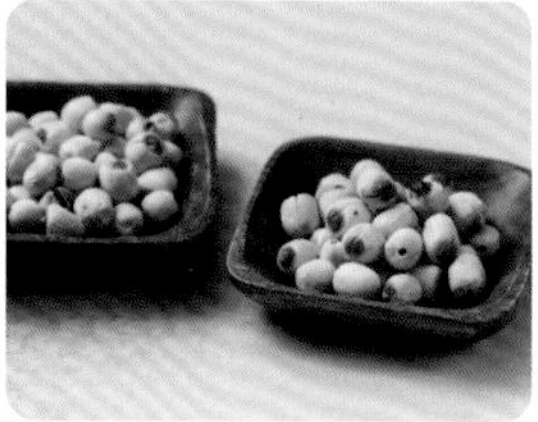

* 新鮮蓮子水分飽滿，圓潤光滑。
* 乾燥蓮子外觀則略有些許皺褶。
* 兩種的選購重點都是顆粒完整，無碎裂雜質，呈象牙黃（特別白的蓮子可能經過漂白處理），有自然蓮子香。

料理前處理

* 新鮮蓮子去除蓮心後，可直接烹煮。
* 乾貨一般都已去芯，泡水 1-2 小時後再煮，較易煮軟。
* 乾蓮子泡到兩片可以輕鬆壓開的程度，即可。

營養師觀點 Dietician	含醣類、蛋白質、礦物質如鈣、磷和鉀，且具有比白米更多的纖維質。儘管是不錯的五穀根莖類主食，卻因含蛋白質及鉀，對於要控制蛋白質及鉀攝取量的腎臟病患須注意用量。糖尿病患則須將蓮子與全穀根莖做替換，以免影響血糖。

蓮子南瓜粥

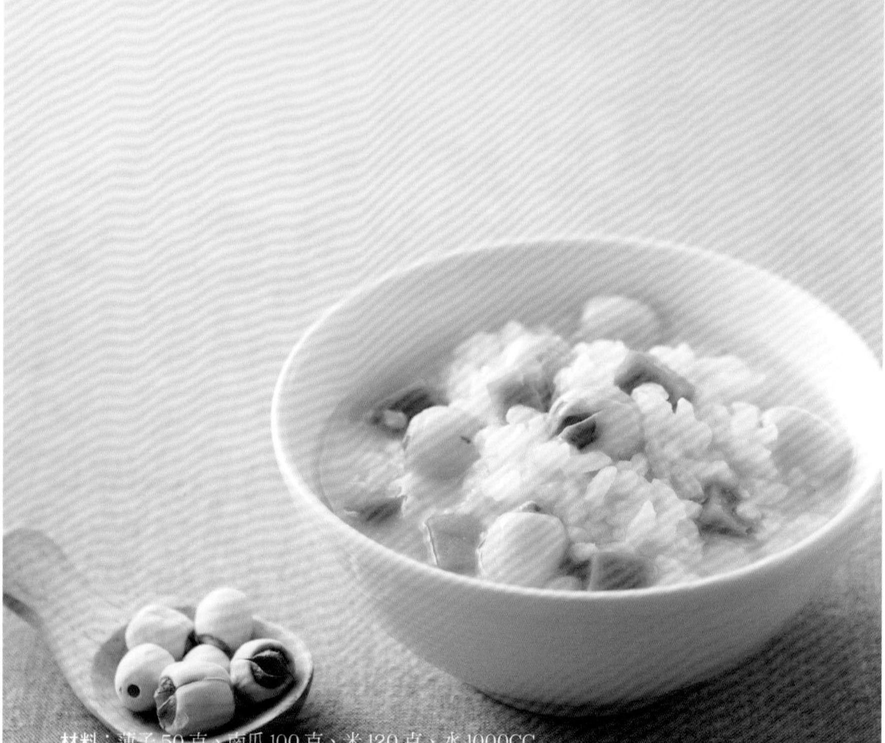

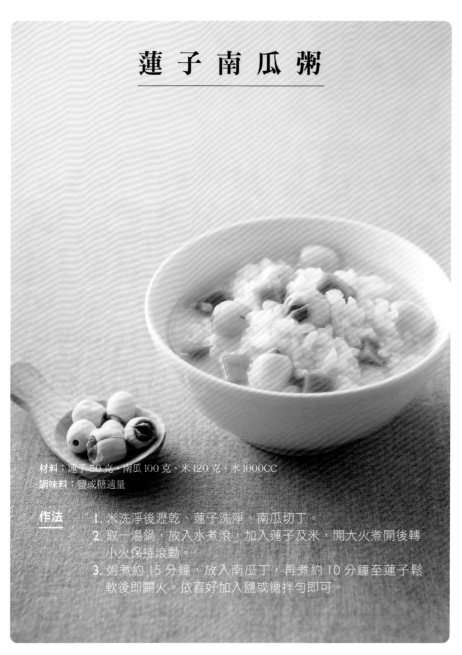

材料：蓮子 50 克、南瓜 100 克、米 120 克、水 1000CC
調味料：鹽或糖適量

作法

1. 米洗淨後瀝乾、蓮子洗淨、南瓜切丁。
2. 取一湯鍋，放入水煮滾，加入蓮子及米，開大火煮開後轉小火保持滾動。
3. 粥煮約 15 分鐘，放入南瓜丁，再煮約 10 分鐘至蓮子鬆軟後即關火。依喜好加入鹽或糖拌勻即可。

TIPS | 1. 南瓜較易熟爛，煮太久會碎掉，勿過早加入。2. 調味料可依個人喜好選擇甜味或鹹味。

蜜　蓮　子

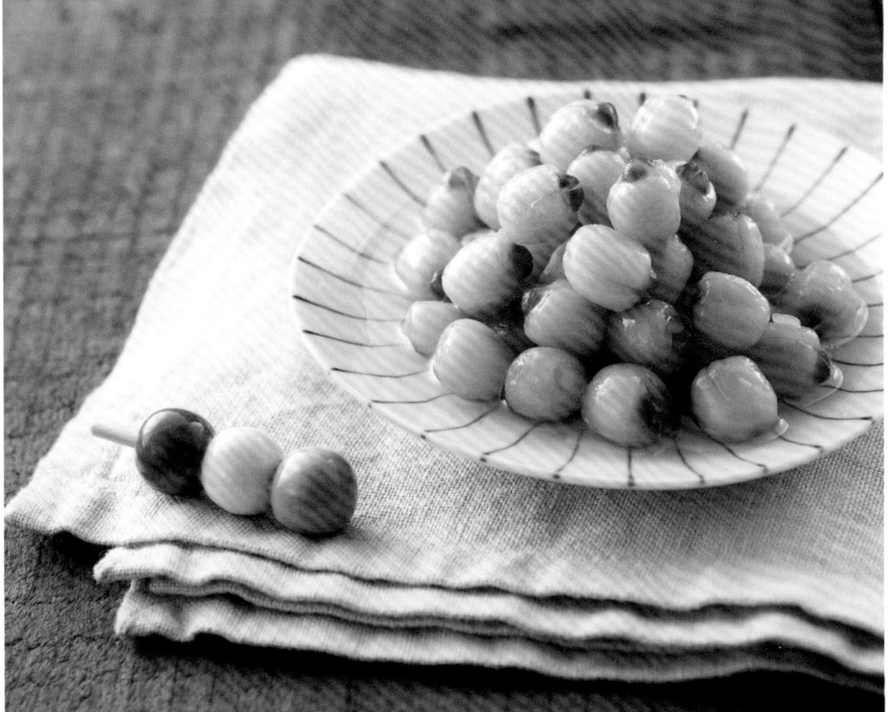

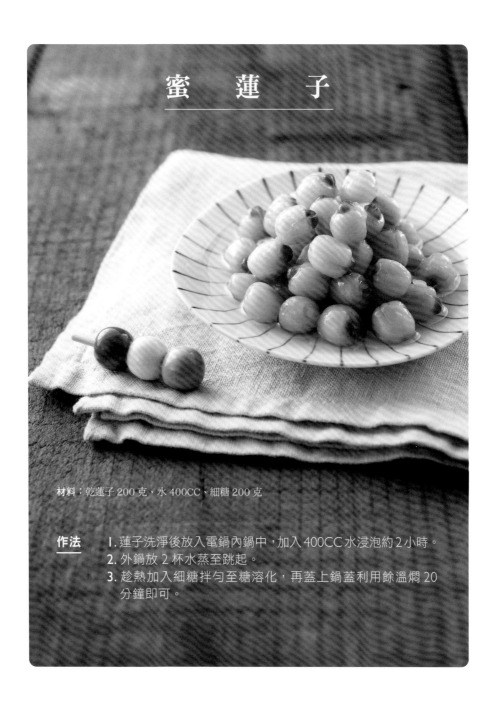

材料：乾蓮子 200 克、水 400CC、細糖 200 克

作法

1. 蓮子洗淨後放入電鍋內鍋中，加入 400CC 水浸泡約 2 小時。
2. 外鍋放 2 杯水蒸至跳起。
3. 趁熱加入細糖拌勻至糖溶化，再蓋上鍋蓋利用餘溫燜 20 分鐘即可。

堅果類

芝麻

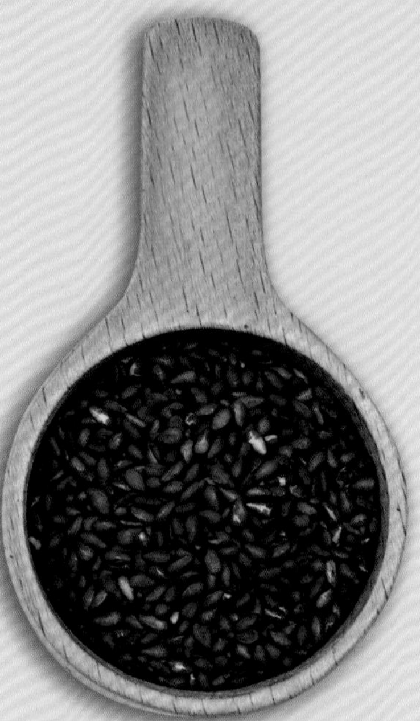

產地：印度、中國大陸、泰國、土耳其、緬甸、蘇丹等。台灣嘉義、台南、高雄、屏東都有小面積種植

別名：脂麻、烏麻、油麻、胡麻、麻仔

季節：夏、冬

烏黑秀髮，保護肝臟的最好食材

經常吃芝麻能使頭髮烏黑，是大家都知道的明星食材。芝麻是胡麻的種籽，富含膳食纖維、維生素B群及多種微量礦物質，黑芝麻的鈣、鐵與粗纖維含量皆遠高於白芝麻。

芝麻脂肪含量雖高，但主要是人體不可缺少的脂肪酸，亞油酸的含量高達43.7%，比花生油高，可幫助降血糖，保護肝臟及肌糖原含量，能降低血中膽固醇，很適合因肝腎不好所致的脫髮、白髮、皮膚乾燥、便秘等人食用。

營養價值

蛋白質、鐵、磷、維生素B1、B2、維生素A、D、E、鈣質、膳食纖維

保存方法

* ＊以不透光的方式包裝、並以密封罐儲存，避免受潮，並盡速食用完畢。
* ＊只要看到芝麻粒表面泛油光，代表開始氧化，建議不要食用。

使用禁忌

* ＊生芝麻不易消化，食用前最好可以小火炒熟。
* ＊炒過的芝麻較燥熱，體質燥熱者不宜多食。
* ＊黑麻油可潤滑子宮、促進子宮的收縮，孕婦忌食。

主要的食用方式

* ＊芝麻有黑、白兩種，可入菜、煮甜品或撒在飯上。
* ＊黑芝麻提煉麻油、白芝麻提煉香油。
* ＊黑麻油做成的麻油雞，本是坐月子的補品，現已成台灣常見料理。
* ＊磨成粉後製成點心、饅頭，或加工製成糕餅餡料，如芝麻醬。

選購要點

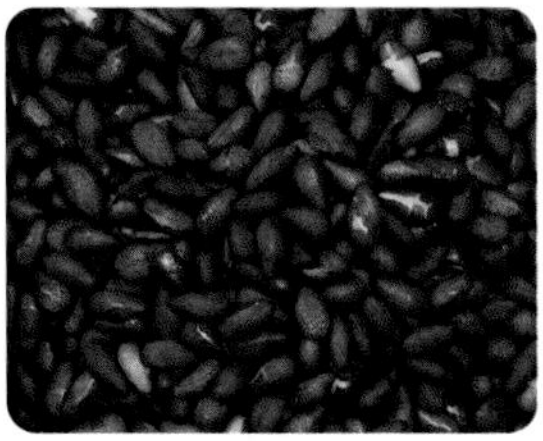

顆粒大小均勻、乾燥、無霉味和雜質，聞起來氣味清香。

料理前處理

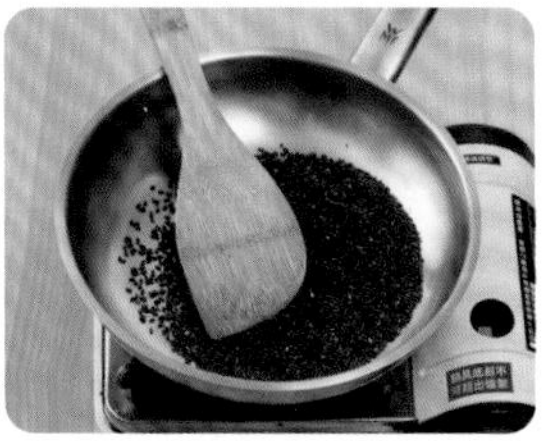

* ＊炒過的芝麻更有香氣，但因顆粒小，容易炒焦，為避免炒焦產生苦味，需以小火不停翻炒。
* ＊白芝麻，只要看到顏色稍微變深，香味出來即可；黑芝麻則是聞到香氣，看到它在鍋裡微微跳動就好。
* ＊炒好後的芝麻要立刻攤開降溫，放入密封罐內。

營養師觀點 Dietician	含豐富的脂肪，比例約佔一半，脂肪酸比例佳。多元不飽和脂肪酸約佔 45%、單元不飽和脂肪酸約佔 40%、飽和脂肪酸只佔 10%。最主要的是亞麻油酸，提供人體不可缺少的必需脂肪酸，而其所富含的芝麻素也可顧肝。

核桃芝麻糊

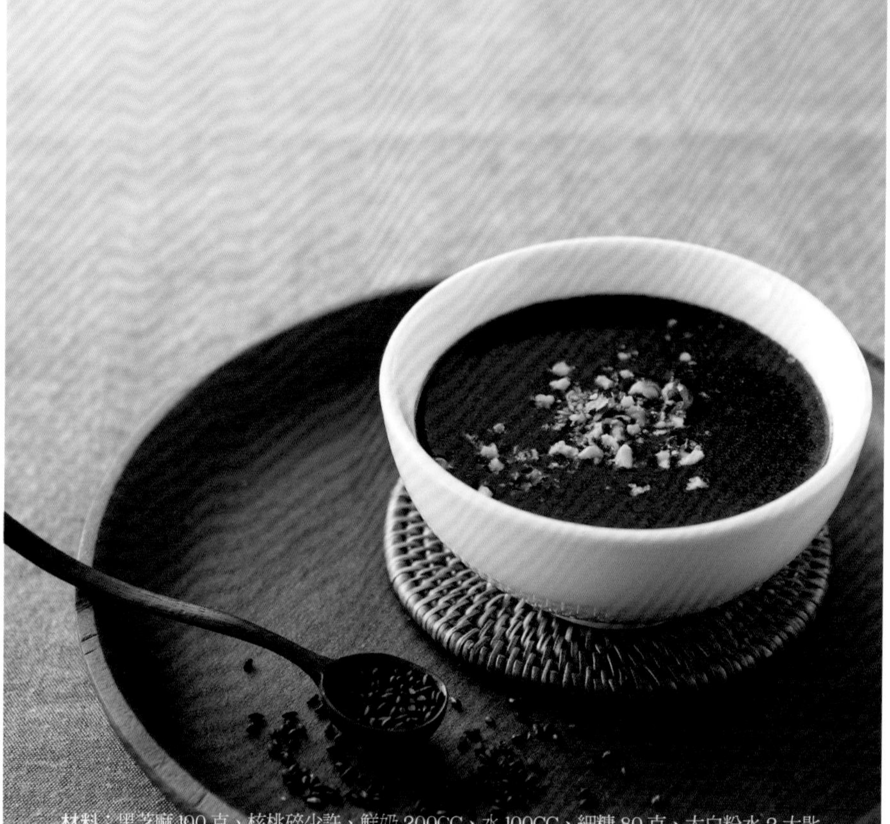

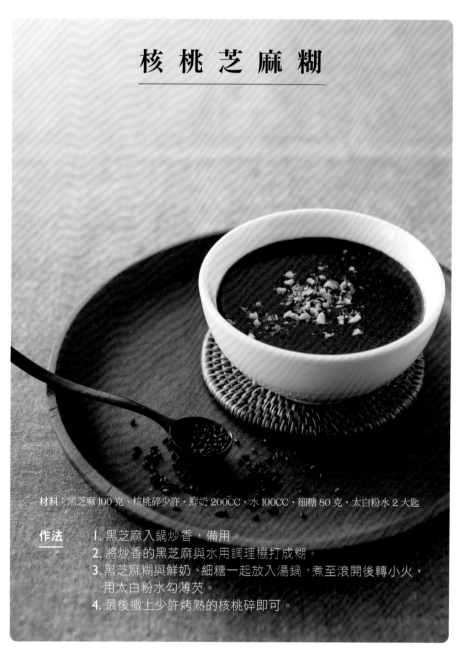

材料：黑芝麻 100 克、核桃碎少許、鮮奶 200CC、水 100CC、細糖 80 克、太白粉水 2 大匙

作法

1. 黑芝麻入鍋炒香，備用。
2. 將炒香的黑芝麻與水用調理機打成糊。
3. 黑芝麻糊與鮮奶、細糖一起放入湯鍋，煮至滾開後轉小火，用太白粉水勾薄芡。
4. 最後撒上少許烤熟的核桃碎即可。

TIPS | 1. 芝麻顆粒小容易焦，需以小火不停翻炒。2. 如果是已經炒過的熟芝麻，料理前也可再簡單乾炒個 10 秒，讓香氣再次溢出。

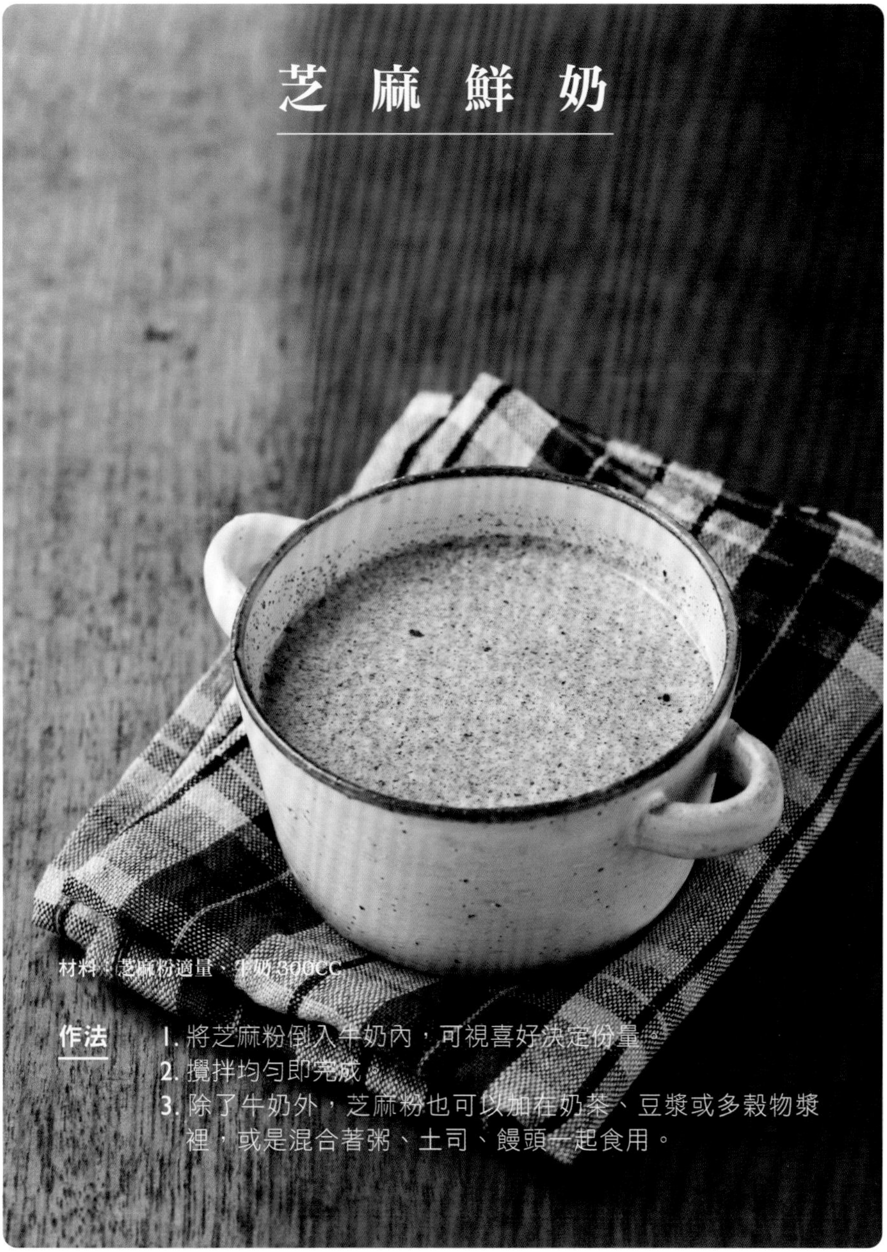

芝麻鮮奶

材料：芝麻粉適量、牛奶 300CC

作法

1. 將芝麻粉倒入牛奶內，可視喜好決定份量。
2. 攪拌均勻即完成。
3. 除了牛奶外，芝麻粉也可以加在奶茶、豆漿或多穀物漿裡，或是混合著粥、土司、饅頭一起食用。

TIPS ｜ 1. 除了市售的芝麻粉外，也可以用整顆的芝麻自己搗成碎粉，剛搗好的芝麻香氣更濃郁。2. 購買芝麻粉時，請選用不添加任何香料的芝麻粉，對身體才不會有負擔。

堅果類

核桃

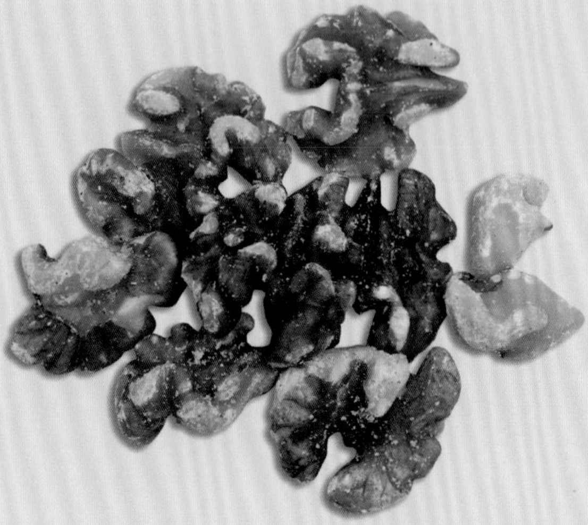

產地：原產於歐洲東南部及中亞地區，現以美國、中國雲南和新疆最為盛產

別名：胡桃、羌桃、合桃

季節：秋

含不飽和脂肪酸及多種礦物質，有長壽果美名

核桃的油脂含有不飽和脂肪酸，能有效預防心血管疾病，果肉（核桃仁）含有22種礦物元素，其中含量很高的鈣、鎂、鋅、磷、鐵對人體有重要作用，而磷脂含有益於神經系統生長與發育的營養要素，可有效補充腦部營養，達到健腦效果，因有很高的營養與藥用價值，而有「萬歲子」與「長壽果」之美名。

營養價值

蛋白質、醣類、膳食纖維、維生素E、鈣、磷、鐵、鎂，鋅等多種礦物質

保存方法

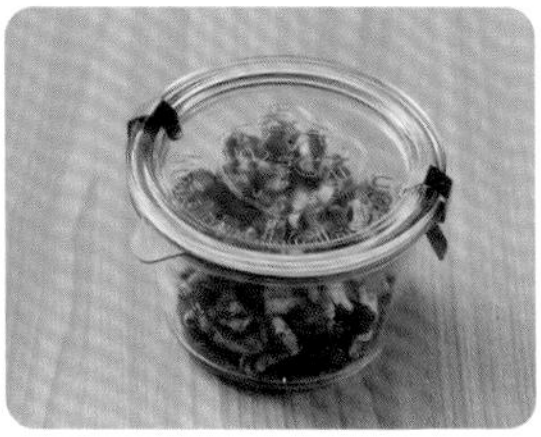

放入密封罐，置於陰涼、通風處，或置於冰箱冷藏，建議短時間內食用完畢。

選購要點

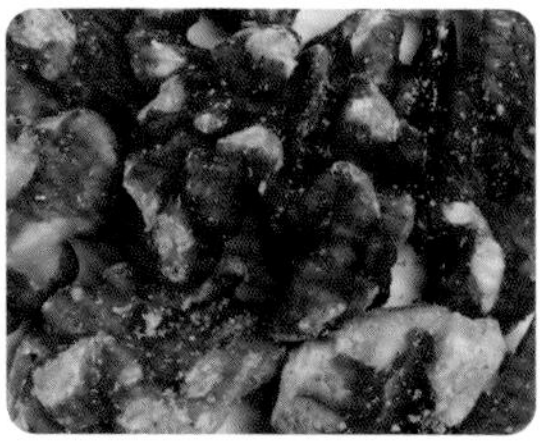

個大完整、乾燥、色澤光鮮，以褐色且手感較重者最佳。

使用禁忌

* 腸胃發炎、拉肚子者不要食用。
* 一次不可食用太多，以免腹瀉。

主要的食用方式

* 可生食，也可涼拌、炒菜、煮粥、油炸或烤。
* 加工製成各式糕餅。
* 富含油脂，炸油好原料。

料理前處理

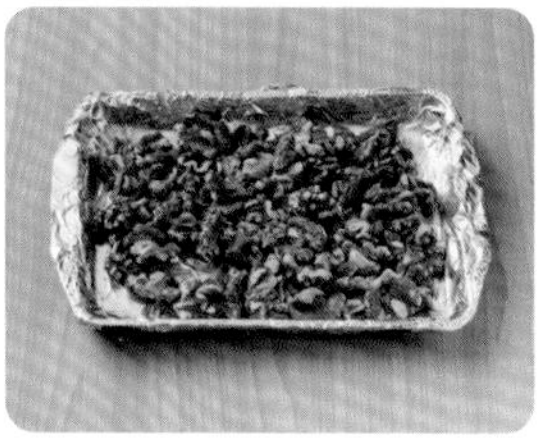

以 180 度預熱好的烤箱烘烤約 5 分鐘取出放涼即可。

營養師觀點 Dietician	油脂類，大部分為亞麻油酸及次亞麻油酸等多元不飽和脂肪酸，佔總脂肪酸含量約 70 %。而單元不飽和脂肪酸及飽和脂肪酸的比例分別為 18 % 和 12 %，不但不會造成人體心血管負擔，同時具有對身體有益，如膳食纖維、蛋白質等豐富的營養成分。

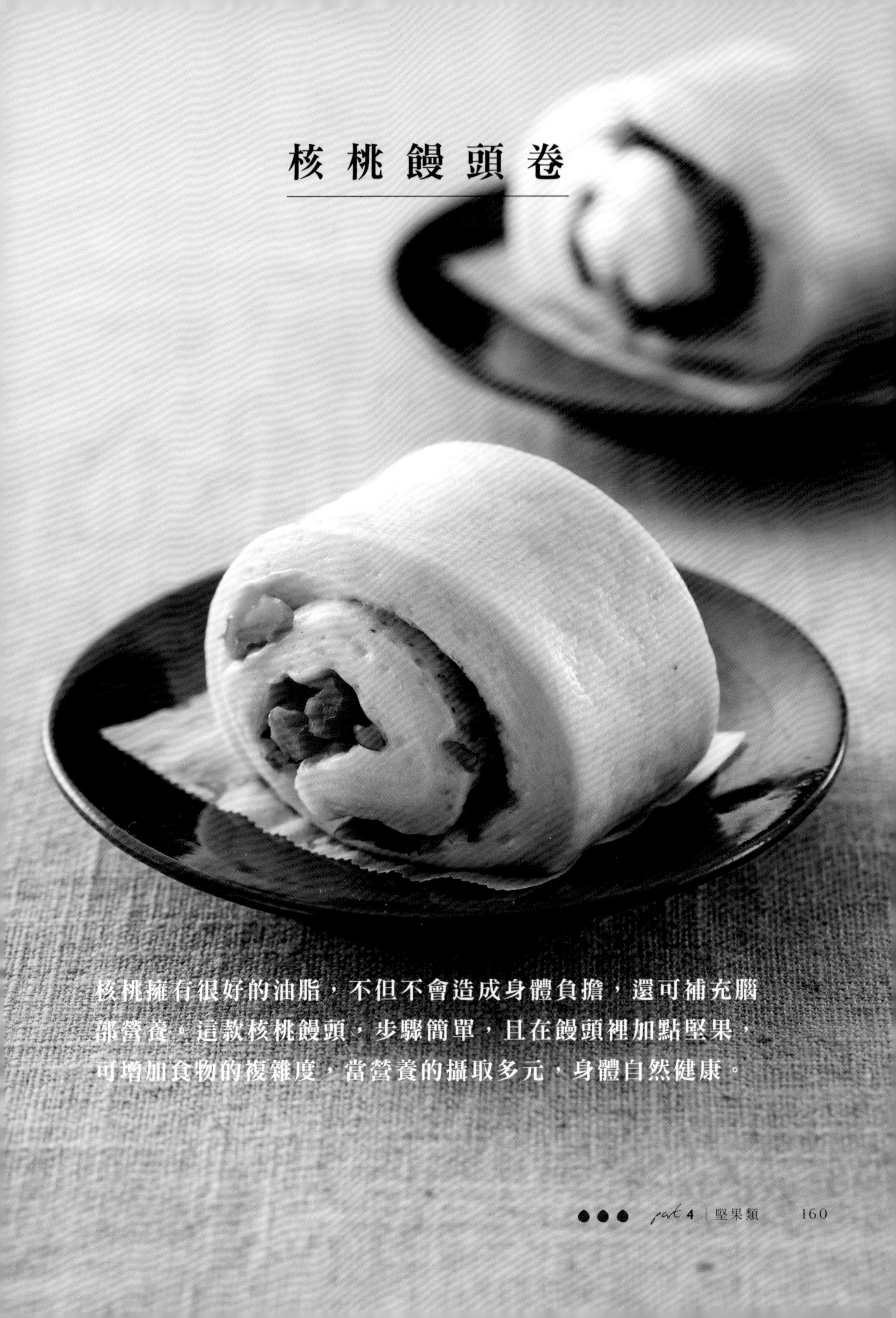

核桃饅頭卷

核桃擁有很好的油脂，不但不會造成身體負擔，還可補充腦部營養。這款核桃饅頭，步驟簡單，且在饅頭裡加點堅果，可增加食物的複雜度，當營養的攝取多元，身體自然健康。

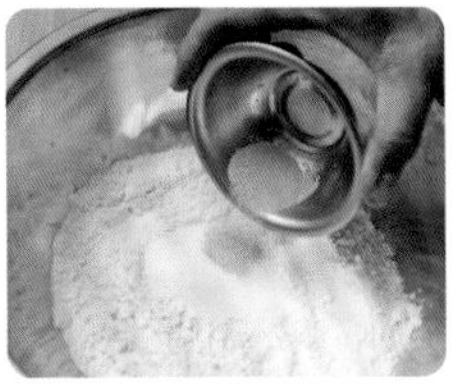

材料：

中筋麵粉 300 克

碎核桃 80 克

糖 30 克

酵母 4 克

水 150CC

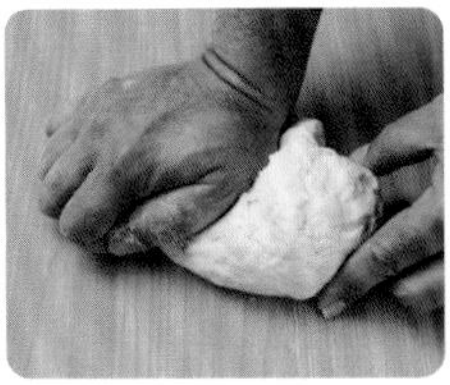

作法

1. 核桃平鋪至烤盤中，烤箱預熱 180℃，將核桃入烤箱，烤約 5 分鐘至有香味後取出，壓碎、放涼。
2. 麵粉、細糖放入鋼盆中，再加入酵母粉與水，雙手揉至均勻沒有硬塊成團（約 2 分鐘）。
3. 麵糰蓋上保鮮膜，靜置發酵約 30 分鐘，再將發酵好的麵糰揉至表面光滑。
4. 將麵糰桿成長方形後撒上作法 1 的碎核桃，捲成圓筒長條。
5. 用刀將麵糰切成約 3 公分的段狀，排放入抹油的蒸盤，再放至電鍋內的蒸架上。
6. 外鍋加入半杯水，蓋上蓋子，靜置約 5 分鐘後按下開關，蒸至開關跳起即可。

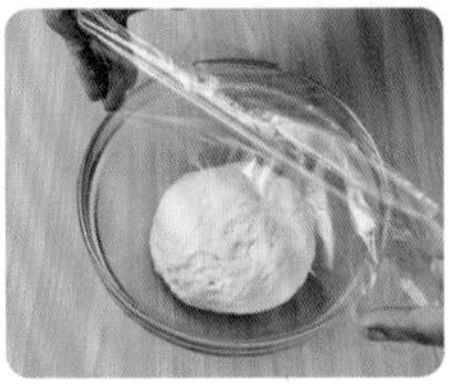

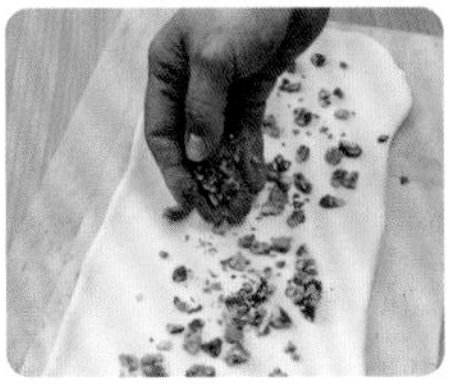

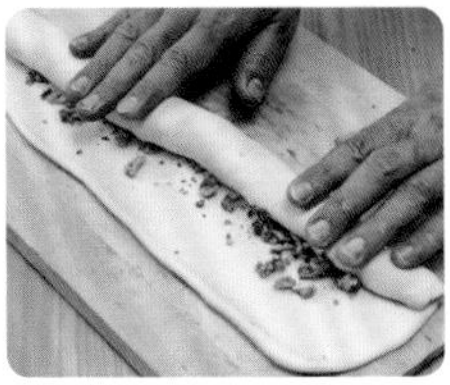

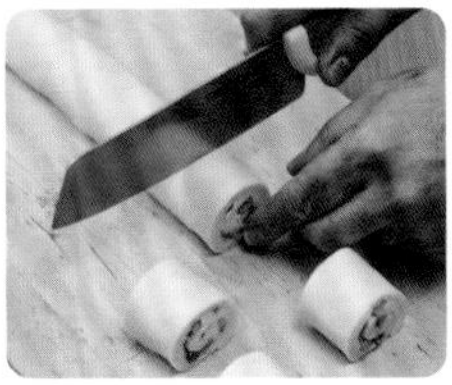

鮮奶核桃露

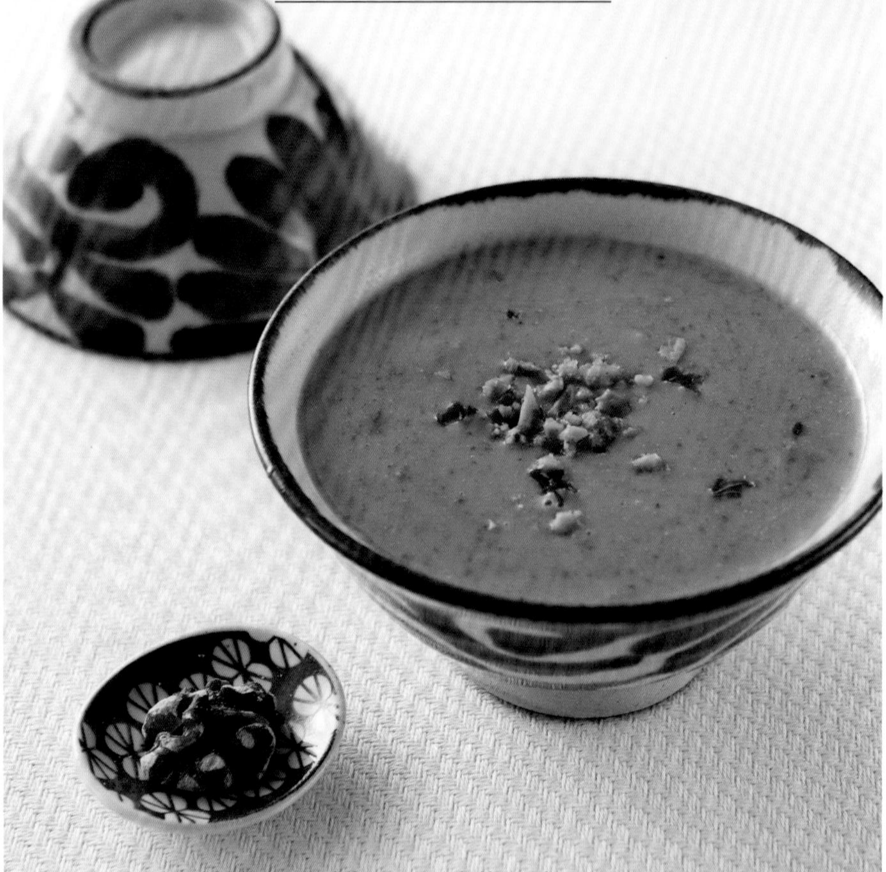

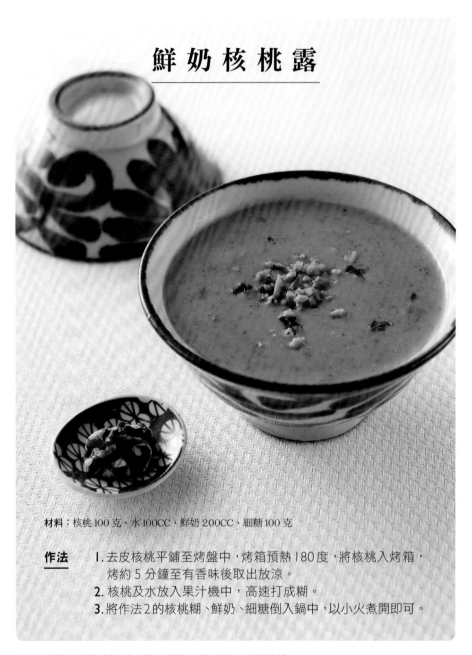

材料：核桃100克、水100CC、鮮奶200CC、細糖100克

作法

1. 去皮核桃平鋪至烤盤中，烤箱預熱180度，將核桃入烤箱，烤約5分鐘至有香味後取出放涼。
2. 核桃及水放入果汁機中，高速打成糊。
3. 將作法2的核桃糊、鮮奶、細糖倒入鍋中，以小火煮開即可。

TIPS | 核桃皮帶有澀味，若不喜歡澀味可選用去皮核桃。

材料不浪費

製作常備堅果拌醬

堅果富含不飽和脂肪酸，衛福部建議每人每天都要吃1份堅果，除了單吃，或撒在飯上、沙拉外，也可做成堅果拌醬，煮麵線、做沙拉、塗在麵包上都好用。

* how to do

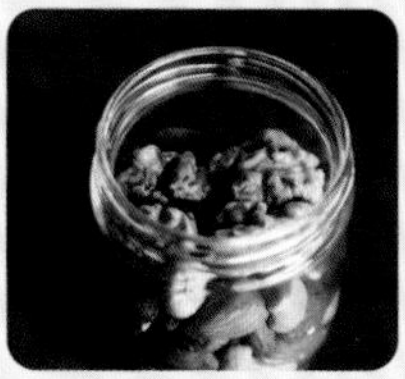

1. 將密封罐洗好烘乾，把喜歡的堅果放進瓶子裡，約七、八分滿即可（直接以瓶子來抓堅果的使用量）。

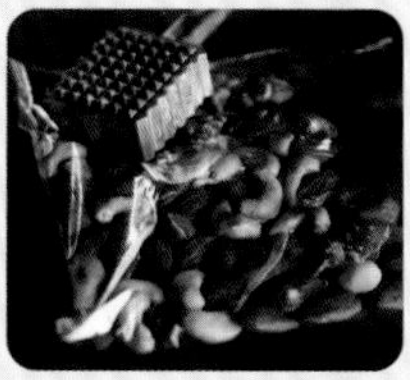

2. 將堅果倒出，把大顆堅硬的堅果放進袋子裡，用搥子敲成小塊。

TIPS | 遇到如核桃等質地較軟的堅果，可直接用手剝碎。

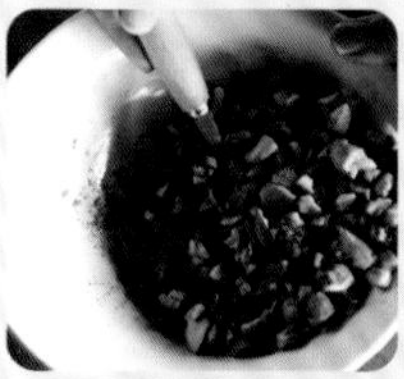

3. 將敲好的堅果倒進盤子或碗中，加入喜歡的無鹽綜合香料，攪拌均勻，最後再放兩匙鹽巴。

TIPS | 若用有鹽香料即可不用再加鹽巴。

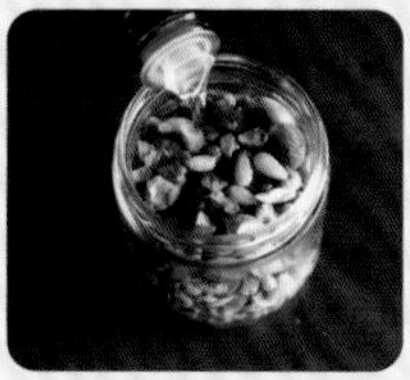

4. 將拌好的堅果放回密封罐裡，加入橄欖油或堅果油。

TIPS | 如果有要加松子或南瓜子，因不用敲碎，可此時加入。

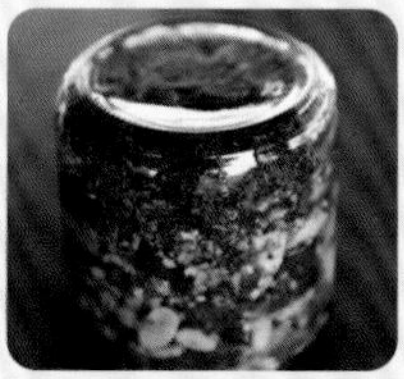

5. 將蓋子蓋上，正面放一天，反面放一天，讓味道均勻，冷藏即可保存 1-2 個月。

堅果類

松子

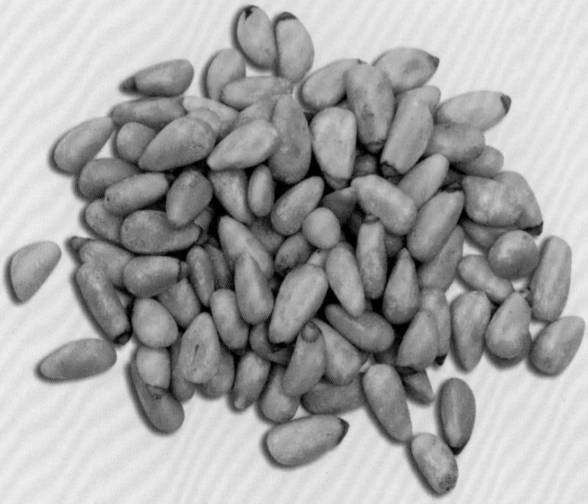

產地：印度、印尼、中國大陸東北長白山山脈及小興安嶺林區為最大產區

別名：松實、果松子、海松子、新羅松子

季節：秋、冬

好油脂抗老防衰，難得的長壽果

松子種類多，大多是可以食用的，可食用部分是去殼的種仁，故俗稱松子仁，本身含有70％的油脂，多為亞油酸、亞麻酸、花生四烯酸等不飽和脂肪酸，經常食能滋潤皮膚、有效預防心血管疾病，加上其他營養素還能消除疲勞，增強人體免疫功能，促進腦細胞代謝，達到增強記憶力的效果，因此有「長壽果」的美名。

營養價值

蛋白質、維生素A、維生素B1、維生素B2、維生素C、維生素E、磷、鐵、鈣、油酸脂、亞油酸酯

保存方法

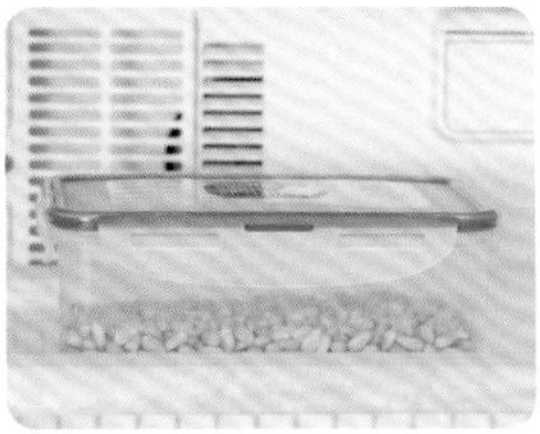

密封裝好，冷凍保存。

選購要點

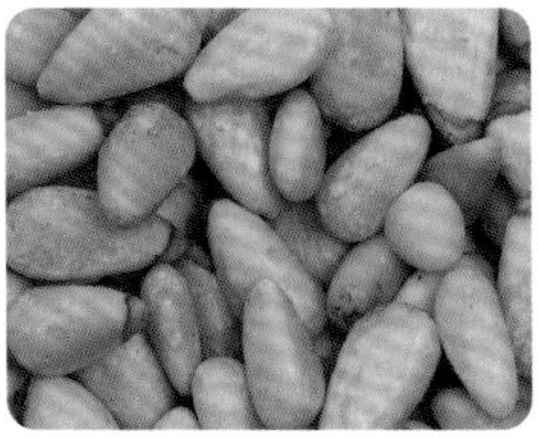

顆粒均勻、飽滿碩大，沒有損傷碎裂。

使用禁忌

因含大量油脂，具有通腸潤便效果，容易腹瀉者請少量食用。

料理前處理

* 油脂含量高，冷凍保存也不會結冰，因此料理前不用事先退冰，可直接使用。
* 料理前可簡單炒、烤至金黃色。

主要的食用方式

* 直接乾炒、烤過當零食、或製作成糕點。
* 與米一同煮松子粥。
* 與胡桃仁、黑芝麻等雜糧磨粉以熱水沖泡成精力飲。
* 義大利青醬的主要材料。
* 含油量高，也可用於榨油。

營養師觀點 Dietician	含油脂約70%，且大多是不飽和脂肪酸，另含維生素E以及鈣、磷、鐵、鉀、鈉、鎂、錳、鋅、銅、硒等營養成分。 松子具增強腦細胞代謝，促進和維護腦細胞與神經功能的作用，不論年老年少，皆適合食用。

松子青醬

材料：松子 20 克、九層塔葉 40 克、蒜仁 10 克、橄欖油 60CC、黑胡椒粉 1/8 茶匙、鹽 1/4 茶匙、細糖 1/4 茶匙

作法

1. 松子用小火炒至金黃色備用。
2. 將 1/3 的九層塔葉與蒜仁、橄欖油放入果汁機，蓋上蓋子。
3. 按瞬轉鍵一按一放慢慢將葉片打碎後，再逐步少量將剩下的葉片慢慢加入。
4. 加完九層塔葉後再將松子、黑胡椒粉、鹽、細糖一起加入，轉快速打成泥狀取出。

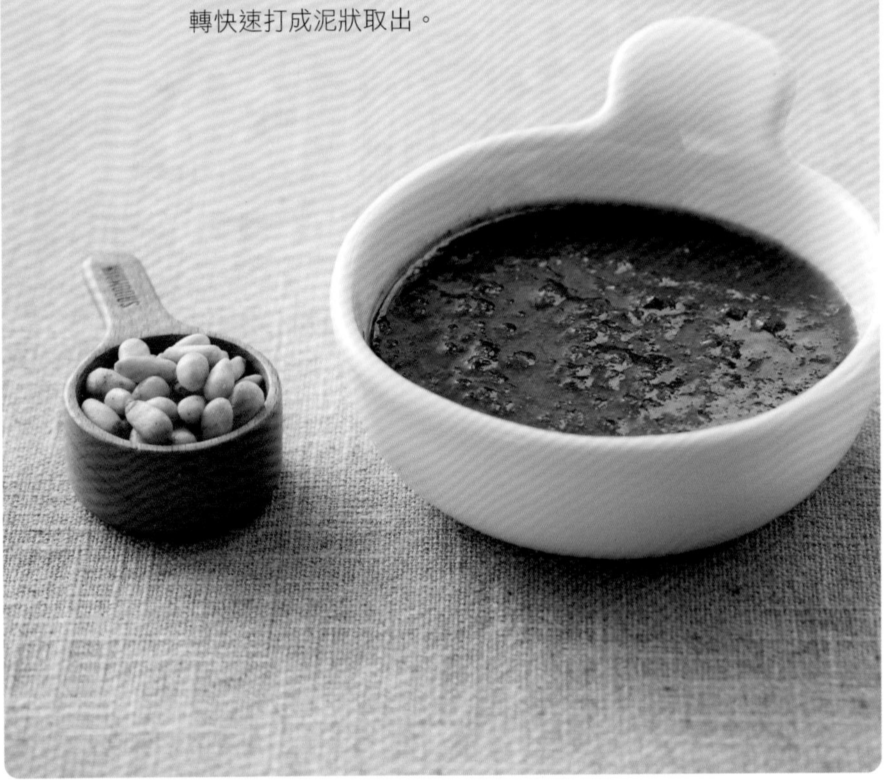

TIPS | 九層塔因葉片不易打碎，因此需逐步放入果汁機內。

松子青醬義大利麵

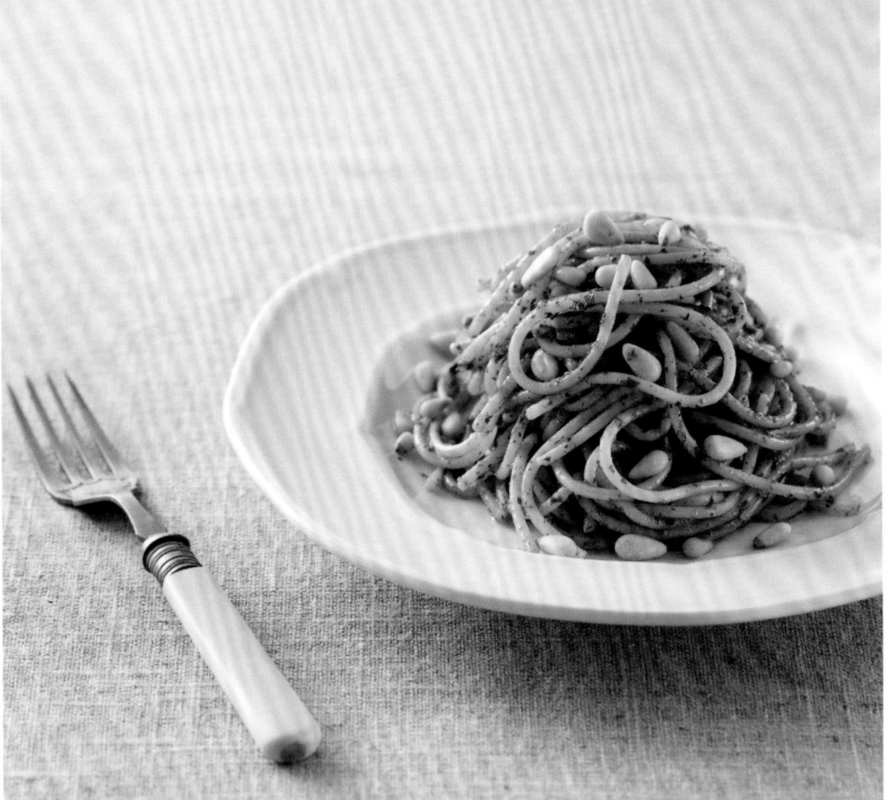

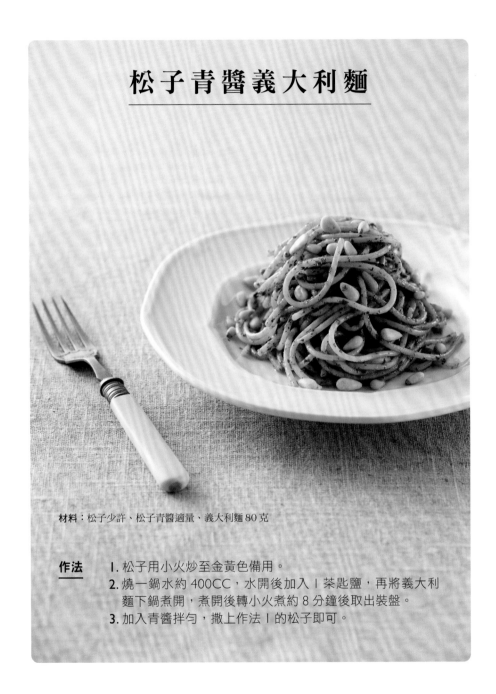

材料：松子少許、松子青醬適量、義大利麵 80 克

作法

1. 松子用小火炒至金黃色備用。
2. 燒一鍋水約 400CC，水開後加入 1 茶匙鹽，再將義大利麵下鍋煮開，煮開後轉小火煮約 8 分鐘後取出裝盤。
3. 加入青醬拌勻，撒上作法 1 的松子即可。

堅果類

花生

產地：產地多集中在雲林、嘉義和彰化一帶，其中尤以雲林產量最多

別名：落花生、落生、地豆、豆仁、落地松，台語稱土豆仁（中國大陸的土豆是馬鈴薯）、客家話稱番豆子

季節：夏、秋

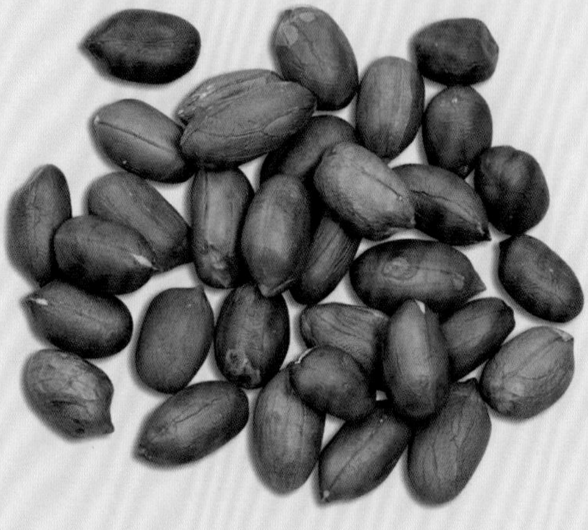

營養豐富好吸收，增加腸道好菌多健康

花生擁有高達30％的優質蛋白質，其內含有人體必需的8種胺基酸及13種維生素和26種礦物元素，更有媲美紅酒的抗氧化劑成分，能保護心臟不受傷，營養價值高又容易被人體完整吸收，加上脂肪、卵磷脂，對於停經後的女性來說，是很好的營養補給品。

此外，很多人不知道花生仁還含有「白藜蘆醇」（resveratrol），可以促進腸道好菌生長，適量食用對腸道健康很有幫助。

營養價值

蛋白質、脂肪、醣類、維生素A、維生素B6、維生素E、維生素K、鈣、磷、鐵、氨基酸、不飽和脂肪酸、卵磷脂、膽鹼、胡蘿蔔素、粗纖維

保存方法

花生若在潮濕、不通風處，很容易產生黃麴毒素，建議買小包裝，裝入密封保鮮盒裡，置於冰箱冷藏，並盡快食用完畢。

使用禁忌

有花生過敏症者勿食，以免造成休克。

主要的食用方式

* 煮湯、炒、炸、水煮，或與其他食材搭配炒食，如宮保雞丁、花生豬腳。
* 煮熟可與牛奶打汁或做成花生糖。
* 搗碎加工製成花生醬，可抹土司或調麻醬拌麵。
* 含大量油脂，可萃取食用花生油。

選購要點

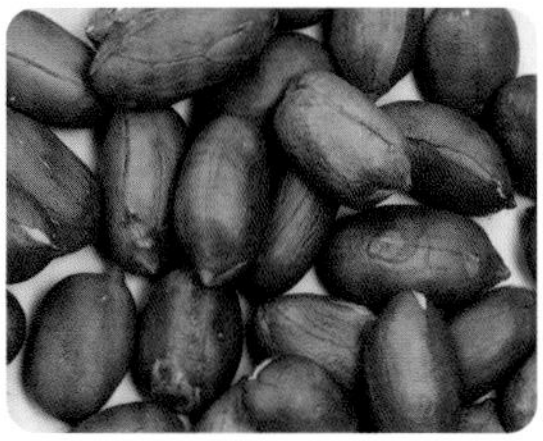

* 帶殼花生：外殼完整乾燥，沒有黑斑、腐壞。
* 帶皮花生、去皮花生仁：顆粒完整，沒有油耗味的較新鮮。

料理前處理

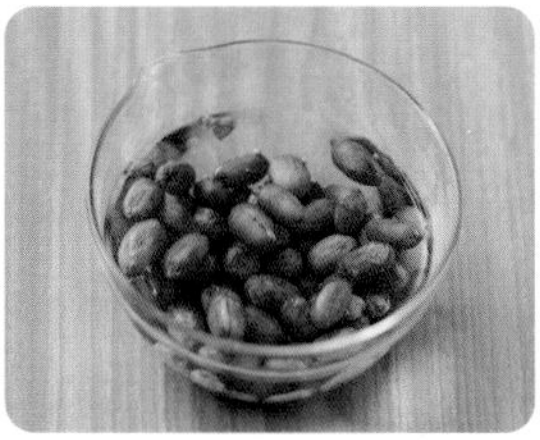

生花生料理前，可先泡水 6 小時。

營養師觀點 Dietician	含有豐富的蛋白質、脂肪、醣類，維生素 A、B6、E、K 及礦物質鈣、磷、鐵等營養成分；果實上的紅色外皮，含有大量的維生素 B1、B2。但選用時要注意黃麴毒素，盡量選擇新鮮且保存良好的花生。

蓮藕花生排骨湯

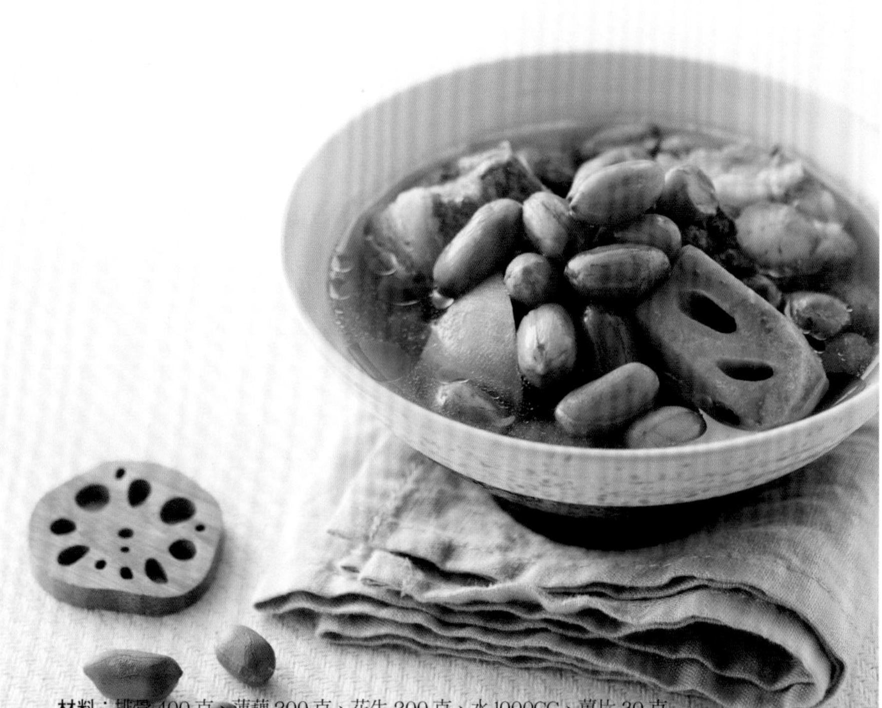

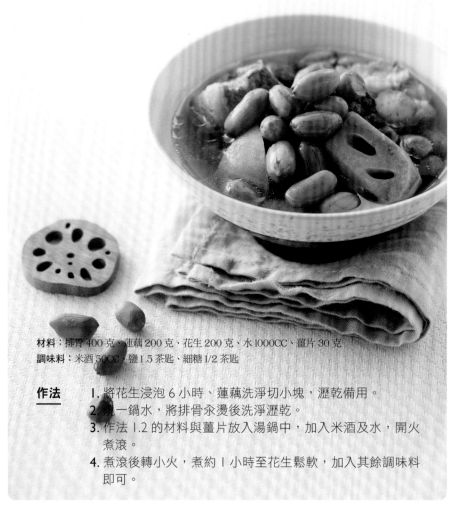

材料：排骨 400 克、蓮藕 200 克、花生 200 克、水 1000CC、薑片 30 克

調味料：米酒 50CC、鹽 1.5 茶匙、細糖 1/2 茶匙

作法

1. 將花生浸泡 6 小時、蓮藕洗淨切小塊，瀝乾備用。
2. 燒一鍋水，將排骨汆燙後洗淨瀝乾。
3. 作法 1.2 的材料與薑片放入湯鍋中，加入米酒及水，開火煮滾。
4. 煮滾後轉小火，煮約 1 小時至花生鬆軟，加入其餘調味料即可。

TIPS | 煮好後燜一下（約 15 分鐘）再吃，花生跟蓮藕會更軟綿入味。

花　生　湯

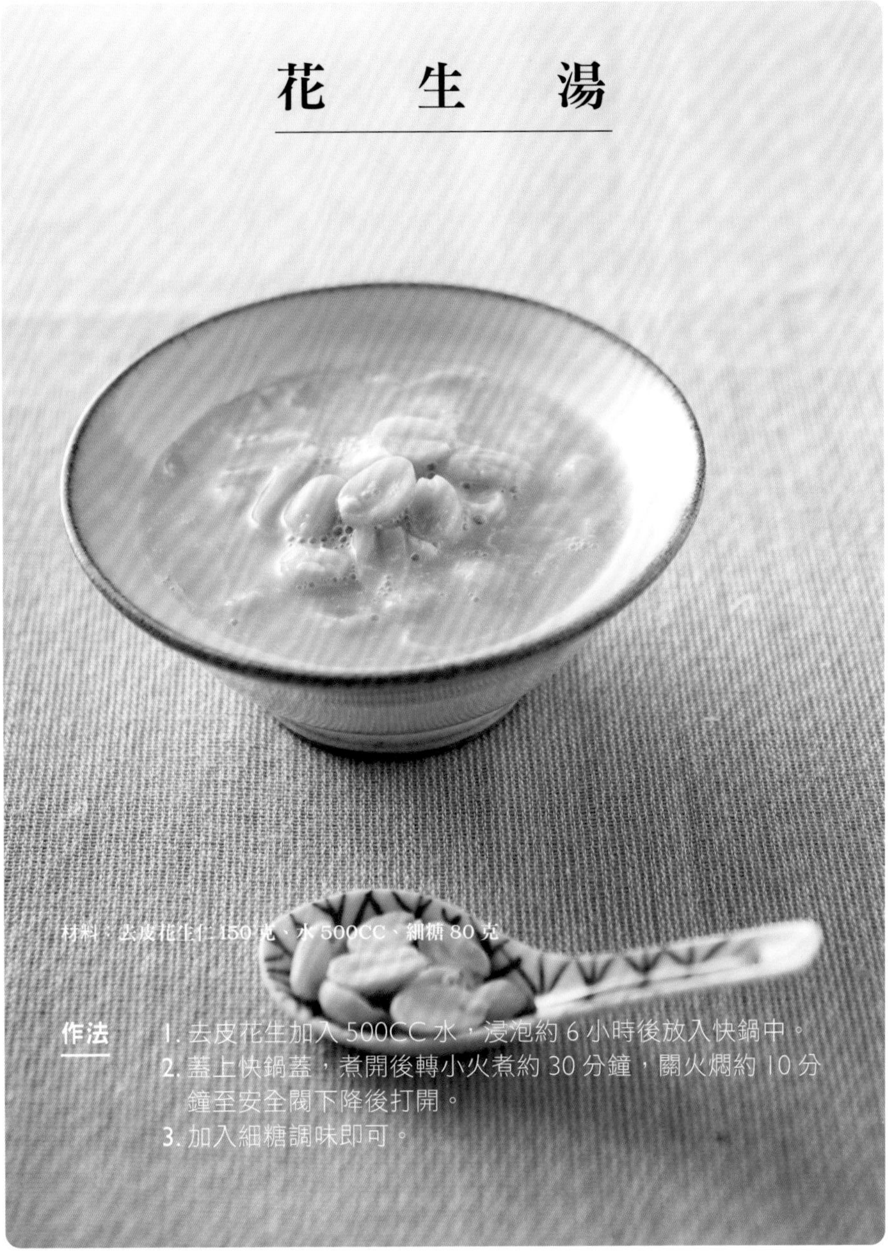

材料：去皮花生仁 150 克、水 500CC、細糖 80 克

作法

1. 去皮花生加入 500CC 水，浸泡約 6 小時後放入快鍋中。
2. 蓋上快鍋蓋，煮開後轉小火煮約 30 分鐘，關火燜約 10 分鐘至安全閥下降後打開。
3. 加入細糖調味即可。

TIPS ｜如果家裡沒有快鍋，可用電鍋，內鍋放 400CC 水，外鍋加 2 杯水蒸至跳起，燜 10 分鐘後外鍋再加 2 杯水繼續蒸，跳起後續燜 15 分鐘加糖拌勻即可。

香蔥拌花生

材料：去殼熟花生或油炸花生150克、香菜20克、蔥4根、辣椒1根
調味料：醬油膏1大匙、細糖1/2茶匙、白醋1/2茶匙、香油1茶匙

作法

1. 香菜、蔥、辣椒切細裝入大碗中。
2. 在大碗中加入花生及所有調味料拌勻即可。

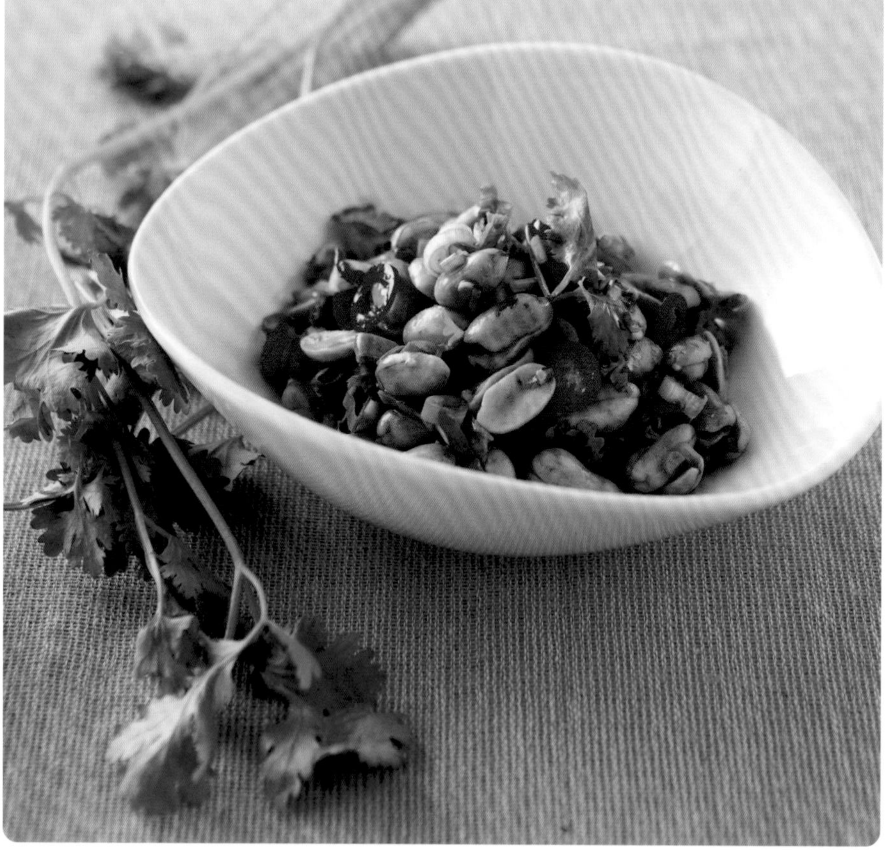

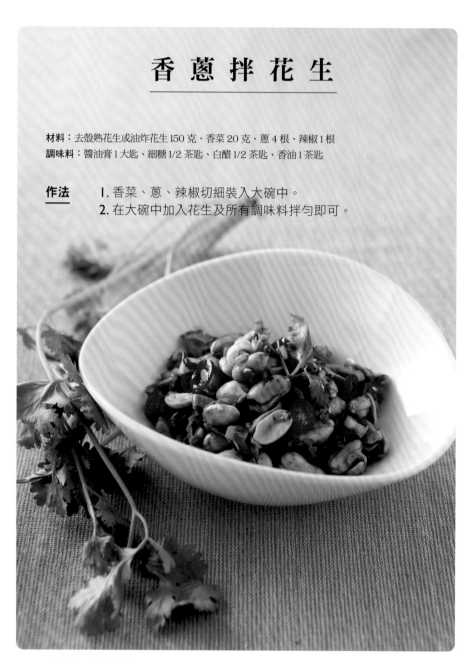

TIPS | 香菜及蔥拌好容易出水，花生拌好太久也容易軟掉不脆，建議可現拌現吃，不要久放。

花生炒龍眼乾

材料：帶鹽花生（已炒過）適量、龍眼乾適量

作法

1. 熱鍋加少許的油，先拌炒龍眼乾。
2. 倒入帶鹽的花生一同拌炒，因為龍眼乾甜，花生也帶鹽，不需再調味。

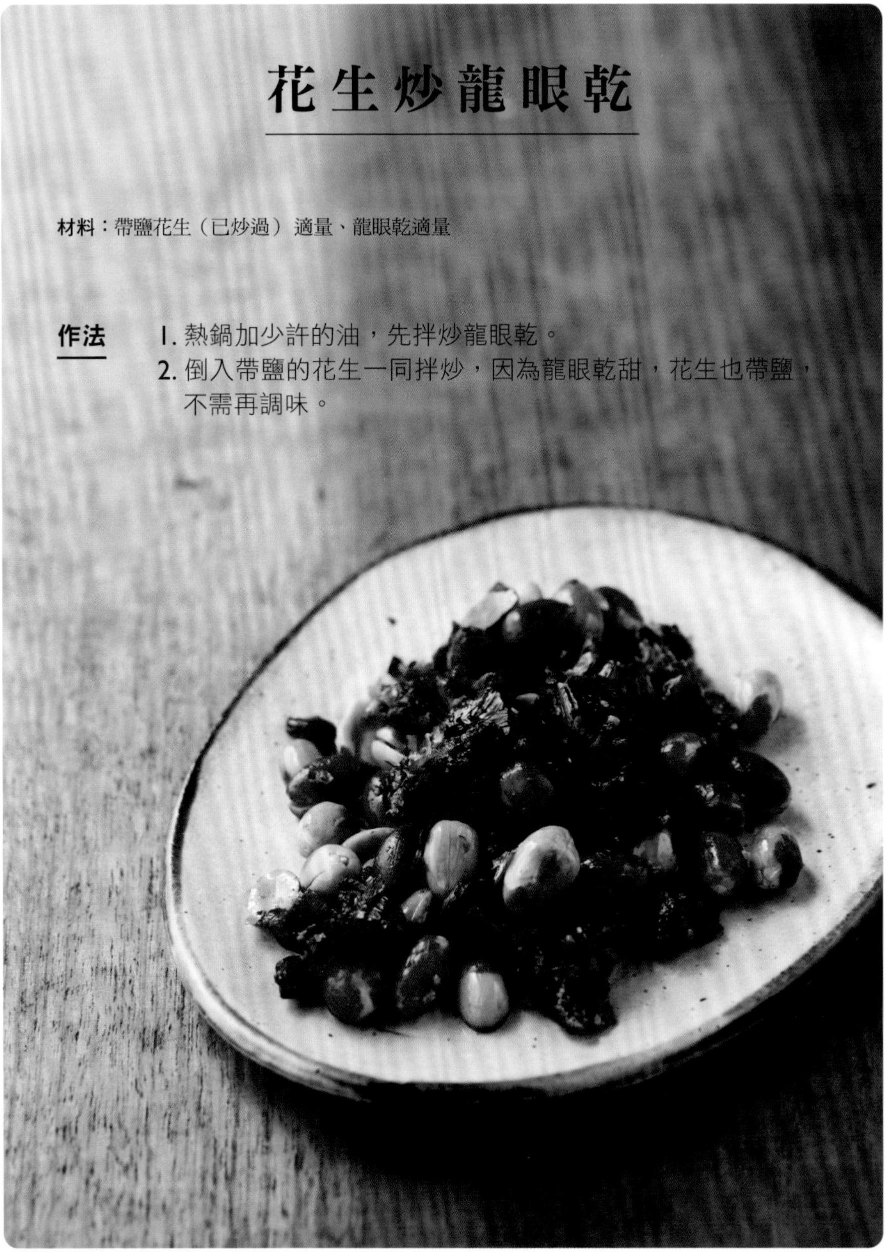

TIPS | 1. 花生跟龍眼乾的比例可依喜好隨意抓。2. 此為彰化縣二水鄉的傳統菜，可下飯、配粥或當零食吃。

堅果類

亞麻子

產地：歐美及中國

別名：胡麻子、壁虱胡麻、亞麻仁、大胡麻、胡麻仁

季節：全年皆可吃到

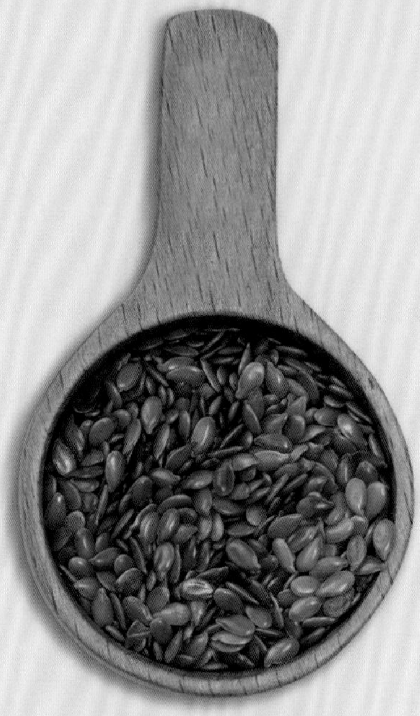

富含 Omega-3，有草原魚油美名

亞麻子是ω-3脂肪及木酚素最豐富的食物來源，也是自然界亞麻酸含量最高的食材，亞麻酸油屬於Omega-3脂肪酸的一種，與深海魚類所含的Omega-3脂肪酸相似，可抗癌、降膽固醇、保護心血管，也能抗氧化，保護人體免於自由基的傷害，堪稱「草原魚油」。而亞麻子纖維質含量也足，有助於保持腸道健康。

營養價值

木酚素、植物固醇、酚酸、植酸、纖維、ω-3脂肪、鎂

保存方法

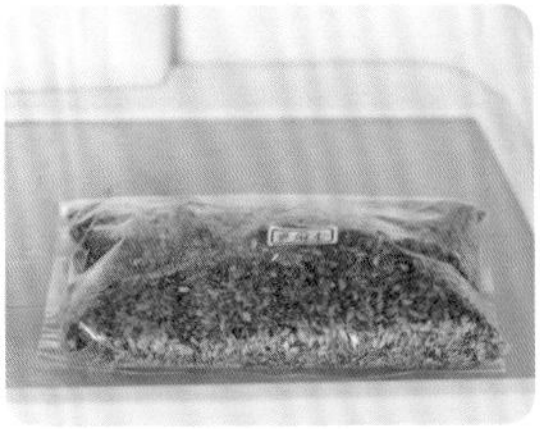

以夾鍊袋或密封罐裝好，置於冰箱冷藏。

使用禁忌

胃腸虛弱或發炎者、孕婦都不可食用

主要的食用方式

* 拌餡、搭配沙拉，或直接食用。
* 與其他堅果放入食物調理機中調和打成精力飲。
* 含油量高，歐美常拿來提煉成亞麻子油，可沾麵包、調沙拉醬或按1：1比例與蜂蜜調飲。

選購要點

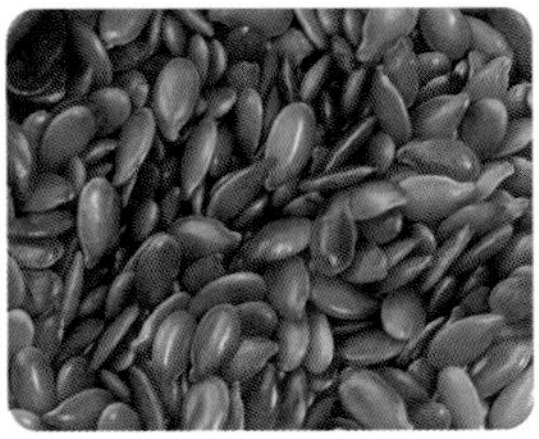

外觀顏色呈咖啡或灰褐色，顆粒扁平、飽滿有光澤，沒有碎粒或雜質，聞來沒有臭味。

料理前處理

台灣沒有種植亞麻子，購買到的大多已經處理好了，可直接料理。

營養師觀點 Dietician	亞麻子是自然界中亞麻酸含量最高的，其 α 亞麻油酸可轉換成 EPA 和 DHA，其內也含有高品質、易消化的完全蛋白質，是人體健康維持及營養補給的來源之一。

亞麻子水果優格

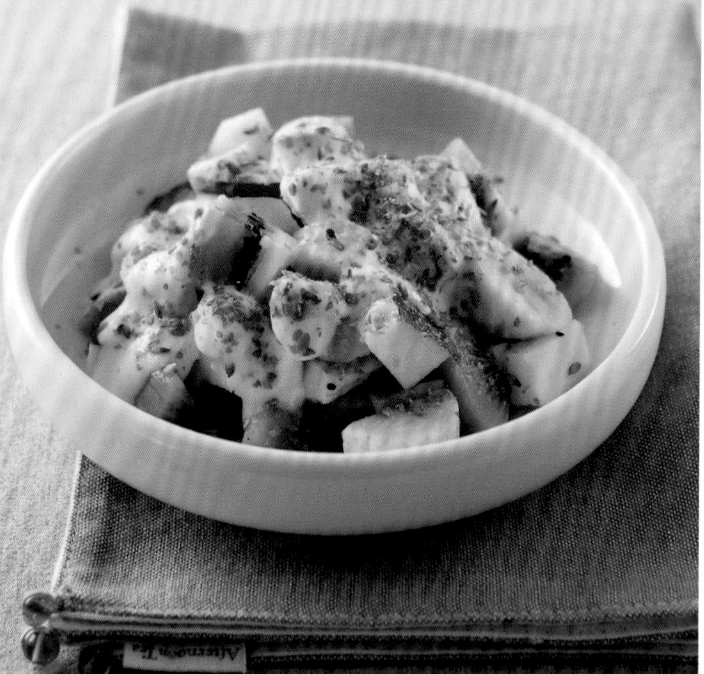

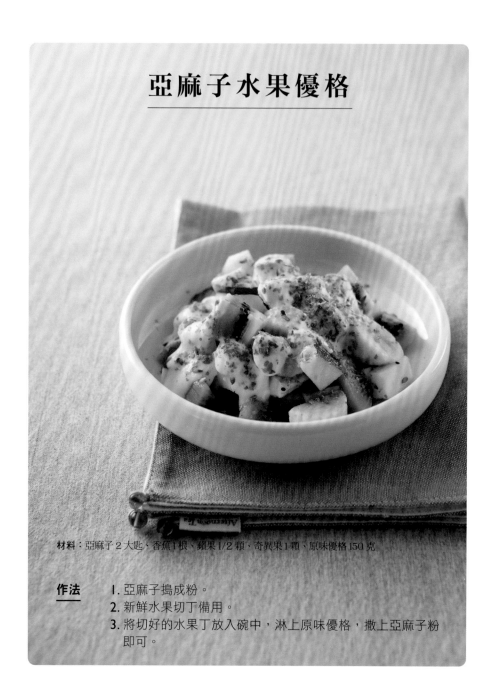

材料：亞麻子 2 大匙、香蕉1根、蘋果1/2 顆、奇異果1顆、原味優格 150 克

作法

1. 亞麻子搗成粉。
2. 新鮮水果切丁備用。
3. 將切好的水果丁放入碗中，淋上原味優格，撒上亞麻子粉即可。

亞麻堅果蔬果飲

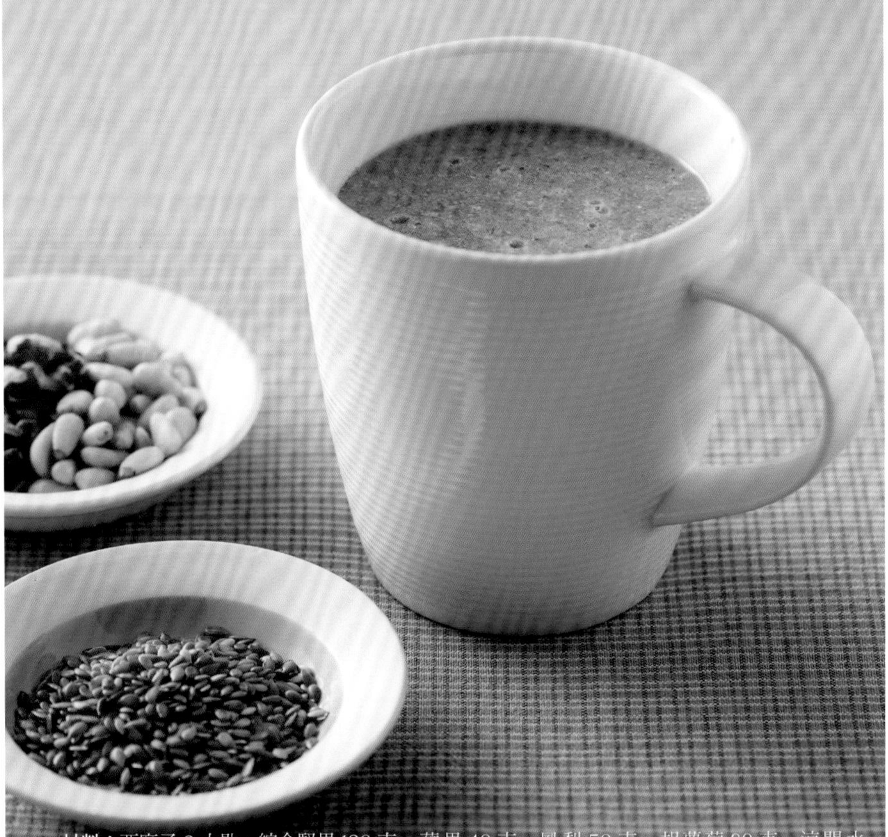

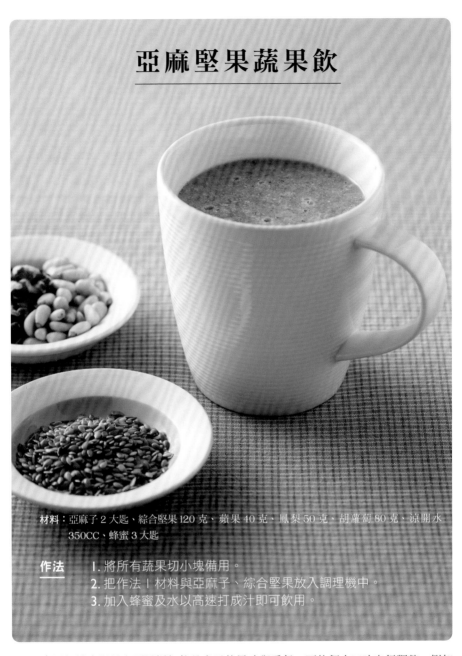

材料：亞麻子 2 大匙、綜合堅果 120 克、蘋果 40 克、鳳梨 50 克、胡蘿蔔 80 克、涼開水 350CC、蜂蜜 3 大匙

作法

1. 將所有蔬果切小塊備用。
2. 把作法 1 材料與亞麻子、綜合堅果放入調理機中。
3. 加入蜂蜜及水以高速打成汁即可飲用。

TIPS ｜ 添加綜合堅果主要是增加飲品多元的風味與香氣，可依個人口味自行調整，例如烤香的腰果、核桃、杏仁等。

堅果類

南瓜子

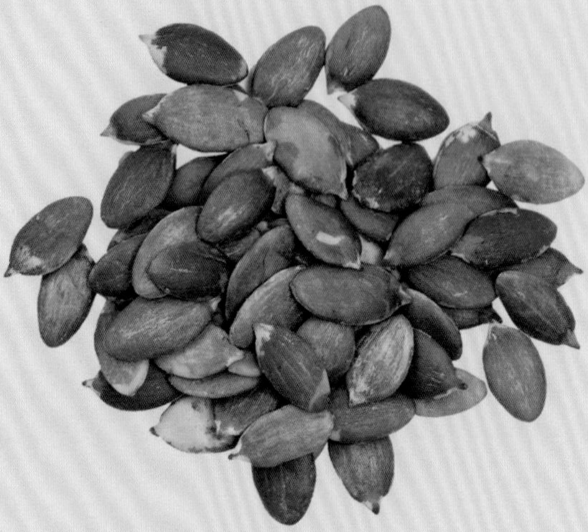

產地：中國雲南（吃子南瓜）；台灣：宜蘭、花蓮、台東、苗栗、南投（吃肉南瓜）

別名：南瓜籽、白瓜子、北瓜子、倭瓜子、番南瓜子、西葫蘆子

季節：台灣一年四季都有南瓜上市，夏天盛產期

營養豐富，素食者很好的鈣質來源

南瓜子顧名思義就是南瓜的種子，有些品種是為了吃它的種子，種子顆粒較大（多種於中國雲南），台灣生產的南瓜屬蔬菜主食類，是為了吃南瓜肉，種子顆粒小。南瓜子曬乾後可當零嘴，亦可入菜、做甜點，還能萃取油脂，全身都是寶。

南瓜子的油脂含有亞麻仁油酸，更擁有豐富植物蛋白質、大量的微量元素鋅、鎂、維他命F，能補充體力，對男性來說能壯陽、強精，有效預防攝護腺肥大，最重要的是南瓜子含有大量鈣質，對於吃全素者是補充鈣質很好的來源。

● 保存方法

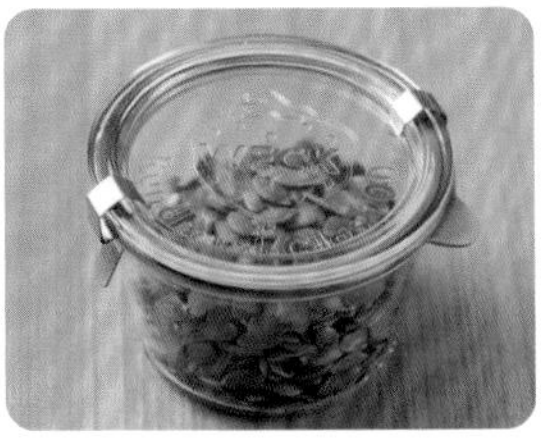

密封裝好，置於乾燥通風陰涼處，不要太陽直射，也不要接觸空氣，以免受潮變質。

● 使用禁忌

患有腳氣、黃疸、容易脹氣者，不要食用。

● 主要的食用方式

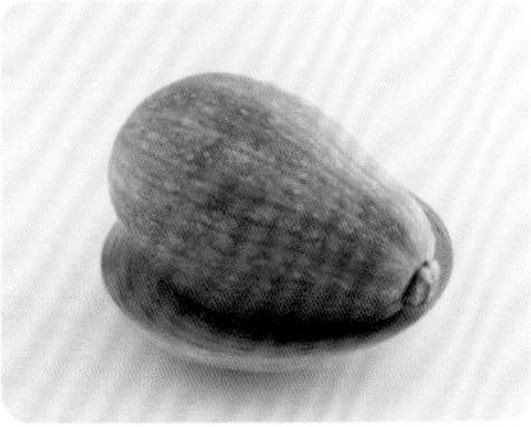

* 直接與各種食材搭配料理，或是與南瓜果肉一起煮飯煲湯。
* 烤箱烤熟，撒鹽調味當成零食或拌在沙拉中。

● 營養價值

蛋白質、維生素 A、維生素 B1、B2、維生素 C、氨基酸、脂肪油、胡蘿蔔素、葉酸、鉀、鈣、鎂、磷、鐵、鋅

● 選購要點

* 平常在南北貨買到的南瓜子幾乎都是從中國大陸進口，南瓜子較大，分帶殼、去殼兩種。
* 南瓜子的外殼是米白色，綠色的則是已去好殼後的皮膜顏色。
* 選外觀厚實飽滿，表面平滑有光澤。

● 料理前處理

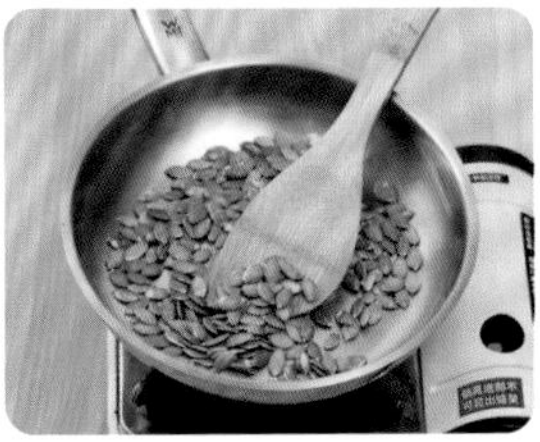

* 買回來洗淨後擦乾，以乾鍋炒香後再料理。
* 台灣種的南瓜，種子雖小，也可以洗淨日曬到表皮微乾後，放入乾的炒鍋炒香當零食吃。此為鄉下阿嬤南瓜全利用的好方法。

營養師觀點 Dietician	南瓜子含有極豐富的不飽和脂肪酸、優質蛋白質和鋅、鐵等微量元素，以及大量的維生素 B 群及抗氧化所需的維生素 E。其中的 β 胡蘿蔔素，可由人體吸收後轉化為維生素 A，可幫助視紫質形成，使眼睛能健康適應光線的變化。

南瓜子蝦鬆

材料：南瓜子 50 克、白芝麻 10 克、蝦仁 200 克、蔥花 10 克、紅甜椒丁 20 克、生菜葉 4 片
調味料：鹽 1/4 茶匙、細糖 1/2 茶匙、蛋白 1 大匙、太白粉 1 大匙、薑末 5 克

作法

1. 生菜葉洗淨後保持整片完整，用剪刀將生菜葉剪成碗狀後排盤備用。
2. 將南瓜子與白芝麻入鍋中，小火炒至芝麻微金黃有香味，取出攤開。
3. 蝦仁切段，加入薑末、蔥花及所有調味料抓勻醃漬 2 分鐘。
4. 熱鍋下 2 大匙沙拉油，將蝦仁、紅甜椒丁下鍋大炒至鬆散，加入南瓜子仁炒勻，分至生菜葉中即可。

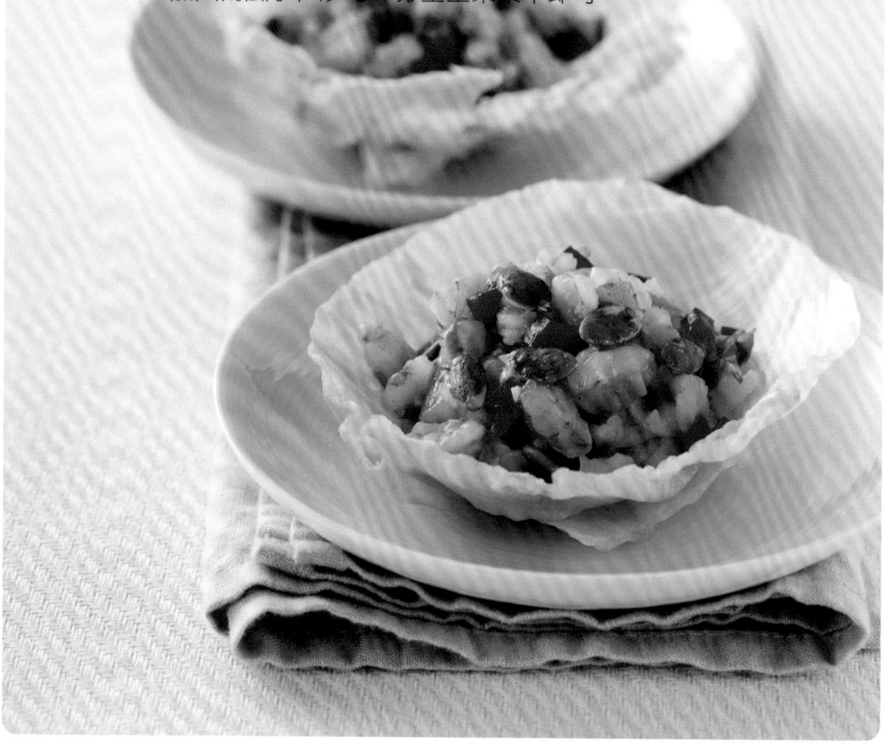

南瓜子酥糖

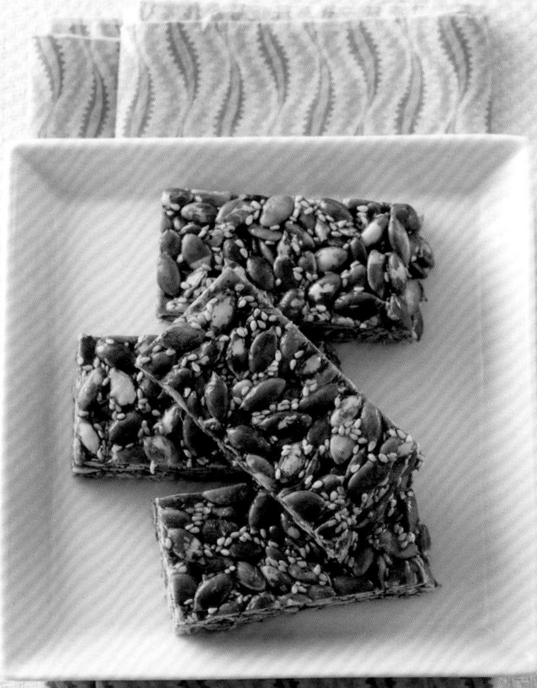

材料：南瓜子 300 克、白芝麻 30 克、細糖 120 克、麥芽糖 50 克、水 60CC

作法

1. 將南瓜子與白芝麻入鍋中，小火炒至芝麻微金黃有香味，取出攤開備用。
2. 取炒鍋，將細糖、麥芽及水入鍋小火煮開，煮至糖滴下來有細絲。
3. 關火倒入南瓜子及白芝麻翻炒均勻。
4. 放入抹了油的方盤中壓平，略放涼後切小塊即可。

堅果類

杏仁

產地：美國、西班牙、義大利、中國

別名：扁桃仁、南杏仁、甜杏仁、杏梅仁

季節：春

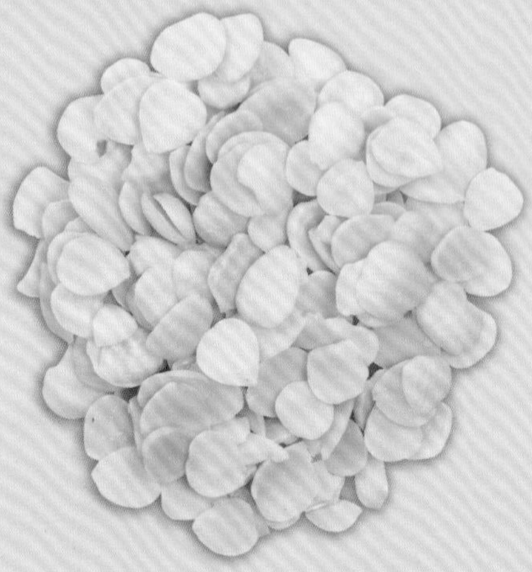

養顏美容，更是天然的抗氧化劑

杏仁指的是杏子的核仁，有南、北杏之分，北杏仁味苦又稱苦杏仁，多拿來藥用，對於止咳潤肺很有效果；南杏仁味甘又稱甜杏仁，另還有美國杏仁（一般在超市買到，或加在麵包甜點裡的即是美國杏仁）。杏仁含有豐富的植物性蛋白質，在杏仁油中含有不飽和脂肪酸，能有效預防血管病變，還有礦物質、膳食纖維、植物固醇及豐富的維他命C、E、杏仁多酚，就如同天然的抗氧化劑，經適量的食用能有益身體健康、養顏美容。

營養價值

蛋白質、維生素B、維生素E、鈣、磷、鐵、胡蘿蔔素、碳水化合物、脂肪

保存方法

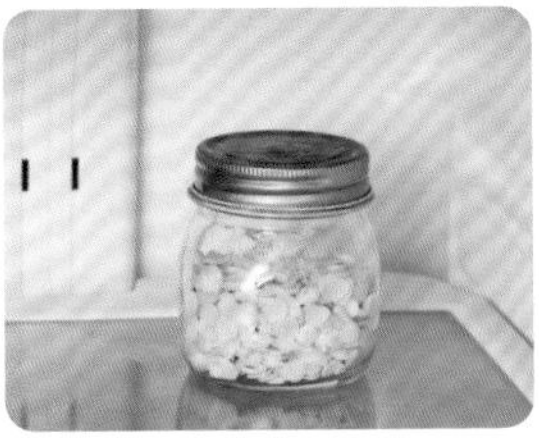

密封裝好，置於冰箱冷藏。帶殼的美國杏仁保存時間長些，不過都盡量幾日內食用完畢。

使用禁忌

* 北杏仁含扁桃苷，具有微量毒性，輕者易肥胖，重者引起腹瀉或氫氰酸中毒。
* 北杏仁一定要煮沸以去除毒性。
* 每日吃 7 公克不加味的美國杏仁，可補充身體不飽和脂肪酸，有益健康。

主要的食用方式

* 鹽炒、煮湯，磨粉沖成杏仁茶或加工成各式甜品。
* 含不含飽和脂肪且膽固醇低，可萃取成食用油。

選購要點

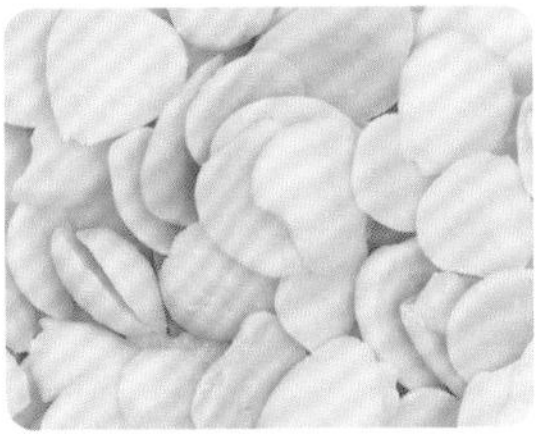

* 外觀完整，氣味清香，如有異味或油耗味，表示已經氧化變質，不新鮮。

料理前處理

* 南北杏，料理前可先浸泡 1-3 小時，但若燉湯可直接料理。
* 美國杏仁烘烤後則可直接食用或入菜。

營養師觀點 Dietician	杏仁含有豐富的單元不飽和脂肪酸，有益於健康維持，且含維生素 E 等抗氧化物質，能減少細胞膜上多元不飽和脂肪酸的氧化，維持細胞膜的完整。杏仁富含纖維質及鈣質，並有研究指出，全穀類中加入美國杏仁，可幫助飯後血糖的控制。

杏仁茶

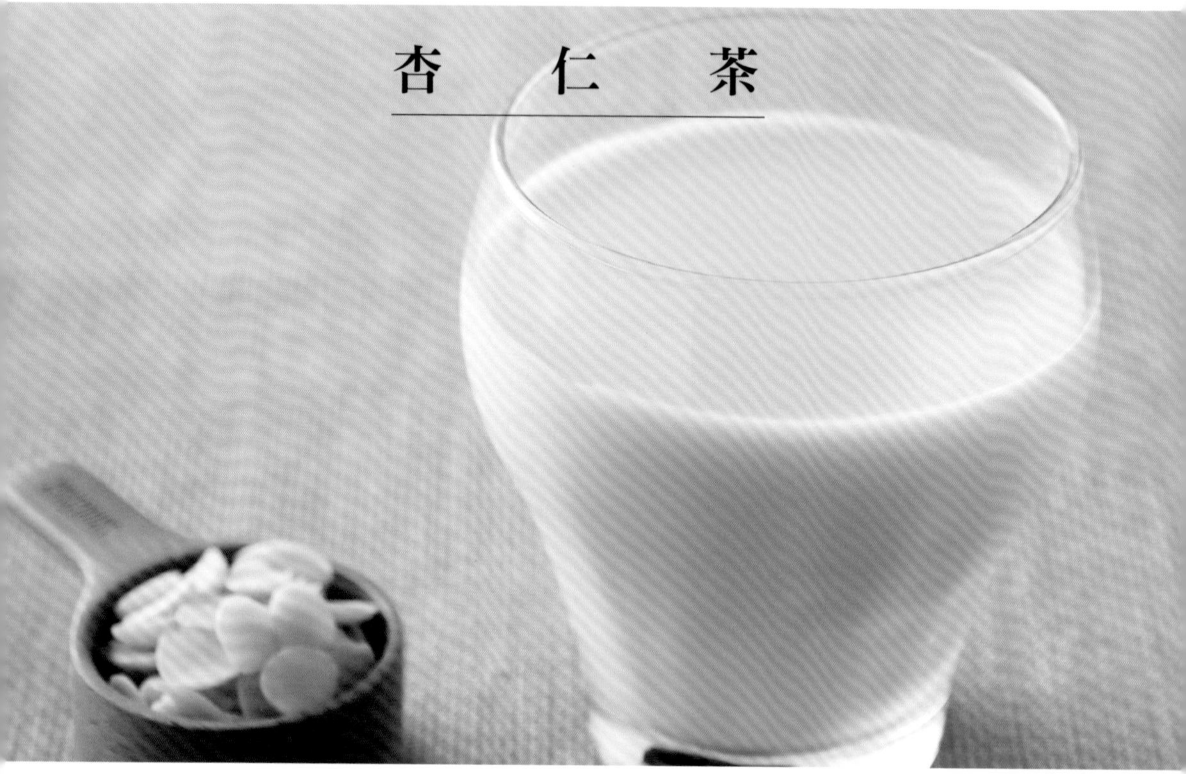

材料：南杏150克、水600CC、細糖適量

作法
1. 杏仁洗淨後浸泡3小時備用。
2. 將杏仁連水放入調理機，高速打成汁，再取細濾網將杏仁渣濾掉擠乾。
3. 將杏仁汁放入湯鍋，以小火煮滾，最後依喜好加入細糖調味即可。

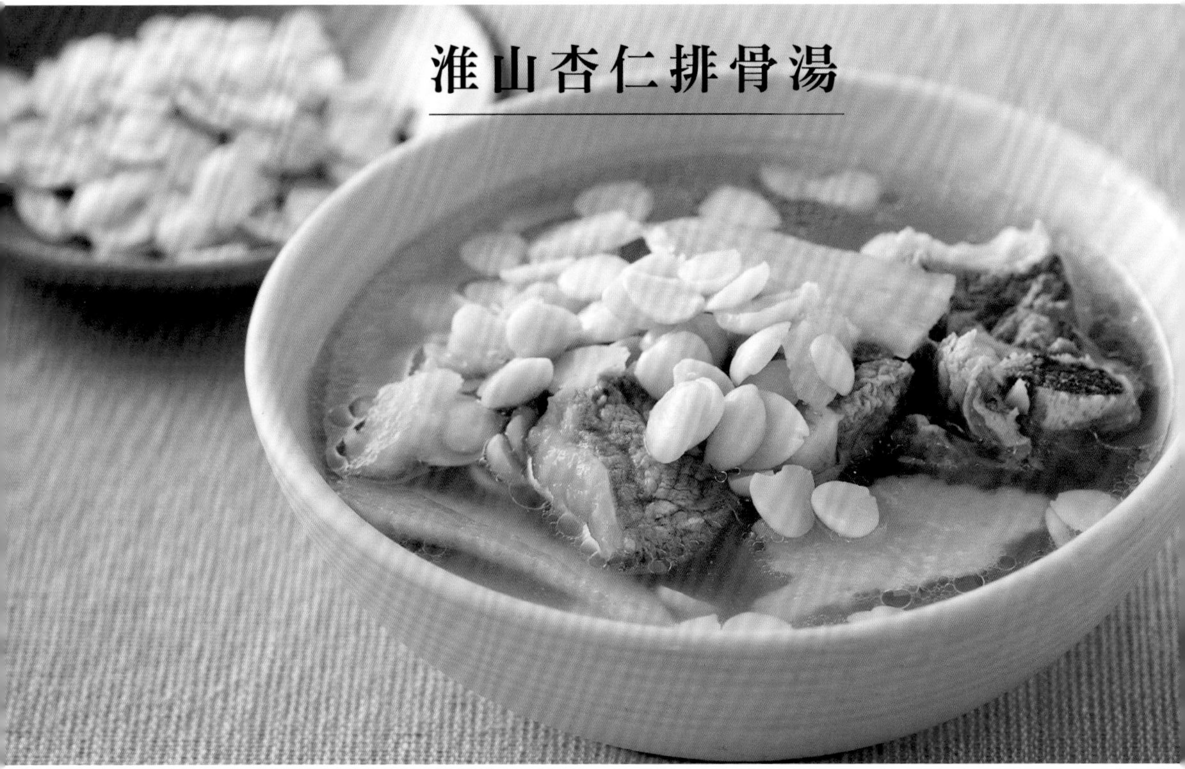

淮山杏仁排骨湯

材料：排骨 400 克、南杏 60 克、淮山 50 克、薑片 30 克、水 800CC
調味料：米酒 50CC、鹽 1 茶匙

作法

1. 南杏洗淨後瀝乾。
2. 排骨剁小塊後，將排骨放入滾水中汆燙，洗淨放入鍋中，加入淮山、薑片、米酒及作法 1 南杏，以大火煮開。
3. 撈去浮沫後轉小火煮約 30 分鐘，加入鹽即可起鍋。

杏 仁 豆 腐

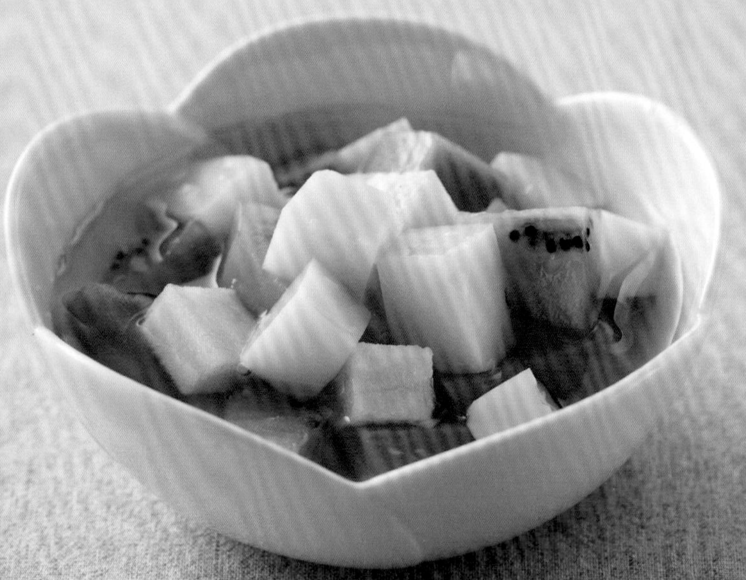

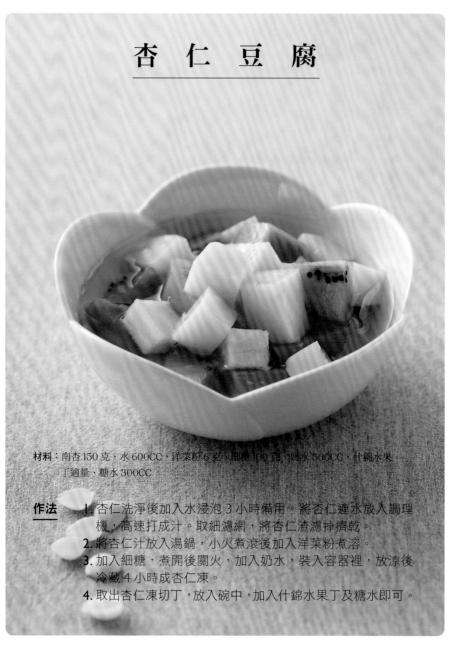

材料：南杏 150 克、水 600CC、洋菜粉 6 克、細糖 100 克、奶水 500CC、什錦水果丁適量、糖水 300CC

作法

1. 杏仁洗淨後加入水浸泡 3 小時備用。將杏仁連水放入調理機，高速打成汁。取細濾網，將杏仁渣濾掉擠乾。
2. 將杏仁汁放入湯鍋，小火煮滾後加入洋菜粉煮溶。
3. 加入細糖，煮開後關火，加入奶水，裝入容器裡，放涼後冷藏 4 小時成杏仁凍。
4. 取出杏仁凍切丁，放入碗中，加入什錦水果丁及糖水即可。

TIPS ｜洋菜粉口感偏脆，若喜歡 QQ 口感，也可用吉利丁片（約 7 片）取代。

part 5

其他類

其他類

西谷米

產地：印尼、泰國、馬來群島等地進口

別名：西米、西穀米、沙谷米、沙弧米

季節：加工品，無特定季節

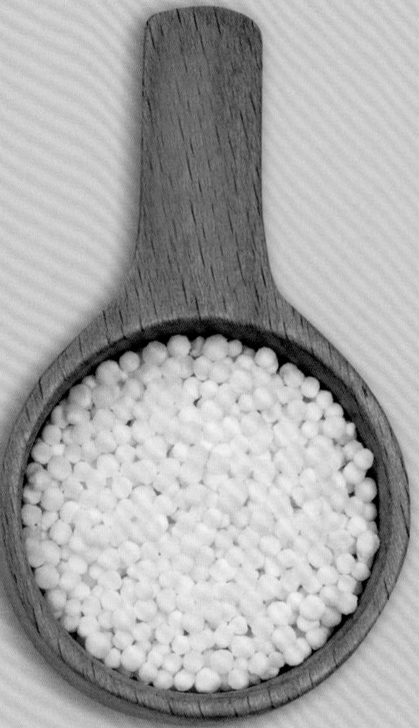

不是米，為少數適合腎臟病患者食用的雜糧

西谷米，其實不是米，原是印尼特產，取西米棕櫚的莖髓製成的澱粉質食物，現在有的會用木薯粉、麥澱粉、包穀粉加工而成，可能因為外形似米，所以被稱米，煮熟後大多稱為西米露，吃來Q軟有嚼勁，是東南亞常見的甜品點心，冷熱皆宜，很受大眾歡迎。

營養價值

澱粉、維生素B1、鈉、鉀、鈣、鎂、磷、鐵、鋅

保存方法

以密封罐裝好，置放於冰箱冷藏儲存，以免受潮或遇熱變質。

使用禁忌

因澱粉含量高，糖尿病患者在攝取的份量上要特別留意。

主要的食用方式

* 煮熟後，可以牛奶、椰汁、糖水或各式果汁為基底，再搭配水果或熟芋泥成西米露。
* 在歐洲會拿來做為烹調材料，例如丹麥的西谷米湯。

選購要點

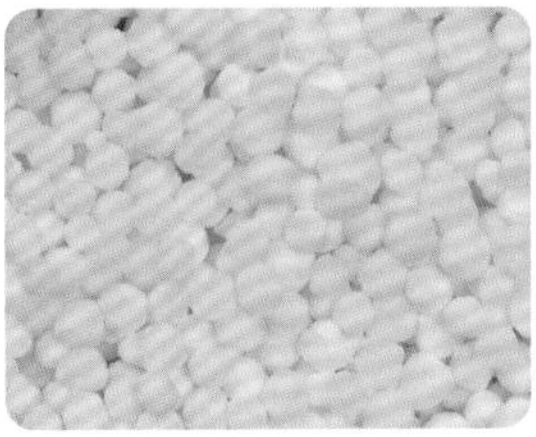

* 色澤米白、光滑圓潤，且沒有碎裂的較佳。
* 烹煮後，如果熟透時的透明度高，不容易黏稠，吃來有嚼勁，就是好的西谷米。

料理前處理

滾水煮到半熟，先取出沖冷水，再入鍋煮熟的西米露口感較 Q。

營養師觀點 Dietician	選用木薯粉、麥澱粉、包穀粉或棕櫚科植物提取的澱粉製成，主要成分是澱粉和多種營養成分及微量元素，有養顏美容及幫助消化等助益，所含磷不高，是雜糧中少數適合腎臟病患者食用的，但糖尿病患者仍須注意所攝取的份量多吃還是會使血糖上升。所以需與全穀根莖做代換，2 湯匙 (20 公克) 乾的西谷米約等於 1/4 碗的飯。

紅豆芋頭西米露

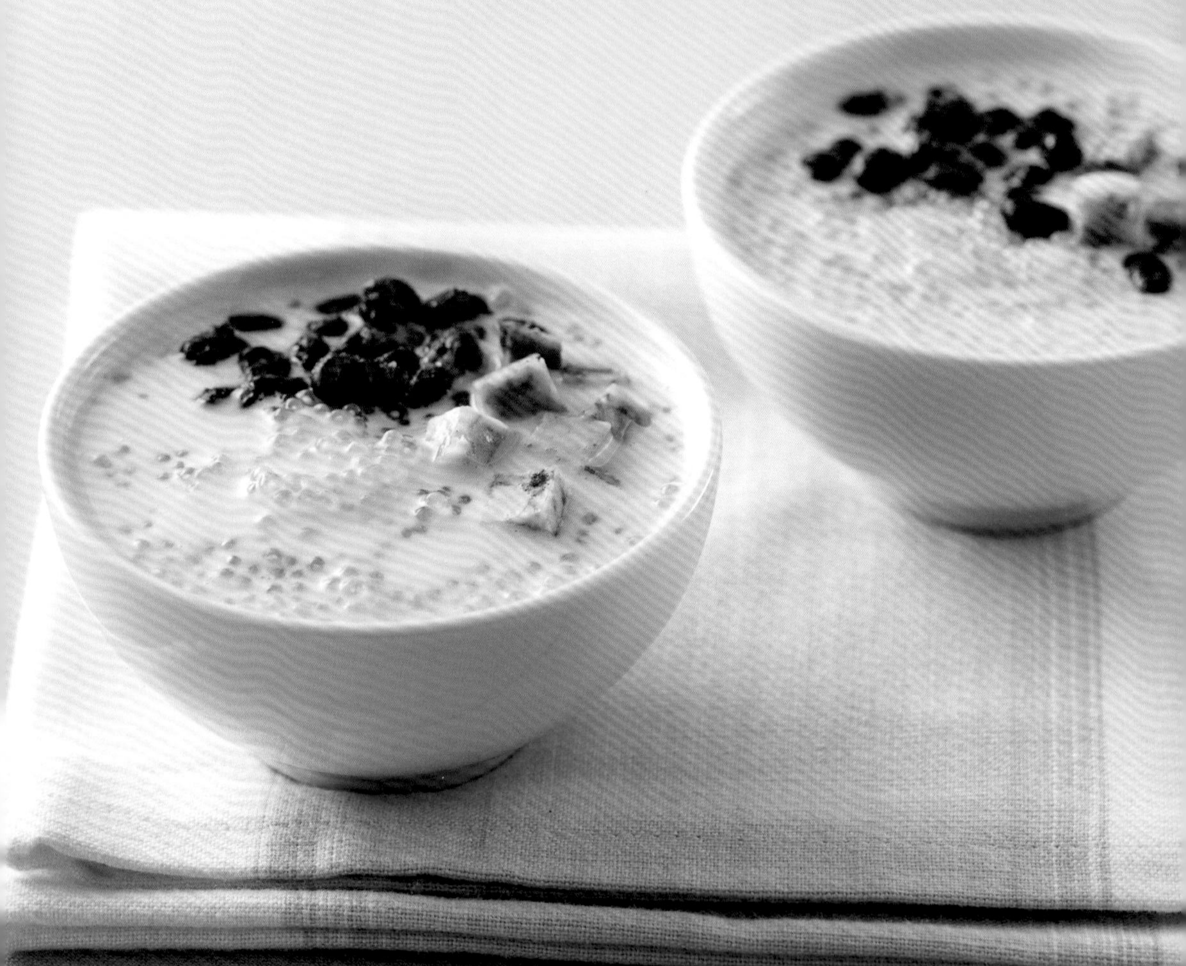

除了椰奶口味外，在西米露裡加點芋頭或紅豆，不但可增添味覺層次，也讓視覺上更豐富美味。不過因紅豆、西谷米的碳水化合物都高，吃完這碗，記得要少吃一點飯喔！

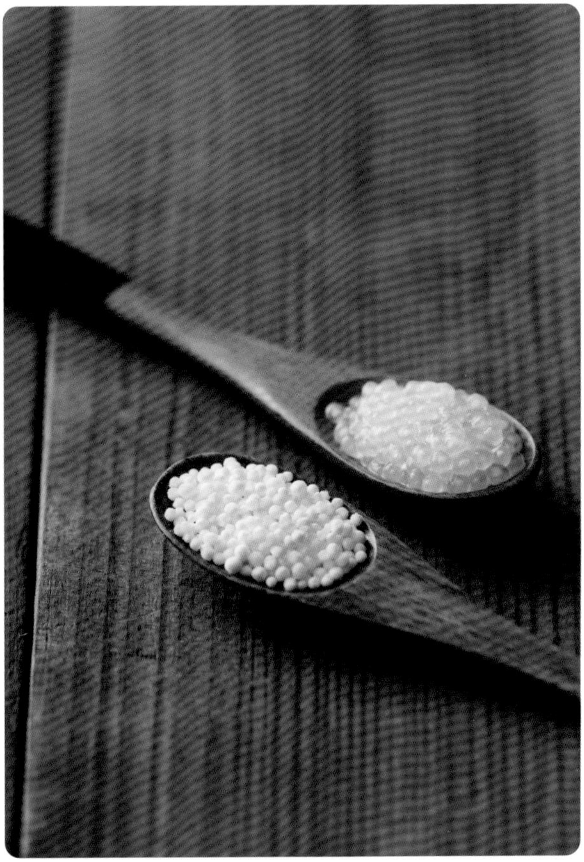

如果熟透時的透明度高，不容易黏稠，吃來有嚼勁，就是好的西谷米。

材料：

西谷米 60 克

紅豆 60 克

芋頭 150 克

調味料：

水 500CC

椰漿 150CC

鮮奶 200CC

細糖適量（約 150 克）

作法

1. 紅豆洗淨泡 150CC 水 4 小時，入電鍋，外鍋放 2 杯水蒸至跳起備用。
2. 芋頭切小丁後放入盤中，入蒸籠蒸 15 分鐘熟後取出放涼。
3. 燒一鍋水（約 1000CC），水開後將西谷米下鍋，小火煮約 12 分鐘至西谷米呈透明，將水瀝乾備用。
4. 將 350CC 的水與椰漿、鮮奶下鍋煮開後關火，加入細糖拌溶。再加入西谷米、芋頭、紅豆拌勻即可。

其他類

決明子

產地：台灣南部之砂地或丘陵地，主要以嘉義、雲林為大宗，還有外島澎湖縣

季節：秋、冬

別名：草決明、馬蹄決明、狗屎豆、馬蹄子、千里光、芹決、羊角豆、野青豆、豬骨明、豬屎藍豆、細葉豬屎豆、夜拉子、羊尾豆

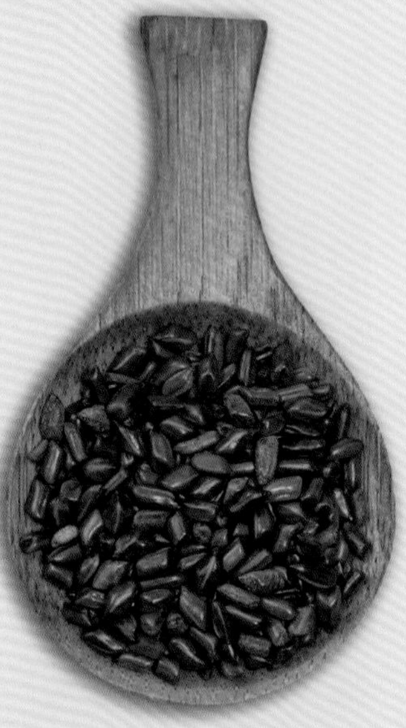

清肝護眼降血壓的台灣咖啡

決明子為豆類一年生草本植物決明的乾燥成熟種子，含有大黃素、大黃酚、大黃素甲醚、決明素、鈍葉決明素等中草藥材，如果是台灣原生種，決明子果實呈現菱形狀，食用方法基本上都是煮成茶飲，炒香的決明子略煮還會有股淡淡咖啡香。

決明子因含有人體必需的多種微量元素：鐵、鋅、錳、銅等，可以促進新陳代謝，有降血壓及膽固醇效果，天天適量飲用，還能紓解眼睛周圍壓力，淡化黑眼圈，如果有便秘困擾，也能幫助體內排毒。

營養價值

蛋白質、脂肪、醣類、大黃素、大黃酚、大黃素甲醚、決明素、鈍葉決明

保存方法

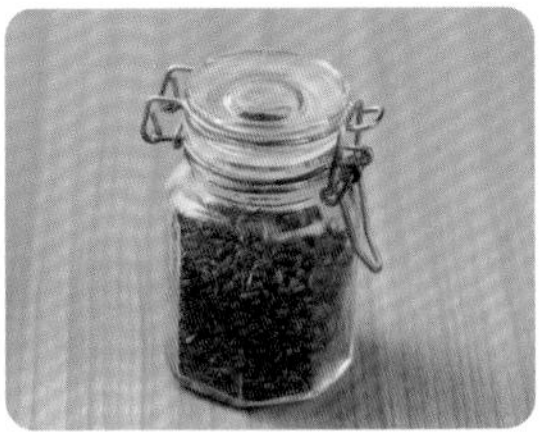

密封裝好，置於陰涼、通風處，不可被太陽直射，以免變質。

使用禁忌

* 藥性較寒涼，長期飲用對女性子宮較不好，且腹瀉、血壓過低者不適合飲用。
* 雖有助於便秘，但不可一次大量飲用，會造成腹瀉。
* 不適合與大麻子一起食用。

主要的食用方式

* 將炒熟的決明子煮成茶飲，冷熱皆宜。
* 搭配麥子、菊花或枸杞，喜甜者還可加少許冰糖調味。

選購要點

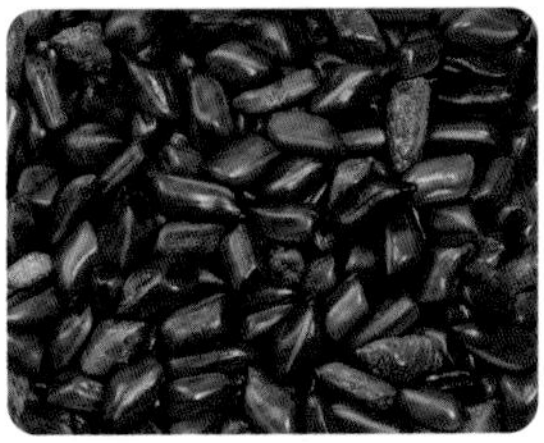

* 挑選黃褐色（炒過）或青綠色（未炒過），顆粒均勻、飽滿，平滑、有光澤、堅硬，無雜質泥土者為佳。
* 買炒過的決明子較香，也不會太寒。

料理前處理

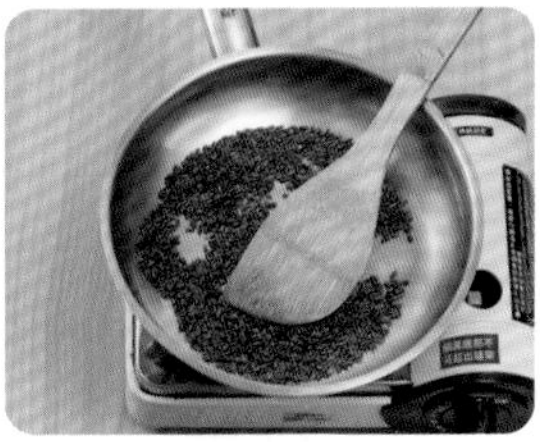

需先將決明子炒熟。

營養師觀點 Dietician	含有醣類、蛋白質、脂肪，以及甾體化合物、蒽醌類化合物如大黃酚、大黃素等，還有人體必需的微量元素鐵、鋅、錳、銅、鎳、鈷、鉬等。在中醫的觀點裡，決明子可清肝、明目、利水、通便；現代藥理則指出，決明子具有降血壓、降血清、降膽固醇的作用。

決明菊花茶飲

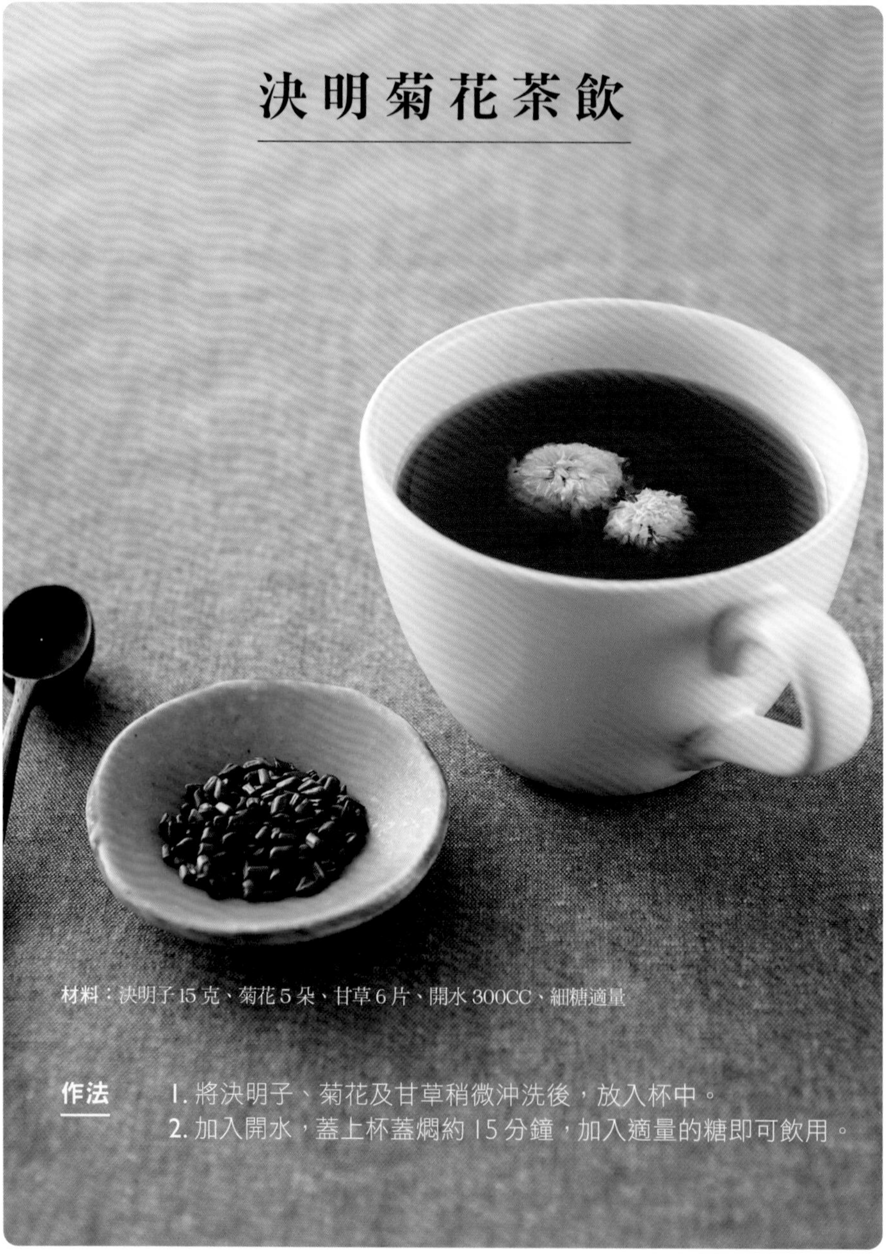

材料：決明子 15 克、菊花 5 朵、甘草 6 片、開水 300CC、細糖適量

作法

1. 將決明子、菊花及甘草稍微沖洗後，放入杯中。
2. 加入開水，蓋上杯蓋燜約 15 分鐘，加入適量的糖即可飲用。

TIPS | 1. 決明子也可以加在煮好的麥茶裡，1200cc 的麥茶，放入 40 克決明子煮 3 分鐘，再關火燜約 15 分鐘，濾掉茶渣，加糖調味即成。2. 煮茶時決明子放太多或煮太久皆會有苦味，適量即可。

決明苦瓜瘦肉湯

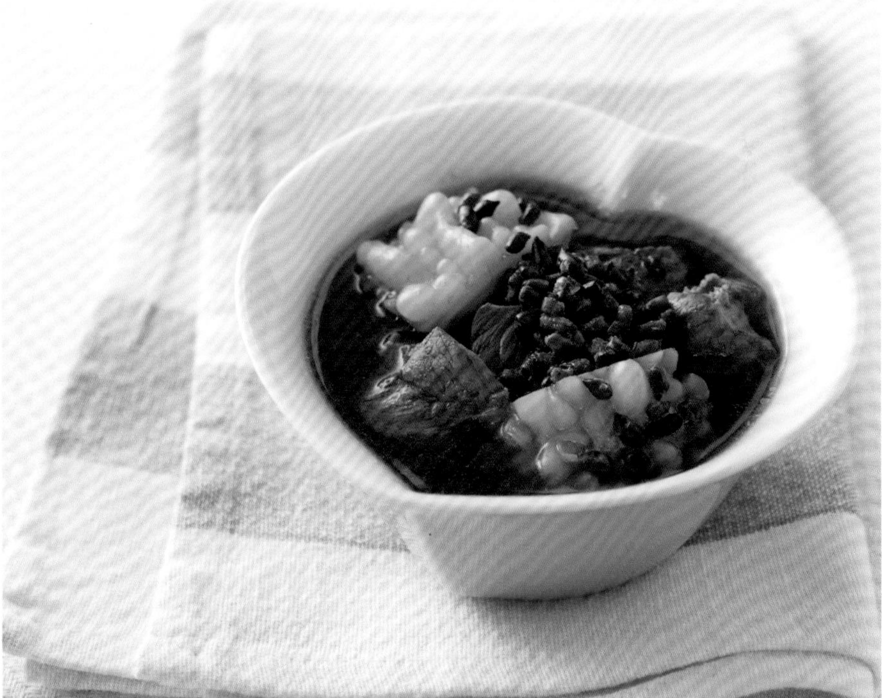

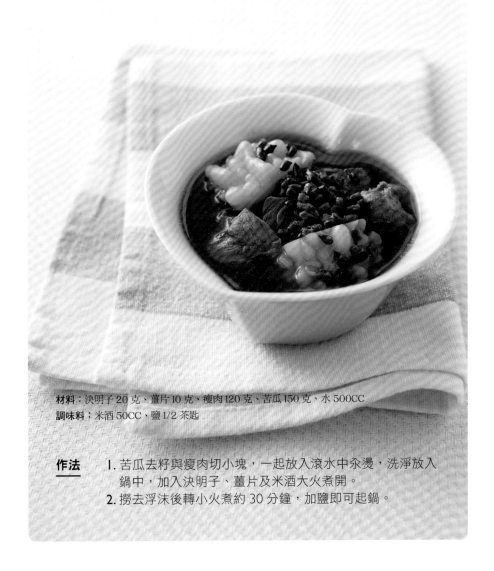

材料：決明子 20 克、薑片 10 克、瘦肉 120 克、苦瓜 150 克、水 500CC
調味料：米酒 50CC、鹽 1/2 茶匙

作法

1. 苦瓜去籽與瘦肉切小塊，一起放入滾水中氽燙，洗淨放入鍋中，加入決明子、薑片及米酒大火煮開。
2. 撈去浮沫後轉小火煮約 30 分鐘，加鹽即可起鍋。

其他類

紅棗

產地：多數皆由中國進口，台灣僅有苗栗公館鄉有少量種植

別名：大棗

季節：夏

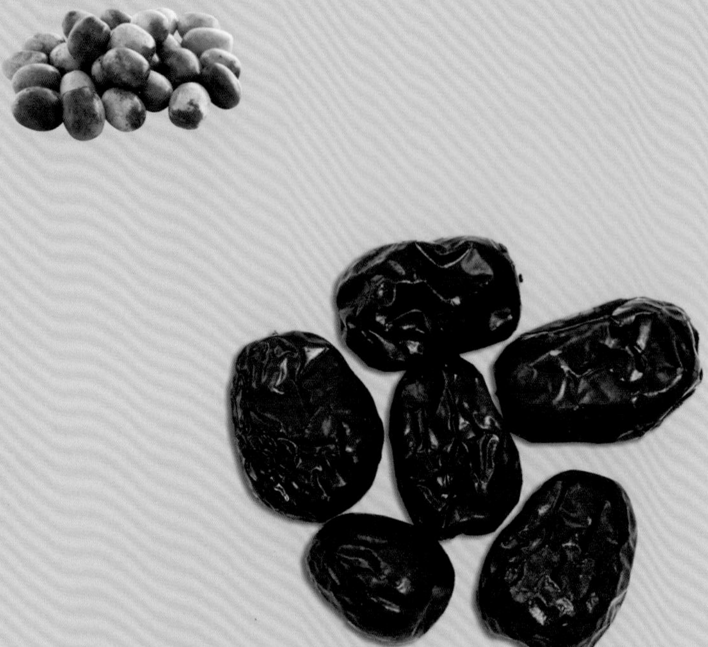

由上至下為鮮紅棗、乾紅棗

天然維生素C丸，護肝補氣第一名

紅棗小小一顆，功效卻很強，最突出的是維生素C含量超高，是葡萄、蘋果的70倍以上，維生素C可使體內多餘膽固醇轉變成膽汁酸，膽固醇少了，身體自然健康；也富含18種氨基酸及鈣、鐵，可補血補氣、預防貧血、保護肝臟，有百果之王的美譽，常熬夜、體弱者可經常食用。

營養價值

碳水化合物、脂肪、蛋白質、維生素A、維生素B1、B2、B3、B6、維生素C、鈣、鐵、鎂、磷、鉀、鈉

保存方法

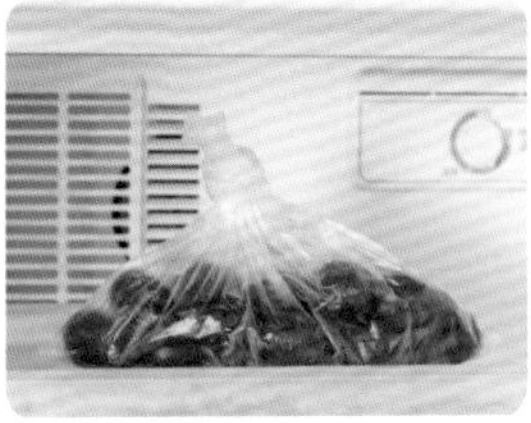

* 新鮮紅棗密封裝好，冷藏保存並盡快食用完畢。
* 乾燥紅棗則以冷凍方式保存，約可保鮮一年。

使用禁忌

* 不可與海鮮同食。
* 糖分很高，糖尿病患者要少量食用。

主要的食用方式

* 鮮棗脆甜可口，洗淨可直接食用。
* 乾燥紅棗當成藥膳食材，可煮粥、入菜、燉湯、煲糖水。
* 搭配其他中藥材煮成養生茶飲。
* 加工製成紅棗乾、紅棗酒、紅棗醋。

選購要點

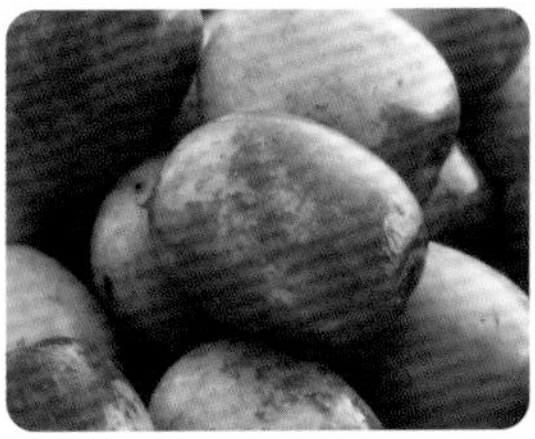

* 新鮮紅棗果實飽滿結實，無皺紋。壓起來硬實，代表口感與鮮度佳。
* 乾燥紅棗色暗紅，以無黑點及腐壞者最佳。

料理前處理

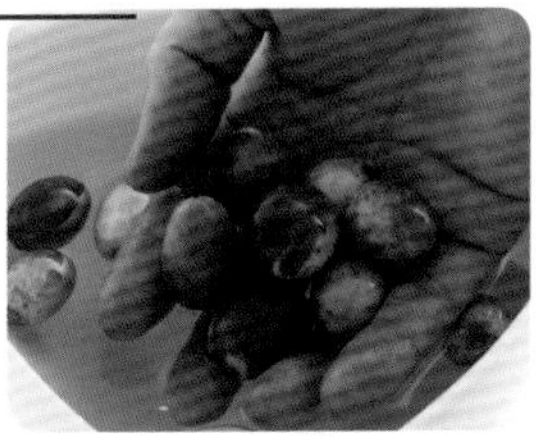

洗淨，並以刀尖輕破棗皮，幫助營養素溶出。

營養師觀點 Dietician	屬水果類，含醣類及多種礦物質，如：鈣、磷、鐵等，是人體不可缺少的營養素。接近成熟的鮮棗維生素C含量極為豐富，也含有大量的醣類物質：主要為葡萄糖，也有果糖、蔗糖，多吃會影響血糖。

心　太　軟

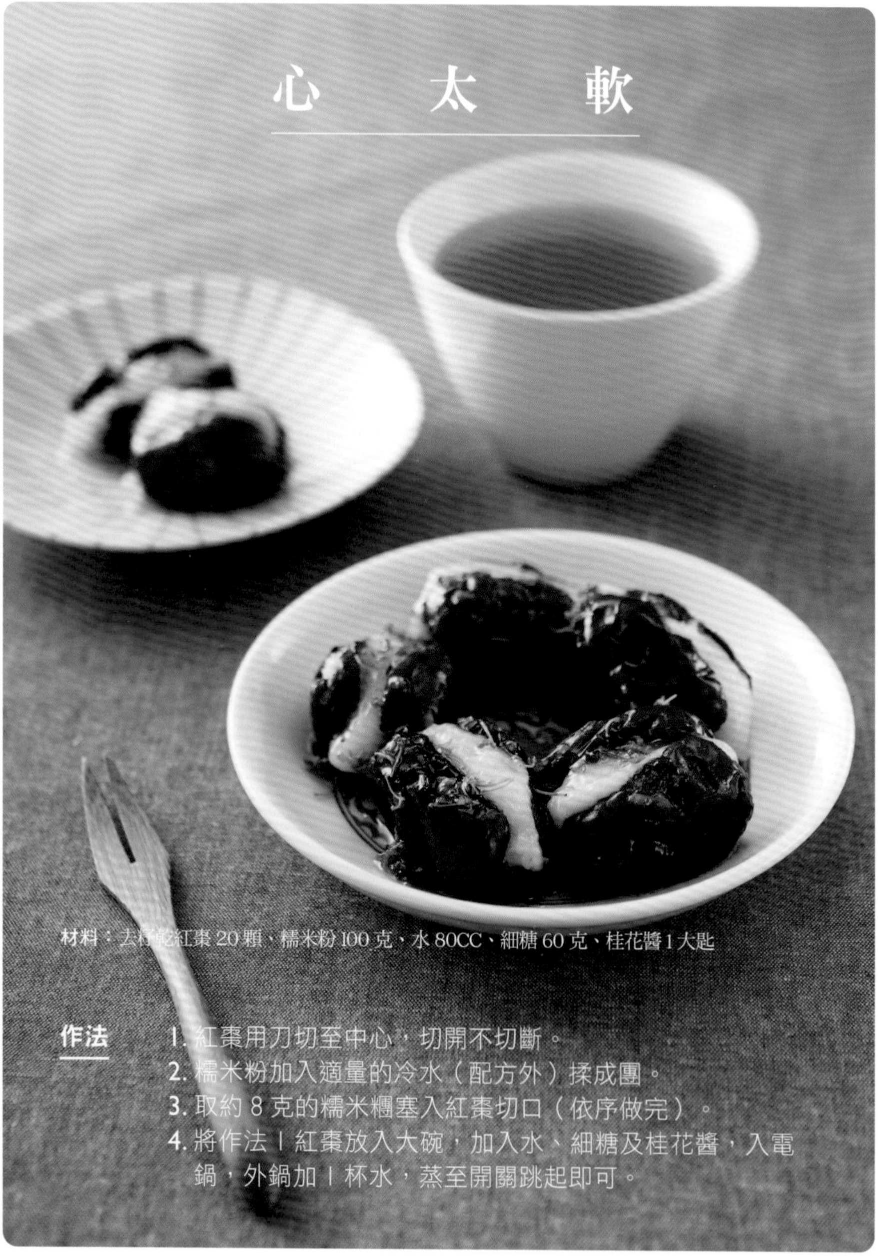

材料：去籽乾紅棗 20 顆、糯米粉 100 克、水 80CC、細糖 60 克、桂花醬 1 大匙

作法

1. 紅棗用刀切至中心，切開不切斷。
2. 糯米粉加入適量的冷水（配方外）揉成團。
3. 取約 8 克的糯米糰塞入紅棗切口（依序做完）。
4. 將作法 1 紅棗放入大碗，加入水、細糖及桂花醬，入電鍋，外鍋加 1 杯水，蒸至開關跳起即可。

TIPS ｜ 1. 細糖可依個人喜好改用細冰糖替代。2. 若怕水、糖不能均勻入味，可事先將水及細糖調溶後再淋入大碗。

冰糖紅棗銀耳蓮子湯

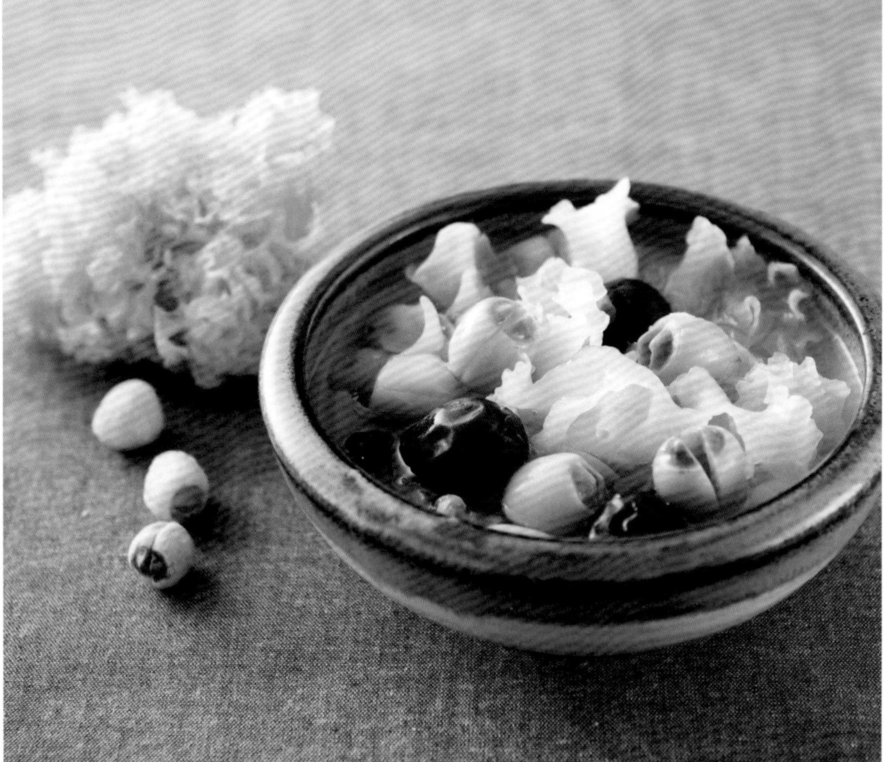

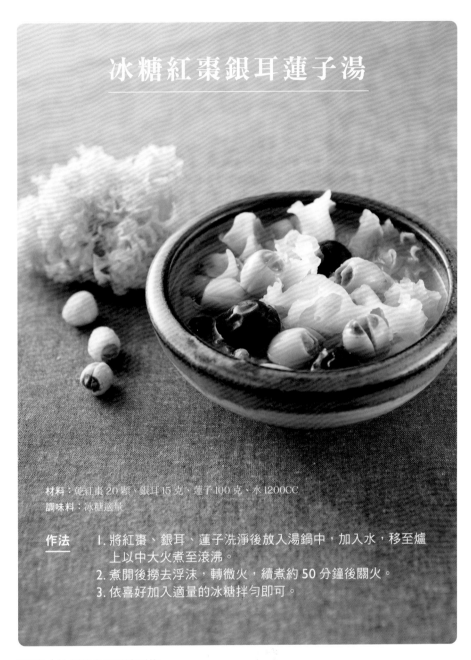

材料：乾紅棗 20 顆、銀耳 15 克、蓮子 100 克、水 1200CC

調味料：冰糖適量

作法

1. 將紅棗、銀耳、蓮子洗淨後放入湯鍋中，加入水，移至爐上以中大火煮至滾沸。
2. 煮開後撈去浮沫，轉微火，續煮約 50 分鐘後關火。
3. 依喜好加入適量的冰糖拌勻即可。

TIPS | 冰鎮後食用風味更佳。

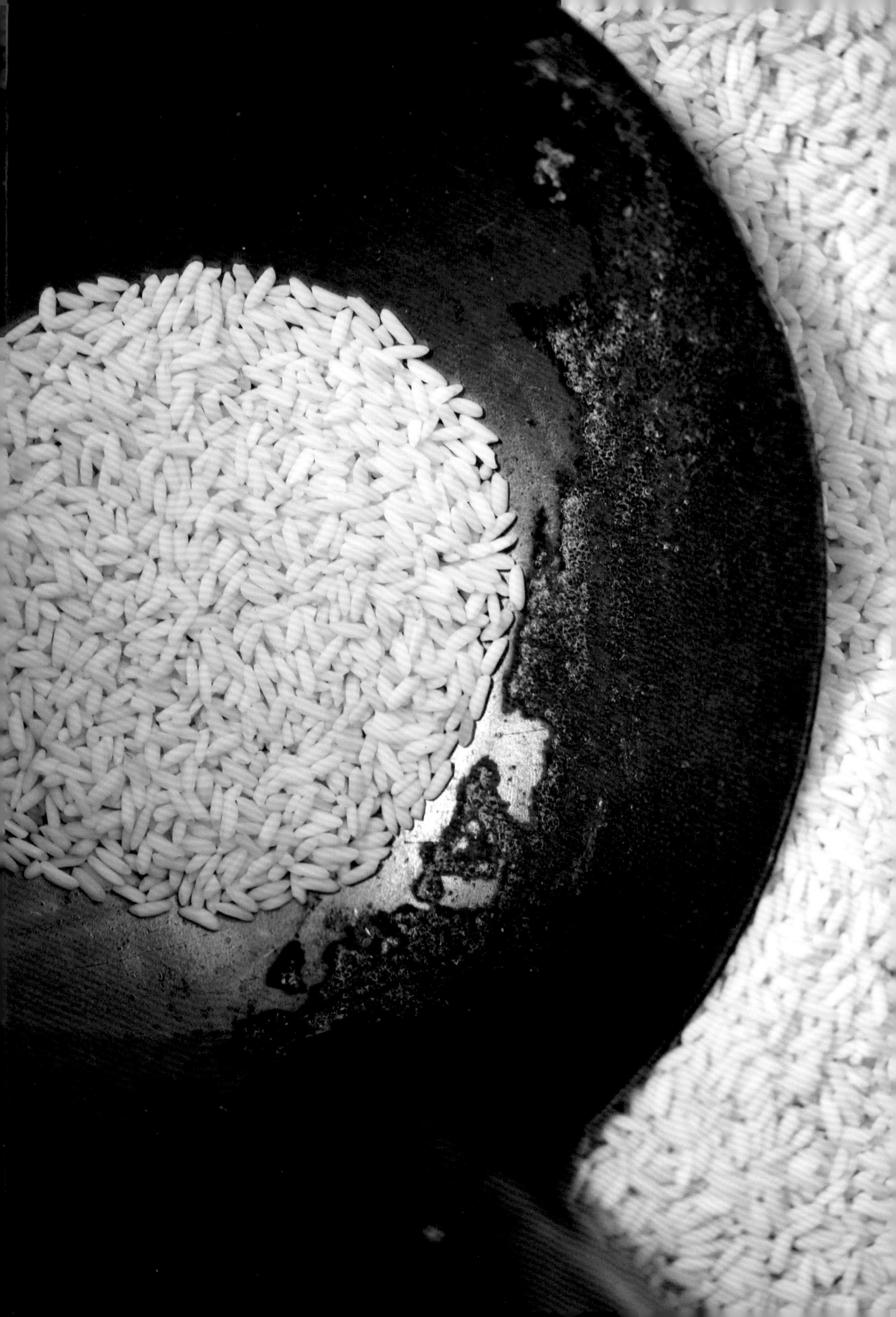

part 6

雜糧哪裡買？

- 街頭巷尾的實體店家
- 有機超市＆網路平台
- 直接跟農夫買
- 各地農學市集

陳家糧舍

台北市大同區迪化街一段 217 號

https://
shopee.tw/omi82596553

—

富自山中

台北市大同區迪化街一段 220 號

https://www.fullmountain.tw/

—

烏覓馬

台北市大同區迪化街一段 222 號

https://
kaichieh.cashier.ecpay.com.tw/

—

土生土長

台北市中正區金山南路一段 81-4 號

FB

—

富興米店

新北市板橋區僑中一街 102 巷 3 弄 12 號 1 樓

https://www.fusingrice.com.tw/

—

神農市場 圓山花博店

台北市中山區玉門街 1 號

神農生活 誠品南西店

台北市中山區南京西路 14 號 4 樓

https://
www.majitreats.com/default.
aspx

—

慢食・當季 享受五穀雜糧更健康

除了街頭巷尾的米行、糧行，各鄉鎮的超市、農會，以下也都是可以買到優質五穀雜糧的好地方。

街頭巷尾的實體店家

—

永利百糍食品－五色本物

台北市大同區迪化街一段 143 號

https://shopee.tw/
yyyuuuyyy

FB

—

穀來泉

台北市大同區迪化街一段 147 號

https://
www.grainchant1959.com/

—

誠天下葯食舖

台北市大同區迪化街一段 212 號

https://shopee.tw/
medichef2018

FB

—

富穀樂糧行

台南市永康區復華五街 23 號

FB

—

有機超市 & 網路平台

—

台灣主婦聯盟生活消費合作社

https://www.hucc-coop.tw

門市據點

—

里仁

https://www.leezen.com.tw

門市據點

—

自然法則

https://www.inaturalrule.com/

門市據點

—

棉花田

https://www.sun-organism.com.tw/

門市據點

—

上下游

台中市西區五權西二街 100 號

http://www.newsmarket.com.tw/

—

山盟商行

台中市東區復興路四段 17 巷 10 號

FB

—

可樂穀

台中市北屯區北屯路 418 號

http://www.kullku.com/

—

彰農米糧商行

彰化縣二水鄉光文路 102 號

http://www.green-grace.com.tw/

—

台灣永豐米糧行

雲林縣西螺鎮延平路 57 號

—

永昌行

嘉義市東區中正路 382 號

FB

—

金和泰

嘉義市東區中正路 380 號

https://www.welcomejht.com/

直接跟農夫買

—

喜願共合國

喜願小麥 FB ｜喜願小麥農友團

喜願大豆 FB ｜喜願大豆特工隊

喜願雜糧 FB ｜喜願咱糧俱樂部

喜願小麥｜

http://www.taiwan-wheat.net/

—

直接跟農夫買

https://www.buydirectlyfromfarmers.tw/

—

十甲有機農場

FB

—

荳之鄉

https://www.fcrm.com.tw/site/bean

—

黑豆的故鄉

https://www.fcrm.com.tw/site/twbeans

—

田野仕夢想農業園

http://www.red-coix.com.tw/

—

聖德科斯

https://www.santacruz.com.tw/products/22

門市據點

—

GREEN&SAFE 永豐餘生技

https://www.green-n-safe.com/

門市據點

—

健康食彩

https://www.jian-mart.com

門市據點

—

安永鮮物

https://www.anyongfresh.com/

門市據點

—

悠活農村

https://www.yooho.com.tw/

—

綠食集

https://www.rakuten.com.tw/shop/agrimart-foods/

—

合樸農學市集

台中市西屯區西平南巷 6-6 號

FB

三小市集 週日農學市集

雲林縣斗六市雲林路一段 75 巷 7 號

（斗六雲中街生活聚落）

https://www.tri-small.com/

微風市集

◎每週六

高雄市鳳山區光復路二段 120 號

（鳳山婦幼青少年活動中心）

高雄市三民區同盟二路 215 號

（新客家文物館）

◎每週日

高雄市左營區翠華路 1435 號

（蓮池潭物產館）

https://www.tri-small.com/

花蓮好事集

花蓮市福建街 460 號

FB

台東 2626 市集

台東縣鹿野鄉永安村武陵綠色隧道

FB

小農夫農坊

FB

二林舊社「田龜計畫」

FB

各地農學市集

全台農夫市集地圖

https://www.buydirectlyfromfarmers.tw/catalogue/AR-013-Farmer-Market_1830/

台北希望廣場農民市集

台北市中正區北平東路 31 號（華山藝文特區旁）

https://www.ehope.org.tw/

FB

花博農民市集

台北市中山區玉門街 1 號

（捷運圓山站 1 號出口）

https://www.expofarmersmarket.gov.taipei/index2.php

水花園有機農學市集

台北市中正區汀州路三段 2 號

（客家文化主題公園）

FB

餐桌上的

五穀雜糧百科

〔二〇二四暢銷改版〕

編著　好吃研究室
內頁攝影　Hand in Hand Photodesign 璞真奕睿影像工作室
封面攝影　王正毅
美術設計　東喜設計、關雅云
封面設計　黃祺芸 Huang Chi Yun

社長　張淑貞
總編輯　許貝羚
企畫編輯　馮忠恬
特約編輯　劉文宜
特約採訪　歐陽如修
行銷企劃　呂玠蓉

發行人　何飛鵬
事業群總經理　李淑霞
出版　城邦文化事業股份有限公司麥浩斯出版
地址　一一五台北市南港區昆陽街十六號七樓
電話　〇二-二五〇〇-七五七八
傳真　〇二-二五〇〇-一九一五
購書專線　〇八〇〇-〇二〇-二九九

發行　英屬蓋曼群島商家庭傳媒股份有限公司城邦分公司
地址　一一五台北市南港區昆陽街十六號五樓
電話　〇二-二五〇〇-〇八八八
讀者服務電話　〇八〇〇-〇二〇-二九九
（九：三〇AM~一二：〇〇PM；〇一：三〇PM~〇五：〇〇PM）
讀者服務傳真　〇二-二五一七-〇九九九
讀者服務信箱　E-mail：csc@cite.com.tw
劃撥帳號　一九八三三五一六
戶名　英屬蓋曼群島商家庭傳媒股份有限公司城邦分公司

香港發行　城邦〈香港〉出版集團有限公司
地址　香港九龍土瓜灣土瓜灣道八六號順聯工業大廈六樓A室
電話　八五二-二五〇八-六二三一
傳真　八五二-二五七八-九三三七
Email　hkcite@biznetvigator.com

馬新發行　城邦（馬新）出版集團 Cite (M) Sdn Bhd
地址　41, Jalan Radin Anum, Bandar Baru Sri Petaling, 57000 Kuala Lumpur, Malaysia.
電話　六〇三-九〇五六三八三三
傳真　六〇三-九〇五七六六二二
Email　services@cite.my

製版印刷　凱林印刷事業股份有限公司
總經銷　聯合發行股份有限公司
地址　新北市新店區寶橋路二三五巷六弄六號二樓
電話　〇二-二九一七-八〇二二
傳真　〇二-二九一五-六二七五
版次　二版一刷二〇二四年四月
定價　新台幣四百二〇元

Printed in Taiwan

國家圖書館出版品預行編目 (CIP) 資料

餐桌上的五穀雜糧百科 / 好吃研究室著 . -- 二版 . -- 臺北市 : 城邦文化事業股份有限公司麥浩斯出版 : 英屬蓋曼群島商家庭傳媒股份有限公司城邦分公司發行 , 2024.04　面；　公分
ISBN 978-626-7401-47-7(平裝)

1.CST: 禾穀 2.CST: 營養 3.CST: 健康飲食　　411.3　　113003757